Clinical Innovation in Rheumatology: Past, Present, and Future

风湿病学的临床创新：
过去、现在和未来

主编
[美] 杰森·利博维茨（Jason Liebowitz）
[美] 菲利普·徐（Philip Seo）

主译
郑宝林　郭奇虹　蒋雨彤

副主译
于水莲　卢俊光　李　婷

科学技术文献出版社
SCIENTIFIC AND TECHNICAL DOCUMENTATION PRESS
·北京·

图书在版编目（CIP）数据

风湿病学的临床创新：过去、现在和未来 /（美）
杰森·利博维茨 (Jason Liebowitz)，（美）菲利普·徐
(Philip Seo) 主编；郑宝林，郭奇虹，蒋雨彤主译 .
北京：科学技术文献出版社，2024. 11. -- ISBN 978-7-
5235-1992-9

Ⅰ . R593.2

中国国家版本馆 CIP 数据核字第 2024BE1258 号

著作权合同登记号 图字：01-2024-5249

中文简体字版权专有权归科学技术文献出版社所有

Clinical Innovation in Rheumatology: Past, Present, and Future 1st Edition / by Jason Liebowitz and Philip Seo/ ISBN: 978-1-032-07491-7

Copyright© 2023 by CRC Press.

Authorized translation from English language edition published by CRC Press, part of Taylor & Francis Group LLC; All rights reserved; 本书原版由Taylor & Francis出版集团旗下，CRC出版公司出版，并经其授权翻译出版。版权所有，侵权必究。

Scientific and Technical Documentation Press Co., Ltd is authorized to publish and distribute exclusively the Chinese (Simplified Characters) language edition. This edition is authorized for sale throughout Mainland of China. No part of the publication may be reproduced or distributed by any means, or stored in a database or retrieval system, without the prior written permission of the publisher.本书中文简体翻译版授权由科学技术文献出版社有限公司独家出版并限在中国大陆地区销售。未经出版者书面许可，不得以任何方式复制或发行本书的任何部分。

Copies of this book sold without a Taylor & Francis sticker on the cover are unauthorized and illegal. 本书封面贴有Taylor & Francis公司防伪标签，无标签者不得销售。

风湿病学的临床创新：过去、现在和未来

策划编辑：张 蓉　责任编辑：张 蓉　史钰颖　责任校对：张永霞　责任出版：张志平

出　版　者	科学技术文献出版社
地　　　址	北京市复兴路15号　邮编 100038
编　务　部	（010）58882938，58882087（传真）
发　行　部	（010）58882868，58882870（传真）
邮　购　部	（010）58882873
官 方 网 址	www.stdp.com.cn
发　行　者	科学技术文献出版社发行　全国各地新华书店经销
印　刷　者	北京地大彩印有限公司
版　　　次	2024年11月第1版　2024年11月第1次印刷
开　　　本	889×1194　1/16
字　　　数	317千
印　　　张	12
书　　　号	ISBN 978-7-5235-1992-9
定　　　价	138.00元

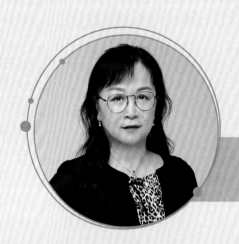

古洁若

　　教授（二级），主任医师（一级），博士研究生导师，享受国务院政府特殊津贴，中山大学附属第三医院风湿免疫科学科带头人，广东省风湿免疫专业质量控制中心主任，广东省免疫疾病临床医学研究中心主任。

【社会任职】

　　广东省医学会风湿病学分会第三届主任委员，亚太医学生物免疫学会风湿免疫学分会主任委员，中华医学会风湿病学分会第六、第八届副主任委员，国际脊柱关节炎专家委员会委员，中国医师协会风湿免疫科医师分会副主任委员，中华医学会内科学分会细胞医学和免疫吸附专业委员会副主任委员，海峡两岸医药卫生交流协会风湿免疫病学专业委员会副主任委员，中国风湿免疫病医联体联盟理事会副理事长。

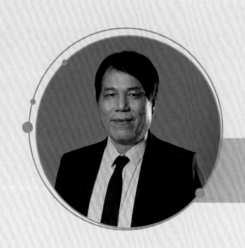

郑宝林

教授，主任医师，佛山市中医院风湿免疫科主任，广州中医药大学硕士研究生导师，国医大师邹燕勤教授嫡传弟子，岭南名医。

【社会任职】

广东省医药质量管理协会关节炎与相关疾病中西医结合专业委员会主任委员，广东省基层医药学会风湿病学专业委员会副主任委员，广东省泌尿生殖协会中西医结合肾脏病学分会副主任委员，广东省中西医结合学会风湿病专业委员会常务委员，广东省中西医结合学会肾病专业委员会常务委员，佛山市中西医结合学会风湿专业委员会主任委员等。

【学术成果】

在中国科学引文数据库来源期刊、中文核心期刊及统计源期刊等发表学术论文数十篇，先后完成了省、市级科研课题多项。

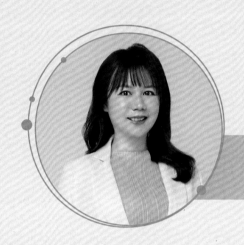

郭奇虹

广州中医药大学第八临床医学院、佛山市中医院风湿免疫科副主任医师。

【社会任职】

广东省医药质量管理协会关节炎与相关疾病中西医结合专业委员会副主任委员，广东省女医师协会风湿免疫学专业委员会常务委员，广东省医师协会风湿免疫医师分会委员，广东省中西医结合学会风湿病专业委员会委员，广东省保健协会风湿免疫分会委员，广东省基层医药学会风湿病专业委员会委员，广东省药学会风湿免疫用药专家委员会第二届委员，佛山市医学会风湿病学分会常务委员，佛山市中西医结合学会风湿专业委员会常务委员等。

【学术成果】

主持及参与省、市级课题多项，发表SCI收录论文和中文核心期刊论文多篇。

主译简介

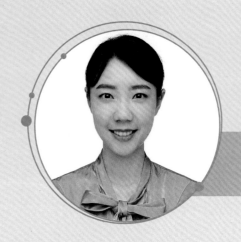

蒋雨彤

教授，博士，硕士研究生导师，中山大学附属第三医院风湿免疫科副主任医师。

【社会任职】

斯坦福大学访问学者，广东省女医师协会风湿免疫学专业委员会常务委员兼秘书，广东省医药质量管理协会关节炎与相关疾病中西医结合专业委员会副主任委员，肇庆市医师协会风湿免疫医师分会副主任委员，广东省健康管理学会风湿免疫学与康复专业委员会常务委员，广东省保健协会风湿免疫分会委员。

【所获奖项及荣誉】

入选中山大学附属第三医院第二届"重大人才工程培育计划"。

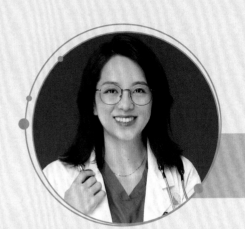

于水莲

　　教授，医学博士，毕业于香港中文大学医学院，哈佛大学博士后，哈佛大学附属 Beth Israel Deaconess Medical Center 风湿免疫中心 Research Fellow，广州医科大学附属第二医院风湿免疫科副主任医师，硕士研究生导师。

【社会任职】

　　中国医师协会风湿免疫医师分会青年委员，广东省医院协会风湿免疫科管理专业委员会常务委员兼秘书，广东省保健协会风湿免疫分会副主任委员，广东省药学会风湿免疫用药专家委员会常务委员，广东省女医师协会风湿免疫专业委员会常务委员，广东省医师协会风湿免疫医师分会狼疮专业组委员，广东省医学会风湿病学分会委员，广州市医学会风湿病学分会常委兼秘书等。

【学术成果】

　　主要临床及研究方向：探讨以靶向单细胞的纳米递送系统治疗狼疮肾炎。现主持国家自然科学基金青年项目、教育部博士点新教师基金、香港风湿病学会年度研究基金、广东省自然科学基金等国家及省市级科研项目9项。近年来，在 A&R、ART、JR、JCI insight、Lupus 等国际杂志发表多篇 SCI 收录论文，多次在美国 ACR 年会、欧洲 EULAR 年会、亚太 APLAR 年会、日本 JCR 年会等国际学术会议上发言，分别获 EULAR、APLAR、JCR 青年研究者奖，并两次获"广州市高层次卫生骨干人才"称号。

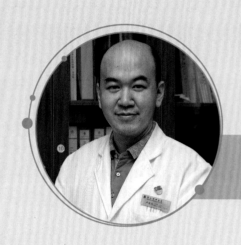

卢俊光

教授，佛山市中医院风湿免疫科主任医师、医务科副科长、门诊部主任。

【社会任职】

广东省中西医结合学会风湿病专业委员会委员，广东省医学教育协会风湿免疫学专业委员会委员，广东省医疗行业协会专科管理分会委员，粤港澳大湾区风湿免疫专科医师联盟委员，佛山市中西医结合风湿病学会常委，广东省医院协会医院门（急）诊管理专业委员会青年委员会第一届常务委员，佛山市劳动能力鉴定专家成员，广东省第七批援藏干部。

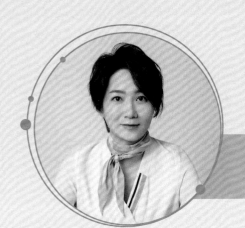

李 婷

教授，佛山市中医院风湿免疫科副主任中医师，从事风湿科临床工作10余年，擅长中西医结合治疗风湿免疫病、类风湿性关节炎、强直性脊柱炎、痛风、系统性红斑狼疮、硬皮病、干燥综合征、皮肌炎等。

【社会任职】

广东省医学教育协会风湿免疫学专业委员会常务委员，广东省医药质量管理协会关节炎与相关疾病中西医结合专业委员会常务委员，广东省中西医结合学会风湿病专业委员会委员，佛山市中西医结合学会风湿病学分会常务委员兼秘书。

【学术成果】

主持市级课题1项，参与省、市级课题7项。

译者名单

主　译

郑宝林　郭奇虹　蒋雨彤

副主译

于水莲　卢俊光　李　婷

译　者

（排名不分先后）

陈君立　　陈凯帆　　胡新茹　　何　琦　　赖楚儿
刘　东　　梁　瑶　　欧阳惠欣　杨海梅　　齐　堃
孙雨若　　王海艳　　许灵莹　　薛秋倩　　熊　甚
杨明灿　　朱栢明

主　审

古洁若

翻译团队秘书

赖楚儿　胡新茹

致谢

　　这本书谨献给 Nadia Morgan——一位伟大的风湿科医师、同事和朋友。虽然她过早地离开了我们，但其研究，以及她为无数患者提供的医疗服务，给我们留下了价值不菲的"遗产"。

郭奇虹、梁瑶 译，郑宝林、蒋雨彤 校

1975 年，我在约翰斯·霍普金斯大学风湿科实习的第一天，该科杰出的主任 Mary Betty Stevens 博士匆忙领我进病房去看一位罕见的患者。那天下午，我所遇到的那位患者患有一种不太常见的疾病——肉芽肿性多血管炎（granulomatous with polyangiitis，GPA），令 Stevens 医师吃惊的是，这位患者在被确诊该病的两年后仍然活着，而且精力充沛！Stevens 医师解释说："两年前，Fauci 和 Wolff 两位学者的研究发现，环磷酰胺和泼尼松的联合治疗可以使 75% 的 GPA 患者病情得到缓解，使这种一旦确诊就相当于马上宣判死刑的疾病得到了控制。"那天下午，在病房里，我面对着 Stevens 医师及这位幸运的患者，感到了一种空前的震撼，这让我之前模糊的职业规划变得清晰起来——我立志成为一名风湿科医师。

1975 年，我并不知道接下来的 47 年会以如此之快的速度带来诸多类似的神奇时刻。T 细胞受体、治疗性单克隆抗体、生物疗法、硬皮病和癌症之间的联系、莱姆病的发病机制，以及导致儿童发病的结节性多动脉炎的腺苷脱氨酶 2 基因突变的发现，都是创新的魅力所在，这些发现让风湿病学家感到愉悦和满足。鉴于该领域以越来越快的速度推动着这些进步，Jason Liebowitz 和 Philip Seo 这两位备受尊敬的临床医师和教师选择用这本重要的书来纪念这些进展，并为未来的诊疗指明了方向。我相信，每一个对风湿病学感兴趣的人都会喜欢本书所论述的诸多创新。通过追溯风湿病学的创新之路，编者们不仅代我们向前驱者致以敬意，还展望了那些将激发我们想象力、造福患者的奇妙时刻。

David Hellmann

医学博士，美国内科医师学会资深院士

Aliki Perroti 医学教授

约翰斯·霍普金斯大学创新医学中心主任

约翰斯·霍普金斯大学医学院

于巴尔的摩，马里兰州

郭奇虹、梁瑶 译，郑宝林、蒋雨彤 校

虽然我是美国风湿病学会的创始成员之一，但我必须承认，我不是一个真正的风湿科医师，而是一名一直对风湿病学有着浓厚兴趣的骨科医师。

我在 1971 年开始从事骨科工作，当时美国退出了经济学中的金本位制（the gold standard），但金制剂疗法是治疗类风湿性关节炎的"金标准"。

在那个时代，骨科手术魅力四射，是一个由应用科学强力驱动的领域——从人工关节置换和金属学的发展，到 CT 和 MRI 扫描，再到关节镜、显微外科和机器人手术的新技术。

我最初在关节疾病医院进行住院医师轮转，在风湿科有幸跟随传奇人物 Harry Spiera 医师进行了为期两个月的学习。然而，那时风湿病学似乎还处于起步阶段，风湿科医师的"武器"基本上仅限于阿司匹林、保泰松、吲哚美辛、金制剂、可的松和良好的床旁沟通交流技能。风湿病学随着免疫学、遗传学、分子生物学和影像学的进步而不断发展。在治疗方面，布洛芬、萘普生和塞来昔布取得了早期成功，但也受到苯氧布洛芬、罗非昔布和伐地昔布等药物失败所带来的负面影响。

过去

事实上，回顾风湿病学的时间年鉴是非常有启示性的。

1940 年：美国医师 Bernard Comroe 博士和 Joseph Lee Hollander 博士创造了"风湿病学家"一词。

1948 年：Charles A. Ragan Jr. 博士重新发现了类风湿因子。

1950 年：诺贝尔生理学或医学奖授予 Edward C. Kendall 博士和 Tadeusz Reichstein 博士，以表彰他们发现促肾上腺皮质激素对类风湿性关节炎的抗炎作用。

1953 年：Marian Ropes 博士和 Walter Bauer 博士发表了 Synovial Fluid Changes in Joint Disease。

1958 年：*Arthritis and Rheumatism* 杂志出版。

1958 年：氯喹用于治疗类风湿性关节炎。

1968 年：Lee Schlosstein 博士及其同事发现 HLA-B27 抗原与强直性脊柱炎之间的联系。

1970 年：甲氨蝶呤用于治疗皮肌炎。

1971 年：美国内科委员会批准风湿病学专业认证。

20 世纪 70 年代：John Vane 博士及其同事证明阿司匹林可以通过抑制前列腺素 E 的合成来阻断炎症，为其他抗炎药的发展铺平了道路。

1974 年：首次引入临床计算机断层扫描。

20 世纪 80 年代：将 MRI 技术引入医学领域。

1985 年：美国风湿病学会成立。

1998 年：美国食品药品监督管理局批准肿瘤坏死因子 -α 抑制剂依那西普作为第一个合成的改善病情的抗风湿药物用于风湿病的治疗。

……

时光飞逝，转眼已进入 2023 年。

现在

如今，骨科手术的进展主要围绕渐进式改进的器械设计、微创手术，以及干细胞治疗。

相比之下，风湿病学的进展则是爆炸式地推进，并且仍在继续中。传统、合成和靶向生物类改善病情抗风湿药物的成功应用，医师与患者报告结局及达标治疗策略的采用，以及人工智能、机器学习和其他先进技术不断进化以辅助临床医师，这些都取得了令人瞩目的成就。

风湿科医师现在处于整个医学领域非凡创新和治疗的最前沿！

未来

Jason Liebowitz 博士和 Philip Seo 博士在构思和设计这本杰出的风湿病学教科书方面值得高度赞扬。他们是大师级的学者，为日益复杂的风湿病学领域编写了一本真正的参考书。

本书既特别又精辟，如果这是一幅精美的油画，它将代表前卫艺术家们的多媒体创作。作为教科书，它与影响患者护理和相关临床创新的最新临床指南、研究动态，以及卫生政策问题产生了共鸣。它是教科书编写的转折点，因为它提供了理解风湿病学复杂性的框架。各章节由该领域国内外权威专家撰写，条理清晰，表述明了。其结构、组织及对临床概念的逻辑处理方法都深刻且富有洞察力。

医学教育以其传统的患者护理、研究和继续教育方法为基础，但在这个数字化时代，风靡各地的期刊、播客、行业赞助等信息使风湿病学的学生和临床医师眼花缭乱，往往无法将相关的科学信息与临床实践联系起来。风湿病的复杂性需要一个新的系统，以清晰全面的方式向临床医师展示临床内容。

在本书中，读者将了解到有关风湿病学的最新现状综述。这项全面的工作涵盖了过去几十年中已经取得的新技术和进展，从遗传学、病理生理学、生物力学到人工智能等。本书将代谢性、退行性和炎症性疾病的科学知识与风湿性疾病的治疗研究相融合。这本书代表了满足当今风湿病学家需求的有效方法。它的理念很简单：以科学卓越为基础，展望风湿病学的未来。

总体而言，作者已经将基础科学转化为最先进的治疗平台。*Clinical Innovation in Rheumatology: Past, Present, and Future* 将是风湿病学家和其他相关专业人士在未来多年的宝贵资源。

Michael Zeide

医学博士，美国骨科医师学会荣誉会士

美国外科医师学会会士

美国放射学会会士

复杂医疗评估中心（Complex Medical Evaluations）

于西棕榈滩，佛罗里达州

Clinical Innovation in Rheumatology：Past, Present, and Future 是一部系统而实用的风湿免疫病教科书。书中汇聚了众多专家学者的智慧和经验，以清晰、严谨的方式向我们展示了 10 余种重要疾病在研究和诊治方面的重大进展，并预测了今后几十年风湿病学发展的趋势。内容涉及遗传学、病理生理学、生物力学、人工智能、大数据、远程医疗等多个领域，从病因、发病机制、检验、生物标志物、早期诊断、个性化治疗、医师和患者报告结局及目前的研究热点等多个维度呈现临床主题，为医学教育和临床实践提供了重要的启发和指导，并在未来数年内继续保持其深远的影响力。本书无论是对风湿免疫科医师，还是对相关专业的医师、研究人员，都是一份宝贵的资源，助力他们在风湿免疫病学领域不断探索和进步，为疾病的有效治疗打开新局面。

佛山市中医院地处岭南，作为广东省乃至全国知名的中医医院，拥有悠久的历史和丰富的中医药文化底蕴。医院以骨伤科和肌骨超声检查技术最具特色。骨伤科为全国重点学科，拥有 16 个病区，门诊量庞大，其诊疗水平处于全国领先地位。佛山市中医院风湿免疫科依托强大的骨科优势不断发展壮大，成为广东省重点学科。学科专家团队拥有丰富的临床经验，除了能对各种常见风湿病进行诊疗，还特别擅长各种疑难关节炎的诊治。由于风湿病种类繁多、病情复杂多变，医师需要不断学习和掌握最新的研究进展与临床实践指南，才能应对各种复杂的临床情况。郑宝林教授的团队勤勉不缀，多年来始终深耕于国内外优秀文献著作的研习之中，在浩如烟海的风湿免疫病学丛书中，精心挑选、精诚推荐 *Clinical Innovation in Rheumatology：Past, Present, and Future* 一书，并在繁忙的日常工作之余完成了本书的翻译。他们运用自己的临床诊疗思路、学识，力求准确传达原著之精要，用严谨、认真、负责的工作态度追求极致，并不厌其烦地逐字解读翻译，保障本书的完整准确，让读者充分感受到本书的魅力与精髓，原著的灵魂得以完美展现。没有他们这种真诚奉献的精神、不辞辛劳的刻苦钻研，本书将难以呈现给大家。

再次感谢全体翻译工作人员的辛勤付出，希望本书能激发广大有志于风湿病学及相关学科研究的医师和学者，共建风湿病学的美好未来，一起见证更多震撼人心的惊奇时刻。

中华医学会风湿病学分会主任委员
北京协和医院风湿免疫科

近 10 余年来，风湿病学科取得了巨大的进展，这不仅丰富了风湿病学的理论基础，也为临床实践带来了崭新的技术和方法。如疾病的早期诊断、人工智能、大数据、微生物组研究、生物标志物、精准医学、个性化治疗、远程医学等创新技术，正在深刻改变着我们对风湿病的诊断和管理模式，大大改善了患者的临床结局和生活质量。

Clinical Innovation in Rheumatology: Past, Present, and Future 一书由约翰斯·霍普金斯大学的 Jason Liebowitz 博士和 Philip Seo 博士主编，两位主编都是美国风湿病学会的专家，也是风湿病学领域优秀的教师、顶尖的研究员，在临床、科研、教学方面均有高深的造诣。Liebowitz 博士是约翰斯·霍普金斯大学医学博士、美国 PBK 协会成员，他就职于约翰斯·霍普金斯湾景医学中心，致力于风湿免疫病学研究的同时，尤其重视风湿病学临床培养工作；Seo 博士是哈佛大学和哥伦比亚大学医学院医学博士、约翰斯·霍普金斯大学湾景医学中心医学副教授，擅长评估和治疗系统性血管炎，特别是抗中性粒细胞胞质抗体相关性血管炎。

在两位编者的主持下，本书汇聚了全球风湿免疫学领域的顶尖专家、学者共同撰写，共分为 14 个章节，涵盖了大部分临床常见风湿病。全书以"过去—现在—未来"的时间轴展开，每个疾病章节以梳理本病的发展历程为开始，再详细讲解目前的诊断治疗策略，最后介绍正在进行的热点研究及将来可能的发展趋势。最令人印象深刻的是，该书提到了在类风湿性关节炎诊疗方面，随着众多高效新型DMARDs 的研发及早期诊断干预的实施，使类风湿性关节炎的治愈甚至预防都可能成为现实，而且毒副反应的治疗将会成为历史；在强直性脊柱炎方面，对易感人群进行早期诊断，再结合新的治疗手段，将使产生 ASAS40 反应的患者由 50%几乎转变为 100%；并强调中轴型脊柱关节炎的管理将呈现综合性的治疗，而非专注于单一的生物制剂，以应对疾病和疾病影响及重要的背景因素。其他诸如系统性红斑狼疮、痛风、干燥综合征、骨关节炎等疾病，均展现出具有里程碑意义的研究成果和科学突破。

本书将是风湿病及相关专业医师的珍贵教科书，它提供了许多崭新视角，不

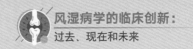
仅丰富了理论知识，还为临床实践提供了宝贵的指导，值得我们深入研究和品味。

　　本书的译者主要来自佛山市中医院风湿免疫科团队，同时还邀请了中山大学附属第三医院风湿免疫科蒋雨彤教授团队、广州医科大学附属第二医院风湿免疫科于水莲教授团队参加翻译校对工作。特别感谢北京协和医院赵岩老师、中山大学附属第三医院古洁若老师在百忙之中对我们翻译工作的指导。另外，在本书的翻译过程中，还得到我院骨科中心朱永展、赵立连、邹勇根教授，超声中心涂滨、王丹郁、何秀珍教授，疼痛科龚琴教授，影像科彭家友、周守国、王娟、方廷松教授，病理室毛荣军、莫超华教授的帮助，尤其是在相关学科的专业术语翻译方面，给予了精准的释义，特此感谢！本书翻译工作于2023年6月开始，在翻译过程中，为精准、完整地传达作者的原意，译者团队查阅了大量文献，对专业词汇的含义进行反复推敲、多次审核修改，历时1年最终付梓出版。虽已尽力，仍难免存在疏漏，请各位同道批评指正，以期再版修正。

　　感谢我的团队成员为翻译本书作出的贡献，衷心期望中文版《风湿病学的临床创新：过去、现在和未来》一书能给国内广大的风湿专科同人带来帮助和启发。

郑宝林

佛山市中医院风湿免疫科

目录

第一章

类风湿性关节炎

Brent A. Luedders, Ted R. Mikuls, James R. O'Dell, and Bryant R. England

杨明灿　陈凯帆 译，蒋雨彤　李婷 校

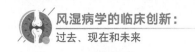

1.1 概述

类风湿性关节炎（rheumatoid arthritis，RA）是一种全身性的自身免疫性疾病，主要表现为关节滑膜病变，且常伴有关节外表现。未经治疗或疗效不佳的RA患者的自然病程通常包括受累关节的逐渐破坏、功能障碍，以及全身性并发症，如心血管疾病和过早死亡。约150年前，有人形容RA为"先从一个关节开始，然后影响另一个关节，直到所有关节都被残毁和变形，导致患者的每一个动作都变得越来越困难，甚至不能活动，受害者将终身残疾和无助"。幸运的是，随着多种高效的病情改善药物研发成功，以及早期诊断和达标治疗策略的不断完善，许多患者目前能够避免不可逆转的关节损害、关节变形和功能受限[1]。对RA发病机制的理解，新的诊疗技术及新的管理策略的应用，有望进一步改善患者的生活质量和长期预后，并减少与治疗相关的损害。

1.2 对类风湿性关节炎认知变化的演进

1.2.1 表现特征和诊断

1.2.1.1 临床特点和诊断

RA影响着世界上0.5%～1.0%的人口，其中女性患者的数量是男性的两倍[2]。RA是一种全身性的自身免疫性疾病，其主要症状为炎症性关节炎。典型的关节表现包括对称性肿胀、疼痛和僵硬，早期病变最常累及手、足、腕和踝等关节[3]。此外，RA也常常合并关节外表现，包括皮肤、心脏、肺和眼等器官的炎性受累[4]。研究表明，在疾病早期就可出现关节破坏性改变，近一半的RA患者在疾病第一年即出现骨质侵蚀的影像学证据[5]。

对RA的诊断主要基于临床表现，许多医师使用为临床试验制定的疾病分类标准以辅助诊断。1987年美国风湿病学会（American College of Rheumatology，ACR）最初分类标准和2010年美国风湿病学会/欧洲抗风湿病联盟（ACR/EULAR）修订的RA分类标准的共同特征包括小关节炎、血清类风湿因子（rheumatoid factor，RF）阳性，以及症状持续时间为至少6周[6-7]。2010年修订版内容旨在提高诊断标准的敏感性，包括增加抗瓜氨酸蛋白抗体（anti-citrullinated protein antibodies，ACPA）和急性期炎性反应物升高，去除类风湿结节和影像学改变，以识别疾病更早期的RA患者。

1.2.1.2 实验室评估

血清类风湿因子和抗瓜氨酸蛋白抗体是对疑似RA患者进行的常规检查项目。大约2/3的RA患者类风湿因子升高[8]，但其特异性有限，因为类风湿因子也可能出现在健康人群及患有其他风湿性和非风湿性疾病的患者中，如系统性红斑狼疮（systemic lupus erythematosus，SLE）、干燥综合征、各种细菌和病毒感染等[9]。抗瓜氨酸蛋白抗体的发现有助于更准确地诊断RA，因为其敏感性与类风湿因子相似，且特异度高达95%[8]。除了有助于RA的诊断，这些自身抗体还能预示着更严重的疾病进程[10-11]，包括关节外的表现。

急性期反应物的证据包括红细胞沉降率（erythrocyte sedimentation rate，ESR）或C-反应蛋白（C-reactive protein，CRP）水平的升高，可能有助于识别与RA活动相关的炎症。然而，正常红细胞沉降率或C-反应蛋白并不能排除RA，因为高达40%的RA患者初次就诊时这些指标可能是正常的[12]。RA还可能伴有其他非特异性全身炎症特征，包括慢性炎症性贫血和反应性血小板增多。虽然典型疾病表现通常不会常规进行受累关节的关节穿刺术，但可以显示炎性滑液，其白细胞计数为2000～50 000个/mm³，以多型核细胞为主[13]。

1.2.1.3 自然历史

RA的发展经历了一系列的阶段。最初，个体由于遗传和环境因素成为疾病易感因素，此时还没有出现自身免疫的临床或实验室证据。在所谓的临床前期或诊断前阶段，尽管已经可以检测到自身免疫异常（与RA相关的自身抗体），但患者尚未出现疾病的临床症状或体征，或者仅有非特异性关节痛，但还没有发展为炎症性关节炎。发展到临床明显的RA的标志是出现炎症性关节炎，也有少数患者（＜5%）仅出现关节外表现，如间质性肺疾病（interstitial lung disease，ILD）或类风湿结节等[14]。在有效改善病情的抗风湿药物（disease modifying anti-rheumatic drugs，DMARDs）疗法出现之前，RA通常以进展性、致残性的病程为特征。未控制的炎症性关节炎会导致骨侵蚀和进行性关节畸形的进一步发展，造成患者严重的躯体功能受限，甚至经常需要进行关节手术治疗。疾病长期未得到控制也可导致严重的关节外表现，甚至会导致 RA 患者过早死亡。幸运的是，随着治疗方法的进步[16-17]，RA 患者的功能、经济、社会参与度和生存结果似乎正在改善[15]。

1.2.2 发病机制

1.2.2.1 遗传因素

RA 的遗传率约为 60%，意味着遗传因素在 RA 的患病风险中起到重要作用[18]。位于 6 号染色体上的 *HLA-DRB1* 区域与 RA 患病风险的遗传关联最强。*HLA-DRB1* 的"共享表位"即位置在 70 和 74 之间共享的 5 个氨基酸序列与 RA 风险的增加有密切关联[19-20]。随后的研究显示，共享表位等位基因与抗瓜氨酸蛋白抗体阳性 RA 的风险相关[21-22]。*HLA-DRB1* 共享表位区域内外的氨基酸（如第 11 位的缬氨酸）遗传单倍型与 RA 风险、自身抗体浓度和 RA 相关结局密切相关[23-24]。除了 *HLA-DRB1*，全基因组关联研究已经确定了 100 多个与 RA 相关的风险位点，其中最强的位点是 *PTPN22*[25]。

1.2.2.2 环境因素和基因／环境相互作用

已经确定许多环境因素为 RA 的危险因素，其中最强和公认的是吸烟[26]。越来越多的证据表明，慢性黏膜炎症，如牙周炎[27]、肠道和下呼吸道微生物组的生态失调[28-29]与呼吸道炎症[30-32]，都可能增加 RA 的患病风险。由于女性 RA 的比例是男性的 2 ～ 3 倍[33]，研究人员推测性激素可能会影响 RA 的患病风险[34]。职业吸入暴露（如硅化物）也被认为是影响 RA 的重要风险因素，在大多数研究中，这种风险似乎对男性的影响更为显著[35-36]。超重和肥胖与 RA 的患病风险增加相关[37]。长期以来，病毒感染被认为可能是 RA 的危险因素，包括 EB 病毒。

遗传和环境风险因素共同影响 RA 风险，这种基因 - 环境相互作用的最好例证是携带 *SE* 共享表位等位基因的个体如果吸烟，患抗瓜氨酸蛋白抗体阳性 RA 的风险会明显增加[38]。类似研究发现，在患有 RA 的美国退伍军人中，暴露于军事焚化炉的烟雾与抗瓜氨酸蛋白抗体阳性有关，尤其是在那些具有共享表位等位基因的患者中[39]。

1.2.2.3 自身抗体

类风湿因子和抗瓜氨酸蛋白抗体是 RA 中临床相关性最强的自身抗体。类风湿因子靶向 IgG[40]的 Fc 段，而 ACPAs 靶向由肽基精氨酸脱亚胺酶（peptidyl-arginine deiminase，PAD）催化的精氨酸翻译后修饰所产生的瓜氨酸多肽[41]。虽然酶介导的蛋白质瓜氨酸化并非 RA 所特有，但 RA 患者对这些多肽的耐受性丧失却是独特的。在 RA 中，已发现几种抗原特异性的瓜氨酸蛋白是抗瓜氨酸蛋白抗体的靶点，包括 α-烯醇化酶、纤维蛋白原、微丝蛋白、波形蛋白和 Ⅱ 型胶原等[42]。通过对临床前期 RA 患者的生物库血液样本的研究发现，在出现临床症状或关节炎表现前数年，即可检测到类风湿因子和抗瓜氨酸蛋白抗体阳性[43-45]。在缺乏关节炎症的情况下，RA 相关的自身免疫反应可能来自肺部、肠道或口腔等黏膜部位[46]。有证据表明，类风湿因子和抗瓜氨酸蛋白抗体可能是通过刺激促炎性细胞因子的产生而发挥致病作用，这在类风湿因子和抗瓜氨酸蛋白抗体双重阳性者中具有协同作用[47]，并且也可能通过直接激活破骨细胞和疼痛受体而致病[48]。

1.2.2.4 免疫效应细胞和炎性细胞因子

尽管 RA 的发病机制中固有免疫反应和适应性免疫反应的确切作用尚未完全阐明，但 CD4+T 细胞和其他免疫效应细胞的关键作用已经得到充分确认。虽然过去一直认为 1 型 T 辅助细胞（Th1）在 RA 中最为重要，但越来越多的证据表明，Th17 细胞的上调和调节性 T 细胞的下调在 RA 发病机制中也起着重要作用。B 细胞通过产生自身抗体及自身抗原提呈和炎性细胞因子，在疾病发病机制中也发挥着关键作用。因此，既能抑制 B 细胞（如利妥昔单抗），又能抑制 T 细胞（如阿巴西普）的疗法已被证明对治疗 RA 有效。固有免疫系统的细胞，包括巨噬细胞、中性粒细胞和肥大细胞，在维持和加剧滑膜炎症、产生促炎性细胞因子和引起局部组织损伤方面起着至关重要的作用[49]。促炎性细胞因子和趋化因子也成为 RA 的有效治疗靶点，如靶向肿瘤坏死因子 -α（tumor necrosis factor-α，TNF-α）、白细胞介素（interleukin，IL）-6 和 IL-1 等治疗方法[50]。

1.2.2.5 滑膜炎和纤维化

在 RA 滑膜组织中，促炎性细胞因子表达增加、黏附分子上调和基质金属蛋白酶释放均提示成纤维细胞样滑膜细胞功能异常。这些变化导致滑膜增生、侵蚀和软骨破坏，并通过破骨细胞促进关节周围骨侵

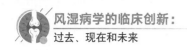

蚀[49]。这种纤维化的倾向也可能发生在关节外部位，如肺部，导致 ILD。

1.2.3 DMARDs 治疗类风湿性关节炎的历史

启动 DMARDs 是改善 RA 病情的主要方法，这类药物通过减缓 RA 患者的关节结构性损伤进展来改变自然病程。金制剂是最早广泛用于治疗 RA 的 DMARD，主要通过肌内注射给药，还有一种口服制剂，但疗效较差。Forestier[51] 于 1928 年在巴黎报告了金制剂肌内注射的使用，因为他观察到这种药物在治疗结核病方面显示出一定的疗效（图 1.1）。金制剂等 DMARDs 疗法最初只留给最晚期关节炎的患者使用[52]，而大多数患者最初使用非甾体类抗炎药（nonsteroidal antiinflammatory drugs，NSAIDs）治疗，如阿司匹林（后未被证实对 RA 有治疗作用）。

20 世纪中叶，RA 在治疗方面取得了几项进展。现在更为人熟知的"化合物 E"，即可的松，被发现能迅速且显著地改善 RA 的临床特征[53]，Hench 和 Kendall 因此获得了 1950 年的诺贝尔奖。虽然这些药物对改善 RA 的症状有很好的疗效，但长期使用糖皮质激素的不良反应[54]限制了它们的使用，目前的临床实践中更倾向于使用其他长期安全性更好的药物。

20 世纪 50 年代，柳氮磺吡啶和羟氯喹均被批准用于治疗 RA，至今仍被广泛使用。1968 年，四环素在巴西被报道用于治疗 RA[55]，随后，米诺环素也被

证明对 RA 有效[56]，特别是在类风湿因子阳性的早期患者中，尽管这些药物未被食品药品监督管理局（Food and Drug Administration，FDA）批准用于治疗 RA。

早在 20 世纪 70 年代就有关于甲氨蝶呤（methotrexate，MTX）用于治疗 RA 的非对照研究报告，随后在 20 世纪 80 年代中期的对照试验中确定了其治疗 RA 的疗效[57-60]。尽管甲氨蝶呤最初使用的剂量低于目前所使用的，但在疗效方面与其他常用 DMARDs 相当，甚至更佳[61]。此外，与其他传统药物相比，甲氨蝶呤单一疗法的效果更持久[62]。后来发现，补充叶酸可提高甲氨蝶呤的耐受性且不影响其疗效[63-64]。这在支持甲氨蝶呤剂量递增和持久治疗方面至关重要。至今甲氨蝶呤仍然是 RA 的一线治疗药物，也是 RA 联合治疗方案中的锚定药物。

20 世纪 90 年代，RA 的治疗发生了重大转变，DMARDs 联合用药被证明是更有效且安全性良好的治疗方案[65]。在此之前，由于担心联合使用 DMARDs 可能带来不可接受的毒性风险，通常只将 DMARD 作为单药序贯使用。然而，联合 DMARDs 治疗使更多 RA 患者获得了更好的疾病控制，有效阻止了 RA 的进展，并且与单药治疗相比，其可以更迅速地改善病情。其他系列研究，包括 COBRA[66]、甲氨蝶呤/环孢素组合[67]、FIN-RACo[68]和甲氨蝶呤/来氟米特组合[69]，都进一步确认了联合 DMARDs 治

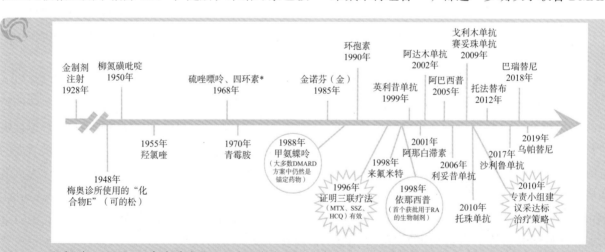

据报道，20 世纪 20 年代首次使用肌内注射金制剂治疗 RA，将其作为 RA 的 DMARD 治疗。在 20 世纪，FDA 对 RA 的药物批准都是有限的，然而，在 21 世纪初，随着第一种治疗 RA 的生物制剂依那西普获得批准后，FDA 对 RA 治疗的药物批准数量开始激增。*FDA 未批准用于 RA，但其疗效已被证实。RA，类风湿性关节炎；DMARD，改善病情的抗风湿药物；MTX，甲氨蝶呤；SSZ，柳氮磺吡啶；HCQ，羟氯喹。

图 1.1　RA 治疗中重要药物批准和里程碑的时间轴

疗的有效性和耐受性。尽管最初存在药物联用的顾虑，但与单药治疗相比，所有这些组合均没有或几乎没有增加毒性。

20世纪90年代末，随着1998年依那西普被批准使用，生物类改善病情的抗风湿药物（biologic DMARDs，bDMARDs）开始用于治疗RA。这类药物是通过重组DNA技术产生的蛋白质，其作用机制通常针对细胞因子、其受体或其他细胞表面分子。虽然最初批准用于治疗RA的药物是抗IL-1抗体（Anakinra）和肿瘤坏死因子（tumor necrosis factor，TNF）靶向治疗药物（如依那西普、英夫利西单抗、阿达木单抗），但随后的bDMARD靶向IL-6（托珠单抗、沙利鲁单抗）、针对CD20受体靶向B细胞（利妥昔单抗）和针对细胞毒性T淋巴细胞相关蛋白-4（cytotoxic T-lymphocyte-associated protein-4，CTLA-4）靶向T细胞（阿巴西普）也被用于治疗RA。生物仿制药，即在安全性和有效性方面与先前批准的生物原研药高度相似的生物制剂，已用于治疗RA，这有望降低成本和提高药物可及性[70]。

最新一类DMARDs是JAK激酶抑制剂（JAK inhibitor，JAKi），与需要注射或输液的bDMARDs不同，JAKi以口服形式给药。托法替布是2012年首个获得FDA批准治疗RA的JAKi。随后又有几种其他JAKi获得了批准，这些药物根据其针对JAK亚型（JAK1、JAK2、JAK3）的选择性而有所不同。

鉴于治疗选择的不断增多，ACR认识到有必要为医疗工作者提供指导，于1996年发布了首个RA临床实践指南[71]。随着治疗手段的不断发展，这些指南及包括EULAR在内的其他专业协会的指南也进行了定期更新[72]，并于2021年发布较新的ACR指南[73]。

1.2.4 当前的治疗策略

1.2.4.1 达标治疗策略

1.2.4.1.1 达标治疗策略

21世纪初，RA治疗出现了一种新的策略，即定期评估疾病活动度，并根据预定的治疗目标升级治疗方案（图1.2）。这一"达标治疗"策略在RA变革性严格强化治疗试验（tight intensive control of RA，

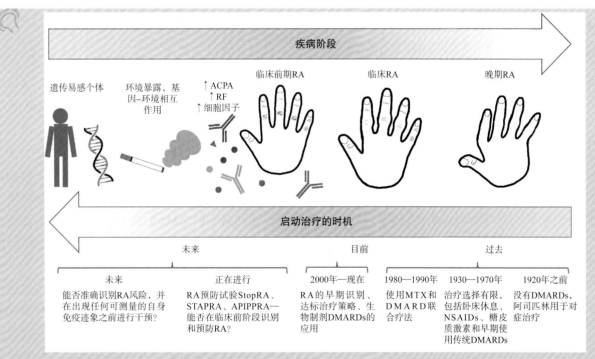

早期治疗会带来更好的结果，结合高效DMARDs的研发，RA治疗已经进入了疾病的早期阶段。虽然与过去将DMARDs治疗保留给处于疾病晚期患者的做法不同，当前的治疗指导原则是在诊断RA时即启动DMARDs治疗。目前，正在进行临床试验，旨在评估药物预防临床前期RA的效果，并通过进一步了解RA的发病机制和危险因素，有可能在自身免疫病发生之前进行干预，防止临床疾病的发展。RA，类风湿性关节炎；ACPA，抗环瓜氨酸蛋白抗体；RF，类风湿因子；MTX，甲氨蝶呤；DMARDs，改善病情的抗风湿药物；NSAIDs，非甾体类抗炎药

图1.2 RA的起始治疗时间逐步向疾病早期阶段推移

TICORA）中被证明可以更好地控制疾病活动、改善患者功能状态，并减缓放射学进展[74]。其他早期的达标治疗临床试验，包括使用计算机辅助管理（computer-assisted management in early RA，CAMERA）[75]和未使用的规范化研究[76]，均通过系统性评估疾病活动度证实了达标治疗的益处。达标治疗的荟萃分析表明，疾病活动度的评估改善了患者的预后，根据疾病活动度评估结果进行药物调整，能显著改善患者的病情[77]。这一证据促使国际工作组在 2010 年推荐了在 RA 中采用达标治疗策略[78]，该策略至今仍是 RA 治疗指南的核心[72-73]。

1.2.4.1.2　RA 疾病活动度的评估

实施达标治疗策略需要对疾病活动度进行定期评估。由于存在多种评估疾病活动度的方法，ACR 成立了工作小组，以评估和推荐最佳的 RA 疾病活动评估方法。表 1.1 根据心理测量 / 临床测量性能和可行性，列出了目前推荐在临床实践中常规使用的 5 种 RA 综合性疾病的活动度评估方法[79]。这些评估方法均包括患者报告结局，包括或不包括肿痛关节计数、医师的总体评估和急性期反应物。

表 1.1　推荐的 RA 疾病活动程度评估方法

疾病活动度评估措施	内容
临床疾病活动指数（CDAI）	28 TJC、28 SJC、患者总体 VAS 评分、医师总体 VAS 评分
28 个关节的疾病活动得分（DAS28）	28 TJC、28 SJC、患者 VAS 评分、ESR 或 CRP
患者活动量表Ⅱ（PAS-Ⅱ）	健康评估问卷-Ⅱ、疼痛 VAS 评分、患者总体 VAS 评分
日常评估患者指数数据（RAPID-3）	多维健康评估问卷、疼痛 VAS 评分、患者 VAS 评分
简化疾病活动指数（SDAI）	28 TJC、28 SJC、患者总体 VAS 评分、医师总体 VAS 评分、CRP

注：TJC，肿胀关节计数；SJC，关节肿胀计数；VAS，疼痛视觉模拟量表；ESR，红细胞沉降率；CRP，C-反应蛋白。

主要的 RA 治疗指南建议根据推荐的 RA 疾病活动度量表，将目标设定为达到疾病缓解或低疾病活动状态[73]。然而，"缓解"可以用不同的方式来定义，例如，在高级成像技术（如 MRI、肌肉骨骼超声）上未观察到滑膜炎，或根据特定的 RA 缓解的特定标准（如 Boolean 缓解标准）来定义。无论是临床评分，还是高级成像技术来评估达标治疗效果，相关

临床研究发现，这两种评估方式下，患者的结果没有差异[80-81]。

1.2.4.1.3　在真实世界中的达标治疗

尽管在试验中显示实施达标治疗策略的效果不错，但在临床实践中，实施达标治疗似乎并不理想[82]。在现实世界中，ACR 的风湿病有效性信息学数据库（rheumatology informatics system for effectiveness，RISE）显示中度至高度疾病活动水平的患者更换 DMARDs 的比例很低[83]。学习协作方法的使用显示出采用达标治疗策略的前景[84]。将 RA 疾病活动的定期报告与财政激励相结合（如基于绩效的奖励的支付制度）可能会促进达标治疗策略的广泛应用。

在临床实践中实施达标治疗时，医师面临着如何严格遵守达标治疗策略的问题。某些情况下，医师和患者可能会通过共同决策确定最佳治疗方案，而非严格遵循达标治疗策略，例如，有多种并发症的患者（对治疗升级有顾虑），他们的疾病在目前的 DMARDs 治疗中得到了很好的改善，且功能达到了预期，但 RA 的疾病活动度仍处于中、高水平。此外，在某些情况下，疾病活动度评估可能无法准确反映 RA 的疾病活动，例如，患者还合并有纤维肌痛或慢性腰背痛等情况。

1.2.4.1.4　特定 DMARDs 的选择

在 RA 确诊后应尽早启用 DMARDs 治疗。除非有禁忌证，甲氨蝶呤应为大多数患者首选的 DMARD，因为其疗效、安全性和低成本都已得到确认。然而在临床实践中，甲氨蝶呤的使用并不理想，大多数患者会升级到联合治疗或 bDMARD/JAKi 治疗，而非通过增加剂量或选择胃肠外给药方式来优化甲氨蝶呤治疗[85]。虽然最初的 DMARDs 联合治疗可能会比甲氨蝶呤单药治疗更快地改善病情，但只要遵循达标治疗，两种治疗方案的长期结果是相似的[65, 86-87]。

对于采取甲氨蝶呤单药疗法病情有所改善但尚未达标的患者，应加用其他 DMARDs。在早期和确诊 RA 的随机对照试验中，基于甲氨蝶呤的三联疗法（羟氯喹和柳氮磺吡啶）与加用依那西普的效果相当[86, 88]。当患者需要升级到生物或靶向合成 DMARDs 治疗时，可以使用具有不同作用机制的药物。在疗效和安全性方面，没有一种 bDMARD/JAKi 明显优于另外一种，因此这些选择通常受禁忌证、不良反应、医疗保险、给药方式和频率，以及患者和医师的偏好等这些细微但重要的差异所影响。类似的考量也出现在

变换治疗方案时后续 bDMARD/JAKi 的选择。最近的 ACR 的 RA 治疗指南也反映出指导这些决策的证据不足，该指南仅对甲氨蝶呤治疗后未达标的 RA 患者提出了有条件的建议[73]。

糖皮质激素除具有改善病情的作用外，还能快速显著缓解 RA 的症状。但由于其已知的长期毒副反应和许多其他有效 DMARDs 的可及性，长期和早期的系统性使用糖皮质激素正在减少，且在最近的治疗指南中不再被推荐[73]。在必要的情况下，如在 RA 急性发作时，医师应在尽可能短的时间内使用最低有效剂量。

1.2.4.2 关节外表现的治疗

严重的 RA 通常伴有关节外表现，这不仅导致患者预后不良，也使得治疗决策复杂化。因此，可能需要与其他亚专科医师进行协作管理。值得庆幸的是，除类风湿性关节炎相关间质性肺病（rheumatoid arthritis-interstitial lung disease，RA-ILD）外，严重的关节外表现的发生率似乎在减少[89]。临床上，RA-ILD 影响 5% ~ 10% 的患者，确诊后中位生存期为 3 ~ 7 年[90-91]。RA-ILD 的治疗策略包括使用糖皮质激素、对 RA 有效的 DMARDs 和（或）用于其他结缔组织疾病相关间质性肺病的药物（硫唑嘌呤、霉酚酸酯等药物），以及避免使用可能诱发肺毒性的药物[92]。最近针对特发性肺纤维化的抗纤维化药物已经上市，但预估其不会影响关节疾病的进程。

1.2.4.3 治疗的降级

RA 的早期治疗和治疗方案的进步能明显改善患者的预后[93-95]。随着越来越多的患者达到治疗目标，一个重要的问题出现了，即在疾病持续缓解未恶化的患者中，DMARDs 是否可以减量或停止使用。针对这一问题的临床试验表明，许多患者可以通过减少 DMARDs 来维持疾病控制状态。虽然在减药过程中有部分患者会复发，但大多数患者在恢复既往治疗方案后，能迅速恢复至疾病控制状态[96-98]。深度缓解及长期处于达标治疗状态的患者，在降阶治疗时不太容易发生疾病反复。对于接受 DMARDs 联合治疗的患者，最佳药物减量顺序尚无定论，这一情况在最新的 ACR 和 EULAR 指南的不同建议中有所体现[72-73]。只有极少数患者能实现持续的无药缓解，这表明 RA 是一种慢性且目前无法根治的疾病。

1.3 类风湿性关节炎的未来展望

尽管在过去的几十年里，RA 的研究已经取得了巨大进步，但 RA 仍然是一种无法治愈的慢性疾病。虽然目前的治疗方法可以高度控制病情，但是 RA 依然可能会对患者的生活产生深远的影响。在本节中，我们将展望 RA 的未来，重点关注那些可极大推进 RA 管理和改善患者预后的领域（表 1.2）。

1.3.1 明确类风湿性关节炎亚型

RA 是一种异质性疾病，最常根据类风湿因子和（或）抗瓜氨酸蛋白抗体的存在与否进行分类。这种分类有助于 RA 的确诊，还能为疾病进程提供预后信息，例如，血清阳性患者往往表现出更具有侵袭性的病程，且更容易出现关节外表现。虽然血清阳性的患者对 DMARDs 治疗具有更好的反应[99-100]，但这些自身抗体无法有效地预测对治疗的不同反应[101]，为了改善 RA 预后，我们迫切需要找到确定能够预测不同治疗反应的影响因素（哪些患者会对哪些治疗有反应）。此外，约 30% 的 RA 患者类风湿因子或抗瓜氨酸蛋白抗体呈阴性。发现更多抗原特异性 RA 自身抗体有助于区分疾病亚型，便于进行更早、更准确的诊断，预测病程和指导治疗，并推动揭示 RA 不同危险因素和病理生理机制的研究。

一些新型 RA 自身抗体的出现有希望实现这些效能。抗丙二醛 – 乙醛（malondialdehyde-acetaldehyde，MAA）抗体在 RA 患者血清和滑膜中的表达升高，并与抗瓜氨酸蛋白抗体阳性有关[102]。抗 MAA 抗体也与 RA-ILD 的存在密切相关，MAA 修饰的蛋白与瓜氨酸多肽和免疫效应细胞共定位于 RA-ILD 患者的肺组织[103]。抗 PAD 是产生瓜氨酸多肽的酶，提示其与更好的治疗反应、放射学进展缓慢（PAD4）[104]，以及更高的 RA-ILD 风险（PAD3/4）相关[105]。抗氨基甲酰化蛋白（CarP）抗体似乎预测抗环瓜氨酸肽（cyclic citrullinated peptide，CCP）抗体阴性的患者具有更严重的疾病过程[106]，并与 RA-ILD 的发病相关[107]。已检测到的抗乙酰化肽抗体（anti-acetylated peptide antibodies，AAPA）可能比常规 RA 自身抗体更有助于 RA 的分类[108-109]。借助这些新型自身抗体，RA 表型可能会从简单的类风湿因子和（或）抗瓜氨酸蛋白抗体血清阳性向更详细的基于"多重"自身抗

表 1.2　RA 的现状和未来状况对比

	当前现状	未来状况
疾病亚型	·血清阳性 [RF 和（或）ACPA] 与血清阴性 ·早期 RA 与确诊 RA ·X 线的侵蚀性与非侵蚀性	使用新型自身抗体（抗 MAA、PAD、CarP、AAPA）和抗原特异性抗体（ACPA 良好特异性）扩展自身抗体谱 ·疾病进一步分期，包括临床前期（风险期、RA 前期、早期 RA、已确诊 RA）
精准医学	·针对相关合并症和患者意愿量身制订的治疗计划 ·预测治疗应答的能力有限	·滑膜活体检查（活检）表型分析 ·用于预测疗效和毒性的药物基因组学 ·新的外周生物标志物（例如，自身抗体、细胞因子、生物标志物组）以预测和监测治疗反应 ·滑膜活检指导治疗
治疗方法	·达标治疗策略 ·MTX（锚定 DMARD）作为首选 DMARD 的使用不足 ·缺乏有效性的比较试验	·利用组学、健康记录、注册、保险、可穿戴设备和其他数据源制订个性化治疗方案和监测的机器学习方法 ·优化现有疗法（例如，MTX 剂量和给药途径管理；探索对现有 DMARDs 疗效有不同反应的患者因素） ·有限使用毒副作用大的治疗药物（例如，糖皮质激素） ·直接针对 RA 发病机制的新疗法和新型 DMARDs 的联合应用（例如，bDMARD/JAKi/ 新型 DMARDs 的安全组合）
疾病活动评估	·采用复合临床疾病活动度指标 ·实验室指标（ESR、CRP）对 RA 的敏感性和特异性有限	·来自疗效比较研究的有力证据 ·整合电子数据（例如，智能手机、可穿戴设备） ·更频繁、更广地监测 PROMs ·对 RA 疾病活动度具有特异性和敏感性的新型外周生物标志物和生物标志物组 ·使用临床、数字化和生物标志物数据等综合措施进行评分
修订后的医疗模式	·患者和医护之间的定期面对面访视 ·在无法亲自出诊时考虑远程医疗	·将同步远程医疗作为 RA 常规治疗的一部分，并通过改进的不需要面对面计算关节数的改善疾病活动度评估手段，来使其更容易实施 / 促进远程医疗 ·利用家庭监测 RA 的改进工具进行自我管理，并与医疗机构异步沟通 ·根据临床需要定制医患访视类型和频率 ·由多学科团队提供的综合护理来解决困扰大多数 RA 患者的共病问题
预防	·评估延缓或预防高危人群临床 RA 因素的初步试验正在进行中 ·达标治疗，以减少某些关节外特征的风险	·在人群层面尝试识别处于高风险或 RA 前期阶段的个体患者 ·从 RA 的高风险期过渡到临床前期，再到临床明显期的精准预测模型 ·针对各期 RA 的预防干预措施（例如，高风险期的生活方式改变、临床前期的免疫调节治疗） ·系统筛查、治疗和预防关节外病变（如 ILD）

注：RF，类风湿因子；ACPA，抗环瓜氨酸肽抗体；MAA，丙二醛 – 乙醛；CarP，氨甲酰化蛋白；AAPA，抗乙酰化肽抗体；MTX，甲氨蝶呤；DMARD/DMARDs，改善病情的抗风湿药物；bDMARD，生物类改善病情的抗风湿药物；JAKi，JAK 激酶抑制剂；ESR，红细胞沉降率；CRP，C- 反应蛋白；RA，类风湿性关节炎；PROMs，患者报告结局测量工具。

体评估的表型分类发展。

除了开发新型自身抗体，通过评估这些自身抗体的靶标抗原来增强其预测能力也是一个重要的研究方向。例如，抗瓜氨酸蛋白抗体的高特异性有助于精准识别 RA-ILD[110-111]，尽管目前似乎尚不能准确地预测 RA 的疾病进程[112-113]。先前详述的对新发现的 RA 自身抗原及其特异性抗体的评估，将是未来改善 RA 诊疗效能的关键研究领域。此外，自身抗体的检测仅是对 RA 进行亚型分类的一种方法，而其他分类方法，如将患者分为高风险个体、RA 前期、早期 RA 和已确诊 RA，可能有助于指导治疗决策。增加 RA 亚型分类的直接获益是向精准治疗方向更好地发展。

1.3.2　类风湿性关节炎的精准医学治疗

精准医学是一种根据个体的遗传、环境和生活方式等独特因素制订治疗方案的方法。

1.3.2.1 药物基因组学

精准医学的灵感源自人类基因组计划。在 RA 中，更好地了解人类基因组及其与药物的相互作用，让我们可以制订个性化的治疗方案。这种方法已经应用于少数可能接受硫唑嘌呤治疗的 RA 患者中。硫代嘌呤 S- 甲基转移酶（TPMT）负责硫唑嘌呤的代谢，它的缺乏与硫唑嘌呤引起的血液毒性风险增加相关[114]，在已知 TPMT 活性不足的患者中，建议选择替代药物，或者从小剂量开始使用硫唑嘌呤[115]。药物基因组学的研究预示着更广泛的 RA 精准药物治疗即将到来。一项系统的综述和荟萃分析发现，与 T 细胞功能、NF-κB 和 TNF 信号传导相关的超过 25 种单核苷酸多态性（single nucleotide polymorphisms，SNPs）可预测抗 TNF 治疗的应答[116]。这些 SNPs 和其他 SNPs 也可用于预测对其他已有的和尚未开发的 DMARDs 的应答。目前的重点在于选择最佳疗法，药物基因组学也可向医师和患者提供关于选择最佳药物剂量及不良反应风险的相关信息。

1.3.2.2 指导治疗的外周生物标志物

尽管药物基因组学为精准医学开辟了新的途径，但非基因组外周生物标志物也可能在未来的 RA 管理中发挥重要作用。随着预测、监测和药效 / 反应分析的发展，生物标志物将有助于实现 RA 精准治疗[117]。如前所述，现有的 RA 自身抗体可能提示血清阳性患者有更好的治疗反应，但目前还不足以指导治疗决策[99, 118]。然而，基于目前初步研究工作，未来很可能会出现更多能提高治疗预测能力的 RA 自身抗体谱[101, 119]。由于这些自身抗体不是高度动态变化的生物标志物，因此，它们不太可能作为监测药效 / 反应的生物标志物。目前，正在研究多种与炎症相关的指标，以满足临床需求。尽管红细胞沉降率和 C- 反应蛋白都可作为 RA 的药效 / 反应生物标志物，但它们缺乏足够的特异性和敏感性，无法单独指导 RA 的治疗[120]。多生物标志物疾病活动度（multi-biomarker disease activity，MBDA）评分是由 12 种不同的血清生物标志物组成的复合 RA 疾病活动度指标（专为预测 DAS28-CRP 而研发），展示了一组生物标志物可能比单一标志物更能提高疾病监测的能力[120]。多生物标志物疾病活动度评分已显示出预测 RA 放射学进展的能力，并与已建立的临床疾病活动度指标之间呈现弱至中度的相关性[121-122]。其对特定治疗反应的预

测能力显示出相互矛盾的结果，其敏感性优于 C- 反应蛋白，但不如 DAS28[123-124]。这个组合的一大优势在于，纤维肌痛和骨关节炎（osteoarthritis，OA）等合并症似乎不会对这一评分产生明显的影响，而临床测量则会对患者整体评估和关节压痛计数产生干扰。随着对 RA 发病机制的深入了解和相关疾病生物标志物的不断积累，我们有望识别出更多与临床相关、具有预测性和动态性的生物标志物，可以用于指导治疗决策[125]。

1.3.2.3 指导治疗的滑膜活检术

RA 滑膜中的病理生理过程与 RA 系统评估的结果有所不同。因此，直接取样和评估滑膜可以为 RA 的治疗提供更有意义的指导。这种方法已经通过对恶性肿瘤的精准治疗，彻底改变了肿瘤领域的现状[126]。这一战略由美国国立卫生研究院、工业界和基金会在加速药物伙伴关系（accelerating medicines partnership，AMP）进行投资和开展。在该项目中，微创超声引导下的滑膜活检能够进行多维分析，以识别治疗反应的预测因素[127]。研究表明，在开始使用 DMARDs 之前，可以通过滑膜活检从早期 RA 患者中获取滑膜样本，并将其分为淋巴细胞型（富含 B 细胞和髓样细胞）、弥漫性髓样细胞型（B 细胞较少的髓样细胞）和寡免疫细胞型（免疫细胞较少）等不同表型，以预测对治疗的反应程度[128]。更重要的是，滑膜分析可能会以不同的方式预测治疗反应。在一项 164 例随机接受利妥昔单抗或托珠单抗治疗的 RA 患者的开放标签试验中，通过组织学和 RNA 测序对滑膜组织进行分类，分为 B 缺乏细胞和富含 B 细胞两种类型，发现不同组别的患者对治疗反应不同。与利妥昔单抗相比，通过 RNA 测序（非组织学）分类的 B 细胞缺乏的患者对托珠单抗的应答率要高于利妥昔单抗[129]。这些方法仍然存在许多临床整合应用的问题，需要经过进一步的改进和验证。例如，是否所有 RA 患者在诊断时都要进行滑膜活检以指导治疗选择？或者我们仅将活检限制在那些通过外周生物标志物评估后被认为有较高的治疗失败风险的患者？鉴于滑膜生物学随治疗时间的推移而变化，如果治疗效果反映不佳，是否需要重复滑膜活检？滑膜活检分析能否最终告诉我们患者的 RA 处于缓解状态是否代表"治愈"，从而指导是否还需持续 DMARDs 治疗？是否有外周生物标志物可以作为观察不同滑膜病理分

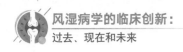

类的准确替代物，从而可以避免未来对这种有创操作的需求？

1.3.2.4 用于治疗预测的机器学习法

随着组学领域大数据的涌现，数字时代带来了医疗数据的爆炸性增长。这些数据来自电子健康记录（electronic health records，EHRs）、患者数据库和注册表、医疗保险数据、社交媒体、可穿戴设备和各种其他来源。分析这些数据需要新的统计方法，如机器学习，它是一种人工智能（Artificial Intelligence，AI）的分支，在有限的人工协助下，计算机通过使用数据集进行学习。机器学习方法，如主成分和聚类分析，能够识别具有不同预后的 RA 表型[130]。而且，结合大量临床、遗传和分子特征数据的机器学习模型已显示出提高抗 TNF 治疗反应预测的早期能力[131-132]。正如这些早期研究所示，机器学习法最强大的功能是它们可以处理后分析来自不同出处的数据。然而，由于其复杂性，我们需要重点关注如何使其在日常临床实践中进行整合。这也许可以通过电子健康记录的临床决策支持来实现。在这种情况下，机器学习程序可以挖掘电子健康记录数据（如患者人口统计学数据、生活方式因素、并发症、RA 的疾病特征、既往治疗）和关联的数据源（如可穿戴设备、理赔数据），以获取相关临床试验结果，并通过可互操作的电子健康记录数据库来测试预测模型，并生成显示不同 DMARDs 治疗反应和不良事件概率的用户界面，最终促进在高度个体化的患者治疗方案中选择最佳药物。

1.3.3 新疗法的最佳使用

1.3.3.1 优化应用现有疗法

提升 RA 治疗最为关键的是优化现有的 DMARDs 方案。最好的例证是未充分利用 DMARDs 中的锚定药甲氨蝶呤和指南推荐的达标治疗策略。令人震惊的是，大多数开始使用 bDMARDs 的患者并没有接受最有效的甲氨蝶呤剂量（通常为 25 mg/ 周）或更换给药途径的治疗[85]。与口服给药（尤其是超过 15 mg/ 周的剂量）相比，皮下给药具有更高的生物利用度，不增加毒性[133]，而且可产生更好的疗效[134-135]。类似地，将口服甲氨蝶呤的剂量分开两次，在 8 h 到 12 h 内分别给药一次，可以比单一同等剂量给药能更好地提高生物利用度[136]。最新的 ACR 治疗指南提供了关于甲氨

蝶呤给药的管理建议，这可能有助于鼓励医师更有效地使用甲氨蝶呤。然而，纳入治疗指南并不能保证在常规实践中得到采用，正如之前讨论的"靶向治疗"策略一样。通过强调更有效地使用甲氨蝶呤，我们期待在控制治疗相关成本的同时改善患者的预后结局。

精准医学方法将有助于 RA 治疗方法的选择，但也迫切需要比现有 DMARDs 治疗更好、更有效的证据。迄今为止，RA 中进行了极少数设计良好的 DMARDs 有效性比较试验。直接比较试验（头对头试验）可以产生重要的数据，以免周期性尝试不同的疗法，也能为预测对 DMARDs 治疗不同反应的精准医学研究提供平台。最后，由于现有几种有效的和更多即将问世的 DMARDs 结合 RA 的早期诊断不断取得进步，应逐渐减少具有毒性的糖皮质激素。

1.3.3.2 新疗法

对 RA 发病机制的进一步了解将带来新的发现，包括可能更精确的 RA 治疗靶点。针对直接参与 RA 发生的路径可以产生更好的疗效、更低的毒性，并希望能治愈而非仅仅控制病情。粒细胞 - 巨噬细胞集落刺激因子（granulocyte-macrophage colony-stimulating factor，GM-CSF）是一种调节骨髓髓系细胞产生和成熟的细胞因子，调节成熟的髓系细胞功能，两者都参与了 RA 的发病机制。目前，针对 GM-CSF 途径的几种生物制剂正在研究中。Mavrilimumab 和 Otilimab 在 1 期和 2 期临床试验中均显示出疗效[137-139]。

针对 RA 的最新一类合成 DMARDs 的靶点是 JAKs，但其他信号机制也在研究中，包括丝裂原活化蛋白激酶（MAPK）、酪氨酸激酶（SYK-BTK）和核因子 κB（NF-κB）。这些疗法的优点是可以口服，半衰期很短。由于这些通路中存在各种潜在靶点，因此有机会探索不同的抑制点，以实现必要的治疗选择。

治疗联合 DMARD 是 RA 管理中的一个重要里程碑，最佳实践是在接受 bDMARDs/JAKi 治疗的患者中沿用传统改变病情抗风湿药（conventional Disease-Modifying Antirheumatic Drugs，cDMARDs）。同时使用多种 bDMARDs 治疗 RA 尚未成功，因为联合使用 bDMARD 可能导致不良反应增多。当这些药物联合使用时，更多的协同组合和（或）适当的剂量减少，可以在不增加毒性的情况下使用[140]。此外，在某些难治性 RA 中，可采用短期 bDMARD/JAKi 联合治疗。

1.3.4　类风湿性关节炎疾病活动度评估

现有的 RA 疾病活动度评估方法有助于临床试验和观察性研究，这些研究推动了 RA 治疗和对病程进展的理解。由于认识到某些合并症（如纤维肌痛）或既往的关节损伤可能会影响这些评估结果，越来越多的证据表明这些测量结果并不完美，我们必须结合患者更广泛的背景加以考虑。随着不断增长的多发患者群和替代的医疗保健提供模式的出现，需要不断优化和发展 RA 疾病活动评估方法。

1.3.4.1　患者报告结局评估

疼痛、整体评估和功能状态评分是目前 RA 中患者报告结局测量评估的主要内容。这些指标的变化并不是 RA 所特有的，并且当患者就诊评估时，可能会与前段时间的评估结果不同。随着智能手机和其他平板电脑的广泛使用，可以在更方便的时间和地点，以及更多健康领域实时地（如每周或每天）跟踪患者报告的测量结果，从而获取有关患者病情的重要信息。整合可穿戴设备的数据还可以提供有关身体活动和健康水平的更具体信息。总之，这将是发现早期恶化和指导治疗的有力数据，并非只是缓解 RA 的症状，而是真正实现恢复健康。

1.3.4.2　外周生物标志物

促炎性细胞因子和趋化因子由于其动态变化的特性，不仅可以作为预测性生物标志物（如上文所述），而且可以作为应答生物标志物用于疾病监测。与 C-反应蛋白相比，多生物标志物疾病活动度评分具有更高的反应性，因此，用炎性细胞因子组合取代红细胞沉降率或 C-反应蛋白可以提高评估的效果。随着敏感性的提高，我们也许能够更早地评估患者的治疗反应，以便及时进行必要的治疗调整，从而更快地实现治疗目标。重要的是，对这些炎性生物标志物的解读将取决于 DMARDs 的使用情况。例如，托珠单抗，即一种抑制 IL-6 受体的单抗，可以增加血清 IL-6，降低 C-反应蛋白，从而影响多生物标志物疾病活动度评分的真实性[141-142]。这表明了在密切评估 RA 患者亚组（根据他们的治疗方法定义）中生物标志物性能的重要性，尤其是在靶向 DMARDs 治疗预期增加的情况下。

1.3.4.3　影像学模式和智能手机技术

传统的 X 线检查是用于评估 RA 关节最常见的

成像手段[143]，尽管它评估的是既往疾病活动所造成的损害（进展），而对短期变化不敏感。MRI 和超声（ultrasound，US）比传统的 X 线检查更敏感、更具响应性，也许可以更好地指导 RA 治疗。遗憾的是，迄今为止的研究发现，在指导治疗方面，MRI 或超声并不优于常规 RA 疾病活动度评估[80-81, 144]。风湿科医师在肌骨超声（musculoskeletal ultrasound，MSKUS）方面的培训日益增加，这种能够在床边立即执行的低成本技术，有利于被更广泛地应用于 RA 管理中。

智能手机技术的创新为更便捷的 RA 成像评估打开了大门。最近开发利用光学成像技术的移动应用程序能够促进 RA 的自我管理[145]。纵向数字图像（"RA 自拍"）可以使用自动评分软件对关节肿胀情况进行精准量化，便于疾病监测。此外，外部仪器可以连接到智能手机上收集辅助数据。通过将测力计连接到智能手机，RA 患者握力的变化被证明与疾病活动呈负相关[146]。随着移动技术的不断改进和变得更加经济实惠，其他模式（如基热传感器），也可用于检测滑膜炎的早期症状，并及时调整治疗方案。

1.3.4.4　新的和改进的类风湿性关节炎疾病活动综合评估指标

由于 RA 影响许多领域，广泛使用的 RA 疾病活动度评估主要包括来自患者、医师和（或）实验室检查数据的综合变量。值得注意的是，当前的 RA 疾病活动度评估中缺乏反映关节外表现的内容。我们可以通过前述各个领域的进步和包含关节外表现来整合这些进展，从而改进现有工具，并创建更新的 RA 疾病活动评估指标。这些新的方法和改进措施对于指导 RA 人群的管理是很有必要的，可以更早诊断并更有效地治疗，从而减少处于低、中和高疾病活动度的患者人群。目前，对于 RA 缓解程度的定义和评估疾病活动度的工具存在争议[147]。随着时间的推移，我们对疾病缓解的预期可能会变得更加严格，因为我们追求的是人体最佳健康状态，而不是仅仅在临床上没有可察觉的疾病。因此，重新校准和定义这些疾病或评估工具尤为重要。

1.3.5　类风湿性关节炎患者医疗模式的变革

1.3.5.1　远程医疗

新型冠状病毒感染（COVID-19）大流行突然迫

使许多 RA 患者转向远程医疗就诊，在疫情暴发的前 3 个月，近 40% 的患者转向远程医疗[148]。在疫情前，RA 的初始远程医疗研究表明，患者对远程医疗持积极态度[149]，随后接受同步视频远程医疗的 RA 患者在短期内可能达到与面对面服务相似的效果[150]。据预测，未来风湿科医师将出现短缺，预计农村地区在获得风湿科专家服务方面将会更加困难[151-152]，因此，远程保健提供了一种帮助弥补这些差距的手段。

鉴于远程医疗 RA 管理处于相对初级阶段，因此还有许多工作需要改进，以确保提供优质的医疗服务，最好面对面进行 RA 诊断并排除潜在的其他疾病。然而，远程保健可以作为分诊过程的一部分，确保 RA 患者早期诊断和启动 DMARDs 治疗。远程医疗将产生最大影响的领域可能是对 RA 的长期监测 / 监护和管理。远程医疗服务广泛实施所面临的挑战是在缺乏面对面体检情况下难以准确评估 RA 疾病的活动程度，这需要验证先前远程医疗服务中所记录的生物标志物、患者报告结局测量工具（patient-reported outcome measures，PROMs）和基于数字健康的 RA 疾病活动度评估。此外，通过这些新措施协调好面对面和远程医疗实践中 RA 疾病活动评估的能力，将有助于患者和医师充分了解远程医疗期间进行治疗方案调整的效果。

如果风湿病医疗服务人员短缺的问题无法解决，那么风湿科医师可能不得不采用 Project ECHO（社区卫生保健扩展）模式来进行 RA 管理，如同在糖尿病方面进行的管理模式[153]。在该模式中，风湿科医师将教育和指导初级保健提供者在 RA 管理中的特定职责，例如，评估潜在的 RA、监测稳定的 RA 和药物毒性监测等。

1.3.5.2 家庭监控、自我管理和数字健康

智能手机技术的创新可以用来帮助 RA 患者进行疾病和药物监测、管理、教育和社会支持，并帮助医疗工作者完成日常工作[154]。目前，在荷兰进行了一项临床试验[155]，评估使用智能手机应用程序通过每周问卷收集 PROMs（如 RAPID-3 的部分）是否可以在保持 RA 疾病活动控制的同时，减少对医疗工作者的面诊需求。一项使用车载传感器评估 RA 患者车辆控制的研究表明，RA 患者在疾病活动期间的驾驶控制能力存在异常。另外，基于传感器的数据可能有助于从患者的日常活动中洞察疾病控制和复发情况[156]。

目前，正在研究如何通过可穿戴技术收集的各种生物传感器数据（例如，活动水平、睡眠和心率）与 RA 患者的 PROMs 相关联[157]，并与机器学习算法相结合来预测这些患者的疾病活动程度[158]。随着这些技术的发展，既往标准的 3 ~ 6 个月随访可能会被"精准监测"取代，旨在将患者与风湿科医师联系起来，在需要考量治疗变化、升级或逐渐减量时进行评估。

1.3.5.3 类风湿性关节炎：众多共病中的一部分

众所周知，RA 患者的长期预后不佳，不仅是因为关节表现，还因为其他疾病的发病率和严重程度的增加，如心血管疾病[159]、癌症[160] 和肺部疾病[161-162]。大多数 RA 患者患有多种慢性疾病，RA 共患病的负担超过一般人群[163]。除对诸如生存质量等一般健康结局的影响外，并发症还直接影响 RA 的管理。有共病的患者对治疗反应较差，难以达标治疗[164-166]。随着人口老龄化和慢性病患病率的上升，预期 RA 的共患病率进一步增加，因此，共患病管理应作为 RA 治疗策略中非常重要的一部分。

针对 RA 关节和关节外发病机制中涉及的路径进行靶向治疗备受青睐。有并发症的 RA 患者进行有效治疗的证据同样值得期待。结合 DMARDs 治疗，由多学科团队（如初级保健和其他专科医师、护士、药剂师、物理和职业治疗师、心理学家、健康顾问）所提供的非药物干预将对 RA 患者的健康产生深远影响。这些团队成员可以通过药物咨询和指导、康复计划、生活方式改变（如饮食、锻炼、睡眠）、非 RA 慢性疼痛管理，以及制订慢性病应对策略等诸多领域进行全面的 RA 管理。

1.3.6 类风湿性关节炎和关节外表现的预防

为了改善疾病管理，并向治愈疾病方向迈进，近年来越来越多地在 RA 的早期阶段就开始启动 DMARDs 治疗。然而，RA 的治愈仍然难以达到，因此，DMARDs 治疗干预措施已提前至疾病自然进程的早期（图 1.2），旨在防止高危个体中出现临床明显的 RA。RA 临床前的发现使这一理想目标成为可能。在疾病更早期阶段，通过 B 细胞靶向疗法预防临床 RA（PRAIRI）试验中，单剂量利妥昔单抗将高危个体发生炎症性关节炎的发病时间推迟了大约 1 年[167]。其他的预防研究如羟氯喹（StopRA-NCT02603146）、他汀类药物（STAPRA-NL5036）

和阿巴西普（APIPPRA-ISRCTN46017566）也在进行中[168]。由于招募缓慢、对 RA 高危人群的定义不同、临床前期患者的异质性及所需的随访时间长等情况，这些研究的实施具有挑战性。改进的预测模型将有助于招募患者、建立研究人群的同质性和试验研究设计[169]。虽然目前的预防工作正在评估临床前期阶段的药物治疗，但是预防工作可以更早地进行，甚至早于临床前期阶段。利用这个机会之窗，针对易感 RA 人群的非药物疗法（如戒烟、饮食和运动调整）可改变危险因素，并足以防止 RA 的发病。个性化的 RA 风险评分有望激励人们做出必要的行为改变[170]。

由于治疗的进步，大多数 RA 关节外表现的发病率正在下降，但 RA-ILD 并非如此，它极大地缩短了 RA 患者的寿命。此外，缺乏指导 RA-ILD 管理的证据（尚无临床实践指南）。因此，预防工作不能仅限于关节疾病，还须在目前严格控制关节疾病的基础上，努力预防 RA 关节外病变。与 RA-ILD 风险相关的因素包括血清阳性、年龄较大、男性、吸烟史和更严重的 RA[171]。不幸的是，这些风险因素单独或联合起来都没有足够的敏感性或特异性来预测 RA-ILD。我们需要改进风险分层以指导预防工作，这可以通过将遗传和外周生物标志物数据与相关临床数据相结合来实现。因此，RA-ILD 风险分层需要系统地应用于 RA 患者中，包括临床阶段和临床前期阶段的 RA 患者。认识到 RA-ILD 的发病时间在 RA 病程中的异质性，我们需要进行全程、持续的风险分层。

1.4 结论

在过去 50 年里，RA 的诊疗取得了很大的进展，使其从一种逐渐致残的疾病转变为可控制的慢性疾病。科学技术的进步促进了早期诊断和许多高效 DMARDs 的研发，后者明显改善了 RA 的病情。最新的研究发现和对疾病发病机制的深入了解促进即将到来的新一波临床进展。精准医疗将有助于在最佳时间通过最佳医疗模式提供最佳治疗，并采取最佳措施监测治疗反应。RA 的治愈甚至预防将可能成为现实，使慢性病管理和具有不良毒副反应的药物治疗成为过去。为此，本书中关于 RA 的章节将不再以"RA 是一种以关节受累为主要表现的慢性系统性自身免疫性疾病"开始，而是改为"由于有效的筛查方式、生活方式调整和免疫调节剂的使用，RA 是一种高度可预防的自身免疫性疾病"。

参考文献

第二章

中轴型脊柱关节炎

Ethan Craig and Alexis Ogdie

欧阳惠欣 胡新茹 译，郑宝林 陈君立 校

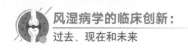

2.1　近 10 年的进展

2.1.1　诊断和影像学检查

过去 10 年中，中轴型脊柱关节炎（axial spondy-loarthritis，axSpA）的概念不断演变。随着我们对这一组疾病病理生理学、临床特征、流行病学和影像学的认识不断深入，明显提升了我们评估和治疗这些患者的专业能力。既往典型的强直性脊柱炎包括 X 线片显示骶髂关节炎，韧带骨赘导致椎体融合所形成的"竹节椎"，以及脊柱和胸廓活动度进行性下降。这些疾病特征在 1984 年修订的纽约标准中得到体现，该标准要求至少有以下一项临床标准：慢性腰背痛通过活动得到改善，但休息不能缓解；腰椎在额状面和矢状面活动受限或胸廓活动度下降；X 线片显示双侧 2 ～ 4 级骶髂关节炎或单侧 3 ～ 4 级骶髂关节炎[1]。

虽然修订版纽约分类标准旨在确定同质的患者群体以进行研究，但也常常被用于临床诊断[2]。因此，放射学检查结果在强直性脊柱炎的诊断中仍然起着核心作用。然而，在过去几十年里，这种疾病的分类和诊断的模式已经发生了变化。

随着核磁共振成像（NMRI）技术的出现和在肌肉骨骼成像方面的广泛应用，经研究表明，使用短时间内的反转恢复（short tau inversion recovery，STIR）序列的骶髂关节（sacroiliac joint，SJ）MRI 图像是检测骶髂关节结构变化（骨质侵蚀、硬化）和炎症变化（骨髓水肿）的敏感影像手段，甚至在没有明显表现的放射性骶髂关节炎患者中也能发现病变。这一发现彻底改变了强直性脊柱炎的面貌，甚至对其命名方式也产生了重大影响。由于认识到很大一部分患者可能具有这种疾病的主要特征而没有典型的影像学变化，国际脊柱关节炎评估协会（Assessment of SpondyloArthritis International Society，ASAS）重新修订了这种疾病的分类标准，最终制定了 2009 年 ASAS 中轴型脊柱关节炎分类标准。与 1984 年修订版纽约标准相比，2009 年 ASAS 标准确认了两个分类亚组："临床组"（可能缺乏影像学表现，但 HLA-B27 阳性）和"影像学组"（MRI 或 X 线提示骶髂关节炎）[3]。值得注意的是，符合"临床组"和"影像学组"中的 MRI 结果与之前的标准存在差异，因为他们通常缺乏骶髂关节炎的放射学证据（特别是 X 线）。这导致了两大亚型的产生：放射学阳性的中轴型脊柱关节炎

（radiographic axial spondyloarthritis，r-axSpA）和放射学阴性的中轴型脊柱关节炎（nonradiographic axial spondyloarthritis，nr-axSpA）。

随后的研究确定，放射学阳性的中轴型脊柱关节炎与 1984 年修订的纽约标准[1]中强直性脊柱炎的定义几乎相同。正是后者，放射学阴性的中轴型脊柱关节炎在过去 10 年里改变了诊断的格局[4-5]。

截至 2021 年，中轴型脊柱关节炎的诊断仍然是一项复杂且具有挑战性的工作。因为目前尚未发现对诊断有特异性的生物标志物或血清学标志物。尽管存在特定的影像学特征（例如，双侧 3 ～ 4 级放射性骶髂关节炎），但越来越多的观点认为很多影像学异常对该病的诊断缺乏特异性。例如，虽然腰背痛患者的 MRI 结果提示骶髂关节骨髓水肿普遍被认为是脊柱关节炎的特异性表现，但不断有数据表明，这种异常可能会不同程度地发生在其他健康的非特异性腰背痛患者、运动员和无症状人群中[6]。

影像学本身非特异性的特性，再加上另一用于诊断的主要标志物 HLA-B27，让情况变得更复杂。众所周知，中轴型脊柱关节炎的发病率与人群中 HLA-B27 的阳性率密切相关[7]。然而，在美国约有 7.5% 的非西班牙裔白种人 HLA-B27 阳性，其中绝大多数人没有与此基因相关的病理变化[8]。慢性腰背痛和 HLA-B27 阳性在美国人群中很常见。相比之下，放射学阳性的中轴型脊柱关节炎和放射学阴性的中轴型脊柱关节炎在美国的患病率均为 0.35%，相当罕见[9]。因此，大多数腰背疼痛和 HLA-B27 阳性的人群并没有中轴型脊柱关节炎。更为复杂的是，中轴型脊柱关节炎中 HLA-B27 阳性的患病率因种族而异。在美国，超过 90% 的中轴型脊柱关节炎患者 HLA-B27 为阳性，相比之下，黑人患者只占 50% ～ 60%[10-12]。这造成了 HLA-B27 在这一人群中的诊断效能较低，并可能导致患者获得诊断时间上存在重大差异。

截至 2021 年，中轴型脊柱关节炎的诊断仍然着眼于临床，主要依靠典型的临床特征（45 岁以下的慢性腰背痛，通常有炎症特征）、相关的并发症（银屑病、炎症性肠病、葡萄膜炎）、典型的影像学检查结果、HLA-B27 阳性、C-反应蛋白升高和外周症状［附着点炎、关节炎、指（趾）炎］加以诊断。因此，患者的诊断仍然被严重延误，从症状出现到确诊平均时间约为 7 年[13]，这并不令人感到意外。

因此，中轴型脊柱关节炎的最近 10 年可以概括

为一系列进步——识别新的亚型，改进成像模式——由于疾病亚型拓展相关的诊断混乱持续存在，导致了这类疾病的诊断不足和过度诊断共存。

2.1.2　肌腱端炎和纤维肌痛的挑战

肌腱端炎的诊断仍然面临巨大的挑战，特别是当其发生在难以触及的部位或在疼痛敏化的情况下。例如，跟腱的肌腱端炎可能会产生明显的足痛，但临床大多数肌腱端炎病例只产生触痛。在有广泛的肌腱端炎时，特别是累及中轴骨骼的情况下，就很容易与纤维肌痛相混淆。此外，即使在比较容易检查的部位，仅凭体格检查来区分肌腱端炎与机械性疾病也是相当困难的。因此，还有广阔的空间来改善对这种疾病特征的诊断。

在风湿病学中，纤维肌痛几乎是未来几年可能发生巨大变化的疾病之一。然而，就中轴型脊柱关节炎而言，纤维肌痛通常是一种混淆性诊断，并可使脊柱关节炎的诊断更加复杂化。纤维肌痛患者表现为广泛性疼痛，通常包括腰部和颈部。触痛点出现在整个胸部、背部和四肢，常常伴有弥漫性痛觉敏化，后者也可能出现在附着点和其他部位。由于临床上对附着点的检查主要依靠特定部位的压痛，纤维肌痛可能会影响肌腱端炎检查的准确性。

也许最具有挑战性的是，纤维肌痛通常与中轴型脊柱关节炎相伴而生[14-15]。评估这类患者的疾病活动度非常具有挑战性，而且仍然是一个未得到满足的需求。

2.1.3　诊断延误

虽然我们在认识中轴型脊柱关节炎方面取得了显著的进展，但诊断仍然存在延误现象。与诊断延误有关的因素包括女性、HLA-B27 阴性、患有银屑病和年龄较小等[16-17]。诊断延迟的原因之一可能是腰背痛本身很常见[18]。在年轻患者中，医师可能仅将其看作"正常的腰背痛"而被漏诊，或者患者根本不会因此而就医。鉴于我们分散的医疗模式，患者可能以各种方式进入医疗系统，这使诊断更具挑战性，因为特定的医疗从业人员很难识别所有临床特征的背后意义。例如，一个年轻中轴型脊柱关节炎患者的腰部疼痛可能被视为机械性病因所引发。因此，他们可能先去找按摩治疗师，然后再向初级保健医师或骨科医师表示跟腱疼痛，后来又告诉眼科医师新出现的眼部疾

患[19]。所有这些分散的就诊经历使得整合整个病情的过程充满挑战。

目前，我们正在进行多项工作，以缩短从症状发生到诊断的时间。这包括一些筛查工作，如在高危患者（炎症性肠病或葡萄膜炎患者）中使用问卷调查，对腰背痛患者进行基于初级保健的问卷调查，在公共交通系统中张贴公告以鼓励有症状的患者前来接受评估，以及使用行政或电子医疗记录来建立筛查法则[20-25]。这些个体筛查工作所面临的一个挑战是，由于疾病的异质性及世界各地文化和医疗系统的差异，它们似乎需要为每个群体量身定做[26]。

2.1.4　治疗

尽管过去 10 年在诊断和发病机制方面取得了重大进展，但中轴型脊柱关节炎的治疗进展却有限。一线药物治疗自 21 世纪初以来仍然没有变化，先依靠非甾体类抗炎药物，然后对非甾体类抗炎药物反应不佳者使用 TNF 抑制剂[27]。在所有阶段，物理治疗与药物治疗相结合仍然具有核心的重要性。

近年来，随着司库奇尤单抗和依奇珠单抗被批准用于治疗放射学阳性及新发现的放射学阴性的中轴型脊柱关节炎，IL-17 抑制剂被加入治疗中轴型脊柱关节炎的药品库中。截至 2021 年，这些药物主要作为二线治疗药物，用于对 TNF 抑制剂反应不充分、不耐受或有禁忌证的患者。

2021 年 12 月，托法替尼成为第一个被美国 FDA 批准用于治疗中轴型脊柱关节炎的 Janus 激酶（JAK）抑制剂。非戈替尼和乌帕替尼在治疗该疾病方面也大有前景[28-30]。尽管这些药物影响中轴型脊柱关节炎活动的机制仍然未清楚，但它们在强直性脊柱炎的 2 期和（或）3 期临床试验中已经显示出疗效。截至撰写本书时，这些药物在强直性脊柱炎治疗中的具体机制和作用仍不明确，尤其是考虑到这些药物在具有心血管危险因素的 RA 患者中新出现的相关安全数据时[31]。

近年最值得注意的也最令人费解的发现是，实验数据显示乌司奴单抗（IL-12/23 抑制剂）和瑞莎珠单抗（IL-23 p19 抑制剂）对于中轴型脊柱关节炎并无疗效。鉴于 IL-23 轴在中轴型脊柱关节炎[32]中的核心作用和 IL-17 抑制剂治疗该病的疗效，我们有理由预期 IL-23 将是治疗中轴型脊柱关节炎的一个有希望的靶点。毕竟 IL-23 是位于 IL-17 的上游因子，为其生物学功效提供了可信度。然而，瑞莎珠单抗和乌司

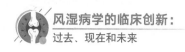

奴单抗（在 3 项随机对照试验中），以及后来的替拉珠单抗（NCT02980705，仅在线结果），都没有获得 ASAS40 应答，这令人相当失望[33-34]。这迫使我们重新思考中轴型脊柱关节炎的发病机制，在撰写本书时，产生这种差异的原因仍不清楚[35]。

2.1.5 在中轴型脊柱关节炎中不断发展的"达标治疗"概念

风湿科医师已经习惯了 RA 中"达标治疗"的概念（尽管"达标治疗"的实践仍然落后于"达标治疗"的讨论）。此外，在银屑病关节炎中，"达标治疗"也是一个被广泛接受的概念。在中轴型脊柱关节炎中，由于"达标"的定义不明确，"达标治疗"的挑战稍大。最近一项名为"脊柱关节炎的严格控制"（TICOSPA）的试验探讨了这一概念，发现两组之间没有明显差异[36]。对这个数据结果有几种解释[37-38]。缺乏差异的一个可能解释是，实验结果是特定疾病的健康相关生活质量（用 ASAS 健康指数衡量），这可能与目标不匹配[39]。然而，更有可能的是，在患者报告的结果中，疾病活动与报告的症状之间可能存在分离[38-40]。这在中轴型脊柱关节炎中特别具有挑战性，因为症状既可能代表机械性腰背痛，也可能代表真正的疾病活动。另外，纤维肌痛和其他并发症显然会影响达标和结局[41]。

2.1.6 运动在中轴型脊柱关节炎中的应用

除了药物治疗，过去 10 年的研究也探讨了运动对中轴型脊柱关节炎的重要性[42]。已知物理治疗是中轴型脊柱关节炎治疗的重要基石。高强度间歇训练法（high-intensity interval training，HIIT）能使中轴型脊柱关节炎患者的疼痛、僵硬和疲劳得到改善[27,43]。目前，仍不清楚运动和体力要求高的工作（建筑工作）是否与中轴型脊柱关节炎患者的疾病恶化相关[44-45]。

2.1.7 遗传学

全基因组关联研究已经为整个脊柱关节炎谱系的许多新的遗传关联提供了良好的证据。在 2010 年之前，许多关于中轴型脊柱关节炎的遗传学研究主要集中在 HLA-B27 和变体上，但自 2010 年后，一些新的遗传关联已经被进一步阐明，包括 ERAP1、

ERAP2、IL-23 受体和 MEFV[46-47]。这些关联尤其与放射学阳性的中轴型脊柱关节炎或强直性脊柱炎有关。此类研究大多是在欧洲后裔的白种人患者群体中进行的，部分也包括东亚人群。除 HLA-B27 外，很少有大型研究对放射学阴性的中轴型脊柱关节炎的遗传关系进行研究[48-49]。

2.1.8 评估中轴型脊柱关节炎和对治疗的反应

在过去的 10 年中，我们看到用于监测中轴型脊柱关节炎的方法稍有改变。在临床试验中，FDA 和欧洲药品管理局（European Medicines Agency，EMA）等监管机构常常将 ASAS 标准的 20% 或 40% 的改善作为主要结局，但现在增加了强直性脊柱炎疾病活动度评分（ankylosing spondylitis disease activity score，ASDAS），普遍认为它的内容更丰富，具有更高构念效度及更高的反应性[50]。未来 10 年，我们可能会看到这些评估方法重要性的逆转。我们也看到体格检查方法的重要性下降，包括试验中的强直性脊柱炎衡量指数，因为它们变化缓慢，在试验中的反应性较低[50]。在临床实践中，最常用的结果测量方法仍然是 Bath 强直性脊柱炎活动性指数（bath ankylosing spondylitis disease activity index，BASDAI）。然而，美国国内的研究表明患者数据指标常规评估3（Routine Assessment of Patient Index Data 3，RAPID3）对于监测中轴型脊柱关节炎具有潜在的有效性，也可使用患者报告结果测量来监测身体功能和生活质量，这些测量方法在美国比世界其他地区更常用[51-56]。迄今为止，只有一项研究测试了将患者报告的结果测量运用于中轴型脊柱关节炎[56]。最后，在过去 10 年中，对结果测量的最大贡献是 ASAS 健康指数（Health Index，HI）的发展[57]。ASAS-HI 是一项针对中轴型脊柱关节炎生活质量的评估方法。具有优异的测量效能，包括治疗反应性。

2.2 未来

2.2.1 我们对中轴型脊柱关节炎的展望（表 2.1）

（1）症状出现后的快速诊断将改善疾病的结局。

（2）将来，中轴型脊柱关节炎可能会有治愈的

表 2.1　对未来的展望

诊断	症状出现后快速诊断	高危人群识别
		早期发现活动性疾病
		快速转诊治疗
	能将中轴型脊柱关节炎与机械性腰背痛和中枢敏化区分开来的准确诊断算法	
	开发出能更快、更早、更准确地诊断中轴型脊柱关节炎的生物标志物	遗传、影像、血清学
治疗	对易感人群进行早期干预实现"治愈"的可能	新疗法和新治疗策略
	对几乎所有患者都有实质性改善的治疗方法	
	改进对治疗反应的监测	用于治疗反应临床结局评估的生物标志物
	多层面的治疗方法以改善生活质量和功能	运动和体力活动的作用
		并发症/纤维肌痛的治疗
		改变治疗模式：自我管理、多学科方法

方法，但这可能要以对易感人群的早期诊断作为前提，然后为他们进行积极的治疗，在炎症导致慢性改变前达到缓解。

（3）新的治疗方法将把结果从 50% 的患者的 ASAS40 反应转变为几乎所有患者的实质性改善。

（4）我们将有生物标志物（影像学、免疫学、血清或遗传学）来告诉我们哪些患者可能对哪种治疗（个性化药物）有反应，以及患者何时有反应或无反应（改进对疾病的评估）。

（5）我们认为中轴型脊柱关节炎的治疗是多层面的。中轴型脊柱关节炎的管理并非仅依赖于单一的生物制剂，而是通过综合治疗来解决疾病本身、疾病的影响，并考虑重要的环境因素。

2.2.2　诊断

如前所述，中轴型脊柱关节炎的诊断仍然是一项复杂而具有挑战性的工作[58]。常见和非特异性症状缺乏特定的生物标志物和影像学表现，以及疾病的异质性，所有这些因素共同导致了诊断的复杂化。然而，在接下来的几十年里，很可能会出现一系列可能有助于疾病早期诊断的方法。

2.2.3　腰背痛的诊断途径

截至 2021 年，中轴型脊柱关节炎诊断所面临的主要挑战依然是诊断严重持续延迟。重要的是，这大部分发生在转诊给风湿病专家之前；患者一旦获转诊，诊断时间就非常短[20, 59-61]。延迟诊断可能引发

多年的慢性疼痛，导致残疾、生产力损失和社会心理压力，并可能增加病情进展的风险。因此，人们对优化初级保健和专科医师（尤其是皮肤科、胃肠科和眼科医师）的转诊路径很感兴趣，因为这些专科医师通常也接诊合并中轴型脊柱关节炎的患者。

在大多数情况下，使用这些筛查工具的目的在于识别需要转诊到风湿科的患者。在初级保健和专科实践中，已经开发出几种工具来实现这一目标[23, 62-63]。然而，实现的情况充其量也只是好坏参半。其中许多方法的可行性受到限制，并且在不同人群中存在敏感性/特异性的差异。例如，在初级保健人群中，对炎症性腰背痛特征进行简单的筛查，对于识别需要转诊到风湿科的患者可能相当敏感，但这些特征在银屑病和炎症性肠病的人群中已被证明不够敏感[64]。

改进的途径可能有多种形式。需要注意的是，随着越来越多的患者转诊到风湿科，这与风湿科医师数量日益紧缺的现实相冲突[65]。虽然目前的宣传旨在纠正这一倾向，但风湿科医师的可获得性确实为任何特定工具的敏感性和特异性之间的可接受平衡设定了上限。换句话说，在大量腰背痛患者中使用高度敏感而非特异性的工具，在初级保健机构中可能会给患者带来巨大的负担，并使现有的风湿病工作人员无法对其进行充分的评估。因此，一个可信的工具需要：①能在多个环境下使用可行；②能合理地区分非特异性腰背痛和高度怀疑中轴型脊柱关节炎的患者。

需要改进的一个重要领域是如何有效地部署这些筛选工具。目前，这些信息通常通过纸质宣传册、口

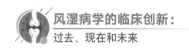

头或在某些情况下通过电子健康记录来分发的。然而，所有这些工作都明确需要专科医师和初级保健人员的介入。现实是他们人手短缺，有些人可能还缺乏中轴型脊柱关节炎相关的知识[66]。今后，随着电子病历技术的改进，我们越来越有可能在无需专科医师参与的情况下部署这些工具。例如，随着 AI 和自然语言处理技术的不断进步，就能筛选出具有强直性脊柱炎可疑特征的就诊记录（例如，L 脊柱 X 线正常的年轻慢性腰背痛患者），并以电子记录方式部署工具或向医师提供相关建议。

如果风湿专家的可及性仍然无法满足需求，那么就需要在转诊医师层面上承担更多的诊断和筛查工作。因此，标准化诊断流程变得越来越重要。这些路径需要我们指导转诊医师如何来完成相关诊断的初始工作，例如，普及获取适当的骶髂关节 X 线图像（而非仅仅 L 脊柱）、炎症标志物、HLA-B27 等方面知识，并指导对有充分证据怀疑强直性脊柱炎的患者进行 NMRI 检查。一个典型的范例就是采用分层筛查方法，先由初级保健医师进行初步筛查，然后再由经过专业培训的理疗师进行二次筛选，以评估患者的强直性脊柱炎风险并确定是否需要转诊至风湿病专科[20]。未来，这种筛查模式可能会明显提高我们的工作效率，减少诊断延迟。

2.2.4 流行病学、风险因素和并发症

虽然我们对强直性脊柱炎的流行病学有充分的了解，但对放射学阴性中轴型脊柱关节炎认识的改变也导致了流行病学方面的变化。由于所使用的定义不尽相同，而且在临床实践中界定放射学阴性的中轴型脊柱关节炎也存在挑战，因此，要真正了解中轴型脊柱关节炎的患病率非常困难。随着放射学阴性的中轴型脊柱关节炎新标准的使用和验证，我们可能会对这类疾病在普通人群中的流行程度有一个更好的了解。

首先，在研究该疾病的流行病学时，需要更好地了解这些疾病在男性和女性中的患病率、治疗和差异。目前的研究表明，女性从症状发生到诊断的时间更长，疾病活动性更差，对治疗的反应更弱，接受治疗时间更短[67-68]。目前，还不了解为什么存在这些性别差异。需要进一步研究以了解性别差异的生物学和社会机制。随着这些机制的确定，造成这些差异的因素可以被用于疾病的诊断和选择治疗 / 管理方案。

其次，我们对疾病风险因素和整个疾病谱的治疗反应的预测因素知之甚少[69]。虽然已有研究对亲属患有中轴型脊柱关节炎或相关疾病的亚组患者的疾病预测因素进行了研究[70]，但从普通人群中识别预测因素将有助于开发疾病诊断算法，以帮助我们在初级保健机构或保险范围内识别哪些患者可能或不太可能患上中轴型脊柱关节炎或相关疾病[71-73]。

最后，了解中轴型脊柱关节炎和银屑病关节炎之间的异同，将有助于改善这两种疾病的治疗。银屑病关节炎的中轴型病变是否与中轴型脊柱关节炎完全相同，这一问题长期以来一直存在争议。幸运的是，通过银屑病和银屑病关节炎研究和评估小组与 ASAS 之间的合作研究，这些问题的答案可能会在未来几年内出现[74]。

2.3 影像学

目前，用于诊断脊柱关节炎的影像学方法有一定的局限性[75-76]。最近在诊断手段中增加 MRI，扩展了我们对这种疾病的认识。尽管 MRI 上的一些表现对中轴型脊柱关节炎来说是相对特异的（如侵蚀），但在某些情况下，非特异性的发现可能会导致误诊[77]。MRI 对脊柱关节炎的诊断敏感度不高，只有 80%，可能会遗漏一些早期病例、炎症活动性的时间变化，以及疾病受累并不位于骶髂关节的患者。

此外，我们仍然非常需要能够切实有效地检测肌腱端炎并将这一疾病与机械性疾病和纤维肌痛相区别的工具[78]。生物标志物也许十分有用，且对中轴型脊柱关节炎和纤维肌痛的关注增加可能有助于这项工作。

2.3.1 超声检查

影像学检查已被广泛应用于肌腱端炎这一难题的诊断。尤其是超声，由于其便携性和在床边随时可用性，这在检测肌腱端炎方面显示出巨大的前景[15]。2018 年，风湿病学临床试验结果测量小组提出了以下定义，其结果具有良好的可靠性："靠近骨（距离骨皮质 2 mm 以内）的肌腱呈现低回声和（或）增厚，疾病活动时会出现多普勒信号，并且可能显示出侵蚀和骨质增生 / 钙化，可作为结构性损伤的标志[79]。"然而，截至 2023 年本书出版时，超声检查肌腱端炎的定义尚未实现标准化并得到广泛采用，尽管这一标准化过程仍在进行中[80]。因此，超声医师之间存在

着明显的差异。

随着超声可及性的提高、掌握肌肉骨骼彩超技术的风湿科医师数量增多，以及定义的标准化，这一工具在未来几十年可能会提高其效用性和准确性。此外，对该超声检查本身的逐步改进也可能提高其准确性。例如，超声造影利用微泡的振荡作为造影剂，微泡聚集在血管丰富的区域，增加炎症组织的回声。这项技术已被证明可以增加对末端周围血管增多的敏感性，并改善对肌腱端炎的检测[81]。遗憾的是，由于造影剂短暂的性质，它的应用可能仅限于一个区域。

2.3.2　全身 MRI

MRI 已日益成为诊断中轴型脊柱关节炎的核心工具。然而，如前所述，骶髂关节的 MRI 确实有局限性，其敏感性仍不完善。MRI 的敏感性和特异性参数在不同的放射科医师之间有很大的差异[82]，造成敏感性不足的原因可能是疾病活动的时间和疾病部位的变化。事实上，尽管骶髂关节是中轴型脊柱关节炎中最常见的受累关节，但对这个关节的过度关注确实遗漏了少数有更突出的脊柱病变和因肌腱端炎而出现症状的患者。在目前的技术条件下，用 MRI 对整个脊柱进行成像的时间过长，更别提外周关节了（特别是对那些有炎症性疼痛的患者，在一个狭窄的空间里静卧数小时可能令人难以忍受）。

相比之下，全身 MRI（whole-body MRI，wbMRI）可以在一次检查中对全身进行成像，目前持续时间不到 1 h[83-86]。该技术在脊柱关节炎的情况下特别有吸引力。目前，关于这种技术的应用数据有限，在临床实践中也没有常规应用。考虑到中轴型脊柱关节炎的异质性表现，能够同时筛查肌腱端炎或典型脊柱炎症的典型表现的单一序列是很有吸引力的。

普遍推测像 wbMRI 这样的方法将提高敏感性，特别是在检测脊柱关节炎方面。但对特异性的影响尚不清楚。截至 2023 年，这些方法的评分系统仍在开发中[85-87]。预计未来几年内，将能够优化这些系统，以提高这种方法的准确性。检验其价值的主要标准或许是它能在多大程度上区分脊柱炎、骶髂关节炎、肌腱端炎和机械性疾病。然而，目前的数据表明，MRI 在区分机械性病因和关节炎方面的能力有限，即使是在局部关节的影像学上也是如此[88]。同样，越来越多的健康人存在骶髂关节 MRI 异常，使其特异性降低[6]。全身 MRI 是否可以帮助解决这些问题或加剧这些问题还有待观察。此外，这一领域的关键挑战之一是不同阅片者之间的可靠性，这是目前在现实世界中仍然缺乏的。MRI 将改变管理方案的复杂病例，建立集中阅片会很有价值，但我们仍须考虑成本模式[89]。

2.3.3　正电子发射计算机断层显像（PET）

PET-CT 传统上用于恶性肿瘤的诊断和分期，最近在风湿病学领域中的应用也在扩展，特别是在血管炎的诊断和监测方面[90]。

PET 提供代谢途径的体内成像。在 PET 成像中，患者被注射一种放射性标记的示踪剂。然后该示踪剂通过正常的代谢途径进入目标组织。最后，使用 CT 或 MRI 序列获得横断面成像并定位示踪剂的区域。典型的 PET 序列利用 5-FDG（一种被代谢活跃细胞吸收的放射性标记葡萄糖），可以对这些细胞进行可视化和定位。然而，这种技术可以广泛地应用于许多底物，并在可视化特定的代谢过程中具有吸引力。

随着对疾病病理生理学认识的提高，对在发病途径中起作用的特定分子进行放射性标记在未来可能前景广阔。在中轴型脊柱关节炎中，既往研究曾使用 ^{18}F-FDG（针对滑膜组织）、^{11}C（R）PK11105（靶向巨噬细胞摄取）和 ^{18}F 氟化物（参与活跃的骨骼重塑）[91]，后者被证明与成像中的骨质结构变化高度相关，这可能是由于相关部位的成骨细胞吸收了氟所致。特别是，^{18}F 在有脂肪沉积的部位和韧带骨赘中存在，但不出现在骨髓水肿的部位，这可能为可视化这些"非炎症性"病变活动提供了一种新的手段[92]。

在接下来的几十年里，随着对脊柱关节炎潜在病理生理学的更好理解，可能会极大地扩展这一诊断技能。根据已知底物直接成像疾病过程的能力可以帮助我们早期发现、监测治疗反应、提高对疾病亚群的识别、改善预后，可能有助于治疗决策[93]。然而，这需要平衡辐射暴露的风险，因为这在 PET-CT 检查中是不容忽视的。

2.4　预后

放射学阴性的中轴型脊柱关节炎的定义引发了我们对中轴型脊柱关节炎预后的极大关注。例如，在 RA 中，使用 DMARDs 进行早期干预，达标治疗，能够减轻疾病负担，改善功能，减少长期残疾和关节

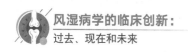

损伤[94]。由放射学阴性的中轴型脊柱关节炎直接引申出来的问题是，这是否代表一个类似的机会，即早期干预来防止放射学进展和最终的残疾。这个问题的答案可能会重塑未来几十年中轴型脊柱关节炎的治疗理念。

有几个问题使中轴型脊柱关节炎的预后研究变得复杂化。首先，中轴型脊柱关节炎的进展极为异质，许多情况下可能持续数十年之久。为了应对这种复杂性，我们先需要确定疾病的亚群或预测决定进展的因素（一些研究已经开展）[95-99]。长期随访的纵向研究在逻辑上具有挑战性且成本高昂，但对于理解这些过程尤为重要。

目前还不清楚放射学阴性的中轴型脊柱关节炎和放射学阳性的中轴型脊柱关节炎在多大程度存在于一个病谱上，而不是代表不同的疾病。事实上，只有少数（≤25%）的放射学阴性的中轴型脊柱关节炎患者在长达15年的时间跨度内会发展为放射学阳性的中轴型脊柱关节炎[100]。这些患者的病程是否本来要进展，但是由于得到了有效治疗延迟了发病？是否有一些患者会进展但在疾病前期就被发现？是否还有一些患者有中轴型脊柱关节炎以外的疾病而被错误地分类？或者是否还有可能像一些RA患者有非侵蚀性表现一样，一部分放射学阴性的中轴型脊柱关节炎患者即使不治疗也不会有进展？

这些答案将对未来几十年的治疗选择产生重大影响。如果有些患者确实有更大可能成为"进展者"，那么这也许是一个需要更积极的严格控制、尽可能连续监测影像的群体。此外，确定这一亚组有助于设计临床试验，这可能更容易确定治疗对进展的影响。反之，明确"非进展者"群体可以帮助识别那些可以更安全地逐渐减少药物种类或剂量的患者，而不必担心由此造成的损害。

目前，预后的判断具有局限性，主要是基于多项临床特征，例如能够预测加速进展的特征包括出现髋关节炎、红细胞沉降率升高、指（趾）炎、发病年龄较小、对非甾体类抗炎药的反应低下、确诊时腰椎活动范围受限，以及寡关节炎等[101]。目前，人们仍对可能识别出提供类似信息的生物标志物或遗传特征抱有浓厚兴趣。

迄今为止，进入普通临床实践中用于评估预后、监测和诊断中轴型脊柱关节炎的唯一生物标志物是C-反应蛋白。C-反应蛋白的升高与疾病活动度相关，并

意味着有较高脊柱和骶髂关节影像学进展的风险，以及预示其对TNF抑制剂的良好反应。这项广泛使用的实验室检查被纳入多种疾病活动评分，包括ASDAS。不幸的是，它的特异性不高，C-反应蛋白水平升高还可能见于肥胖、吸烟、其他炎症性疾病、恶性肿瘤和感染等[102-103]。

借助于HLA-B27基因，我们早已认识到遗传因素对中轴型脊柱关节炎的影响。迄今为止，还没有一致的数据表明有任何特定的遗传风险导致疾病进展。进展的风险可能由多基因共同决定，并由环境暴露和其他因素所介导。在接下来的10年里，我们或许会进一步阐明特定基因在发病机制中的作用，并有可能在发病时获得多基因风险评分，以达到判断预后的目的[47]。

一些假定的生物标志物已被证明与中轴型脊柱关节炎的放射学进展的高风险相关，尽管到目前为止，还没有一个生物标志物被广泛应用于临床实践[104-105]。血清钙保护素、抗酿酒酵母抗体、基质金属蛋白酶3、瓜氨酸化波形蛋白分解产物和内脂素与较高的放射学进展速率有关。低水平的硬骨素和DKK1或瘦蛋白的含量升高与骨赘的形成有特定关联[106]。

一些生物标志物被确定有助于精准治疗[107]。例如，血清IL-6水平已被证明可预示对TNF抑制剂有更好的治疗反应[108]。同样，较低的硬骨素水平可预示TNF抑制剂的治疗反应[108]。在2021年，正因为TNF抑制剂仍然是一线治疗方法，也是为数不多的治疗方法之一，这些生物标志物还缺乏明确的应用价值。但随着时间的推移，治疗方案的扩大，生物标志物可能会在指导这些患者的治疗方法中发挥作用。

2.5 治疗

截至本文撰写时，在美国有8种被FDA批准的中轴型脊柱关节炎治疗药物：5种TNF抑制剂、2种IL-17抑制剂和1种JAK抑制剂。在不久的将来，预计有几种药物可能获得监管部门的批准。IL-17的应用途径可能会进一步扩大，目前IL-17A/F联合抑制剂比美吉珠单抗的数据很有前途，IL-17A抑制剂柏达鲁单抗的试验正在进行。JAK抑制剂是另一个可能有巨大潜力的领域，托法替尼、乌帕替尼和非戈替尼的疗效数据前景广阔。然而，由于担心睾丸毒性和精

子数量减少，2023 年，美国已经放弃了非戈替尼[109]。阐明这些药物如何在中轴型脊柱关节炎中发挥作用，或许有助于指导未来的治疗选择。

目前的研究列入了几种药物，最值得关注的是德卡伐替尼，它更特异地针对 TYK2，可能对 IL-23 和干扰素（interferon，IFN）有更特异的影响[110]。此外，还有一个正在进行 2 期试验的那美芦单抗（NCT03622658）和进行 I 期试验的瑾司鲁单抗（NCT04205851），这些抗 GM-CSF 单克隆抗体也被研究用于 RA。这些药物在中轴型脊柱关节炎中的作用机制数据尚未发表。另外，目前正在开发作用于中轴型脊柱关节炎双特异性分子的药物（NCT04795141）。

其他治疗方法也非常具有吸引力，但可能还为时尚早，只能算是猜测而已。有一种微生物组在中轴型脊柱关节炎发病中具有潜在的作用[111]。靶向作用于微生物组的药物或重复对微生物组免疫耐受的药物能否减轻中轴型脊柱关节炎的症状或可能在某些群体中预防它？一项测试银屑病关节炎粪便移植的研究是阴性的[112]。饮食变化能否间接影响免疫系统与肠道微生物组的关系？目前，对中轴型脊柱关节炎饮食干预研究有限。同样，虽然人们对中轴型脊柱关节炎的炎症过程给予了极大的关注，但对新骨形成过程的关注相对较少。针对成骨细胞活性的治疗是否可能减少新骨的形成和疾病的发展？

2.5.1　治疗策略

随着治疗选择的扩大，需要进一步考量优化治疗策略。首先，我们需要了解现有疗法的相对风险和获益。到目前为止，还没有关于 TNFi 与 IL-17i 或 JAKi 的"头对头"临床试验，从而让我们了解其相对疗效、对进展的影响或不同的反应预测因素。在未来几年，这些数据将对明确最优策略和使用顺序至关重要。其次，治疗顺序、联合疗法及非甾体类抗炎药单一疗法的作用都是目前我们对治疗认识上的空白。

在撰写本文时，目前的 ACR 指南一般建议使用非甾体类抗炎药和物理疗法进行初始治疗。对于那些治疗反应不佳的患者，建议升级为 TNFi 治疗，如果仍不理想，则替换另一种 TNFi 或改为 IL-17i。这条途径被视为以充分控制疾病症状作为首要目标[113-114]。如果我们了解疾病的预后因素，这种方法也许会对那些有进展性疾病风险的患者进行更积极的治疗。此外，非甾体类抗炎药也可能在疾病进展中发挥作用，尽管

数据喜忧参半，我们仍然需要更好地了解非甾体类抗炎药的风险和获益。

联合治疗的效果同样有待探索。这在中轴型脊柱关节炎伴有如炎症性肠病和葡萄膜炎等相关疾病中尤为重要。例如，一个不幸的常见情况是，克罗恩病患者合并中轴型脊柱关节炎，其中，中轴型脊柱关节炎对充分治疗克罗恩病的药物没有反应。在这种情况下，接受联合治疗（如维得利珠单抗 +TNF 抑制剂，或乌司奴单抗 +TNF 抑制剂）就变得特别有吸引力。然而，有关这些情况的数据非常有限，所以进一步的研究可能有助于更好地确定这些复杂患者的药物安全性和最佳治疗策略。

2.5.2　达标治疗

RA 也许是"达标治疗"成功的典范案例。有了众多有效药物和有效的结果衡量标准（CDAI、SDAI、DAS-28、RAPID3 等），在过去 30 年里，RA 患者的治疗发生了重大变革，从而使患者长期结局得到了显著改善。不幸的是，对中轴型脊柱关节炎患者来说，这种方法目前还无法实现。在中轴型脊柱关节炎中成功实施"达标治疗"的障碍可以归纳为三类——有限的获益证据、缺乏治疗选择，以及有缺陷的治疗目标。

目前，有限的文献显示，"达标治疗"在中轴型脊柱关节炎中可能发挥作用，但前面讨论的 TICOSPA 研究表明，目标和干预措施都可能需要重新考虑。在中轴型脊柱关节炎中，有可能需要多靶点。例如，不仅要针对疾病（通过 ASDAS），还要针对疾病的影响，如身体机能（物理治疗）、抑郁症、慢性疼痛和社交孤立等。这些因素对患者的生活质量，以及他（她）获得 ASDAS 反应的可能性有重大影响（ASDAS 结合了患者描述的腰背痛严重程度、晨僵持续时间、患者整体评估、患者描述的周围疼痛 / 肿胀，以及 C- 反应蛋白）。最后，虽然 ASDAS 仍然是现有最好的目标，但反映真正疾病活动的生物标志物或影像学或结果测量可以大大改善中轴型脊柱关节炎的治疗目标策略。与 RA 不同的是，外周关节受累可由检查者直接测量，中轴型脊柱关节炎的体格检查对确定疾病活动性基本没有帮助。目前的测量方法主要是基于患者的描述，对于有明显痛觉敏感的患者或由其他原因引起的疼痛，可能会降低效用，从而限制了其在日常临床中的应用[14, 115]。未来几年，随着

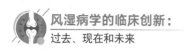
治疗方案的扩展、辅助疗法的开发，以及新的疾病活动生物标志物的出现，在中轴型脊柱关节炎中实施强有力的达标治疗方法将在日常实践中变得更为可行。

在实施达标治疗策略时，我们还需要能够评估哪些症状与炎症有关，哪些与炎症无关。中枢敏化和（或）纤维肌痛影响了 20% ~ 30% 的中轴型脊柱关节炎患者。这种并发症使疾病评估严重复杂化，并与较差的治疗效果和生活质量下降相关。中枢敏化的治疗策略正在不断发展。未来，我们将更有能力识别它，并在这一人群中实施涵盖中轴型脊柱关节炎和中枢敏化的治疗策略。

2.5.3 结果测量和治疗模式

不仅新的生物标志物和结果测量方法将大受欢迎，而且在 10 年后我们进行测量的方法也可能会有所不同。虽然电子化患者报告结果在临床中通常被缓慢采用，但一些实践正在使其发挥作用[116]。随着远程医疗的推广，这一点变得尤为重要。

除了使用患者报告的结果，可穿戴设备可能会提高我们对身体功能和活动能力的了解。一些研究表明，体力活动的变化可能是疾病活动的良好指标[117-118]。了解强直性脊柱炎何时会复发，也许有助于我们采取有效的缓解策略以减轻疾病的影响。虽然这些措施目前仅作为研究工具使用，但可以预见这些方法可能会在临床实践中得到应用。在最理想的情况下，患者每 3 ~ 6 个月复诊一次，时间为 15 ~ 30 min。医患间短暂的面诊可能不能如实反映患者前段时间的病情活动[119]，而可穿戴设备和间歇性的患者报告的结果结合在一起，可以让我们看到疾病症状的模式、对治疗的反应（或失去反应），以及疾病症状和并发症之间复杂的相互影响。在确定特定个体的疾病数据后，这种类型的策略还可用于指导患者群体的管理。换句话说，我们不再是每季度接诊一次患者，而是采用更多的远程管理，依据患者的疾病状况或症状的变化或预测患者可能对治疗失去反应或频繁发作，而促其临时就诊。这样的医疗路径也可以考虑将整个患者护理（AUXH- 运动计划、睡眠跟踪 / 管理、情绪健康和减压模块）和其他自我管理策略纳入其中。此外，中心服务也可以在某方面帮助管理强直性脊柱炎患者。

2.5.4 提高中轴型脊柱关节炎医疗的公平性

在改善中轴型脊柱关节炎治疗的同时，我们寻求建立一个公平的未来。当我们考虑更多技术驱动的治疗模式时，我们也必须考虑对健康公平的潜在影响。COVID-19 大流行经历告诉我们，在医疗保健中增加技术（远程医疗）既能带来巨大的益处，也可加大健康公平的鸿沟。社会经济地位较低的患者不太可能拥有宽带网络，也许计算机技术能力低下，且较少使用远程医疗。此外，在美国，获得医疗保健的机会总体上是不平等的。黑种人和那些社会经济地位较低、医疗保险不太健全的患者不太可能去看风湿科医师，因此，也不太可能获得中轴型脊柱关节炎的早期诊断[12, 120]，从而延误了治疗。我们必须继续倡导为风湿病管理和物理治疗提供更公平的机会和更大的支持（在美国，高额的自付费使许多患者无法获得物理治疗）。同样，在这些群体中，也很难获得生物疗法的机会。

2.6 结论

在过去 10 年里，中轴型脊柱关节炎的诊疗取得了巨大的进展。快速诊断并启动治疗、个性化治疗策略、更优的疗法、改进的影像学和预后生物标志物是未来 10 年的关键步骤。虽然还有很多领域需要探索，但我们已经踏上了正确的道路。

参考文献

第三章

银屑病关节炎

Elena Ciofoaia, Ana-Maria Orbai and Jason Liebowitz

欧阳惠欣　杨明灿译，卢俊光　刘东校

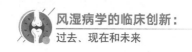

3.1 概述

银屑病关节炎（psoriatic arthritis，PA）是指发生在患有炎症性皮肤病，即银屑病中的部分患者发生了关节炎的一种疾病。除了关节炎，银屑病关节炎的特征还包括影响其他肌肉骨骼部位的炎症：附着点炎，即韧带和肌腱与骨骼相连部位的炎症；指（趾）炎，即手指或足趾多个解剖层面的连续性炎症；影响脊柱和骶髂关节的中轴型脊柱关节炎（Ritchlin et al.，2017）。

尽管早在 13 世纪就在骨骼遗骸中发现了银屑病关节炎的证据，但直到 19 世纪，法国医师 Jean L. Alibert 才在医学文献中对其进行了描述。其他法国医师也认识到银屑病皮肤和关节疾病之间的联系。Ernest Bazin 于 1860 年将这种疾病命名为"银屑病关节炎"。1888 年，Charles Bourdillon 发表了他的博士论文 *Psoriasis et arthropathies*，这是首个银屑病关节炎患者系列病例的研究，描述了未经治疗的疾病所致的严重残疾。19 世纪初，奥地利医师 Ferdinand von Hebra 将皮肤组织样本的病理检查作为一种新的皮肤病学诊断工具，从而将许多炎症性皮肤病与感染和其他皮肤疾病区分开来。在 20 世纪，对于银屑病关节炎的认知逐渐增加，尽管关于银屑病关节炎到底是一种独立的疾病还是仅仅是 RA 伴随皮肤疾病变种的争论经常出现。1952 年，骨科医师 Mary Sherman 发表了第一项银屑病关节炎的病理学研究，研究样本中所有参与者均被皮肤科医师确

诊为银屑病。Mary Sherman 医师描述了银屑病、甲银屑病的表现，以及银屑病关节炎典型的炎症性关节炎。她还注意到银屑病关节炎患者中男性居多（Sherman，1952）。

1973 年，银屑病关节炎最终被确定为一种独立的疾病分类（Moll & Wright，1973）。专家们确定了该疾病的几个特征，包括强遗传性、与甲疾病相关，以及银屑病关节炎关节受累模式，包括远端指间（distal interphalangeal，DIP）关节受累、指（趾）炎和中轴病变，并描述了该疾病的影像学特征，如肩端骨溶解、"笔套样"改变、强直、单个小关节破坏、关节旁软组织肿胀伴轻度侵蚀。

3.2 银屑病关节炎的分类标准和诊断

已被验证的银屑病关节炎分类（classification of psoriatic arthritis，CASPAR）标准（表 3.1），能够有效区分银屑病关节炎与其他类型的炎症性关节炎（尤其是 RA），并且在最近的银屑病关节炎临床试验中将其作为受试者的入选标准（Taylor et al.，2006）。银屑病关节炎分类的替代方案——Vasey 和 Espinoza 标准（表 3.2）在诊断银屑病关节炎方面与银屑病关节炎的分类标准相比，显示出较高的敏感度（97.2% *vs.* 91.4%）和略低的特异度（96% *vs.* 98.7%，Congi & Roussou，2010）。这些分类标准仍然是风湿病专家进行临床诊断时所依靠的"金标准"。

表 3.1　银屑病关节炎的分类标准

标准	分数	解　释
入组标准：必须存在影响关节、附着点或脊柱的炎症性肌肉骨骼疾病		
银屑病 　a. 现有银屑病 　b. 银屑病个人史 　c. 银屑病家族史	2 1 1	·现有银屑病：就诊时由风湿科专家或皮肤科医师诊断具有银屑病皮肤或头皮病变 ·银屑病个人史：患者本人、家庭医师、皮肤科医师，或风湿科医师等其他有资质的医疗保健者提供的银屑病病史 ·银屑病家族史：其一级或二级亲属曾患银屑病 如果符合多项银屑病标准，则只计算一项（得分最高的标准）
银屑病性甲改变	1	典型的银屑病性甲营养不良，包括甲剥离、"顶针样"凹陷、过度角化等
类风湿因子阴性	1	根据当地实验室的参考范围，使用除凝胶法外的任何方法最好采用酶联免疫吸附试验或比浊法测定类风湿因子结果为阴性
指（趾）炎	1	指（趾）炎：全指（趾）肿胀，或由风湿科医师记录的指（趾）炎病史
手/脚 X 线显示关节周围新骨形成	1	关节周围异常骨化（非骨赘形成）

注：得分达到 3 分或以上才符合银屑病关节炎的分类标准。风湿病医师用此标准所诊断的银屑病关节炎的特异度为 98.7%，敏感度为 91.4%。

表 3.2　银屑病关节炎的 Vasey 和 Espinoza 标准

标准
必要标准 1：必须有银屑病或银屑病性甲营养不良等病变
必要标准 2：必须存在外周或脊柱炎症性疾病，由以下 7 个特征之一确定 　（1）伴或不伴活动受限的远端指间关节疼痛和软组织肿胀超过 4 周 　（2）伴或不伴活动受限的外周关节非对称性疼痛和软组织肿胀超过 4 周（包括腊肠指） 　（3）对称性外周关节炎 4 周以上，类风湿因子阴性或无皮下结节 　（4）"笔套征"的 X 线改变，末节指（趾）骨尖削，毛线状骨膜炎及骨性关节强直 　（5）脊柱疼痛和僵硬，活动受限超过 4 周 　（6）双侧骶髂关节炎达纽约标准Ⅱ级 　（7）单侧骶髂关节炎达Ⅲ级或Ⅳ级改变

注：两个必要标准的同时存在是满足银屑病关节炎分类的必要条件。风湿病专家用此标准所诊断的银屑病关节炎特异度为 96%，敏感度为 97.2%。

3.3　银屑病关节炎的遗传学和流行病学

3.3.1　患病率研究

银屑病是一种常见疾病，影响 3.2% 的美国人口和全球 1.25 亿人。银屑病的发病年龄呈双峰分布，发病年龄可能受遗传、HLA C*06 和环境因素的影响。据报告，25% ~ 40% 的银屑病患者存在银屑病关节炎（Alinaghi et al.，2019）。银屑病关节炎在普通人群中的患病率为 0.056% ~ 0.280%，基于大规模人群研究，美国的患病率可能约为 0.25%（Gelfand et al.，2005）。银屑病关节炎对男性和女性的影响相同，与北美和欧洲相比，亚洲的银屑病关节炎患病率较低（Alinaghi et al.，2019；Armstrong & Read，2020）。

银屑病和银屑病关节炎并不局限于成年人，也见于儿童。青少年银屑病的患病率约为 0.7%，从 1 岁时的 0.12% 上升至 18 岁时的 1.2%，银屑病关节炎占所有青少年关节炎病例的 6% ~ 8%（Ogdie & Weiss，2015）。儿童和青少年银屑病患者的银屑病关节炎患病率低于成年人，银屑病关节炎的肌肉骨骼表现往往在银屑病出现之前就已存在（Alinaghi et al.，2019；Osier，2017）。

3.3.2　发病率研究

据报告，银屑病关节炎的发病率因地理位置而异，距离赤道越远的地区，发病率越高（Chandran，2010）。在对来自世界各地的 28 项研究进行的荟萃分析中，挪威（41.3 例 /10 万人）和芬兰（23.1 例 /10 万人）等国家的银屑病关节炎发病率最高，而希腊（3.02 例 /10 万人）和捷克共和国（3.6 例 /10 万人）等国家的发病率最低（Scotti，2018）。一项为期 50 年的基于人群的研究显示，银屑病关节炎的年发病率为 8.5 例 /10 万人，男性的发病率（9.3 例 /10 万人）高于女性（7.7 例 /10 万人）。总体而言，发病率最高的年龄段为 40 ~ 59 岁，女性和男性群体在 60 岁以后的发病率均呈下降趋势。有趣的是，2000—2017 年间，银屑病关节炎的发病率相对稳定，而在 1970—1999 年间，发病率每年增加 4%（Karmacharya et al.，2021）。一项前瞻性研究显示，在已确诊的银屑病患者中，银屑病关节炎的发生率为 2.7 例 /10 万人，高于之前报告的发病率。发生银屑病关节炎的危险因素包括严重的银屑病、甲凹陷、较低的教育水平和葡萄膜炎（Eder et al.，2016）。

3.3.3　银屑病关节炎发病和进展的时间轴

在约 85% 的银屑病关节炎患者中，银屑病先于或与银屑病关节炎同时发生（Armstrong & Read，2020）。既往在有银屑病病史的患者中，诊断为银屑病关节炎的平均时间为 7 ~ 8 年（Tillett et al.，2017）。Green 等使用贝叶斯网络分析方法能够识别出几种银屑病关节炎前驱症状，如非特异性关节炎、非特异性肿胀、疲劳、肌痛，以及背部、手指、手和膝盖疼痛等。此外，BMI > 25 kg/m^2、吸烟和饮酒被确定为银屑病关节炎发生的危险因素（Green et al.，2021）。

与银屑病关节炎风险增加显著相关的银屑病特征包括头皮病变、3 个以上受累皮肤部位、甲营养不良和臀间 / 肛周皮肤病变。头皮病变和臀间 / 肛周病变可能与银屑病关节炎相关，因为这些区域存在大量微生物菌群，微生物代谢产物可能进入体内，成为持续但不充分的免疫应答触发因素，并导致慢性炎症（Wilson et al.，2009）。甲银屑病会增加发生银屑病关节炎的风险，并且可能提示远端指间关节持续受累（Scarpa，2006）。银屑病患者发生银屑病关节炎的其他危险因素包括男性、年龄较小和银屑病家族史（Wilson et al.，2009）。

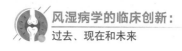

3.3.4 遗传风险

银屑病关节炎患者中有 25% 的患者 *HLA-B27* 呈阳性。银屑病的表现由 MHC 效应的两种模式引起。其中一种表型由 *HLA-B* 等位基因介导，尤其是 *HLA-B27* 介导，它更多地与肌肉骨骼受累相关，而不是与皮肤病变相关。另一种表型由经典银屑病易感基因 *HLA-C*06* 介导，它主要导致更为显性的皮肤病表现，患病率较低，其肌肉骨骼系统症状出现较少且更多呈现时间依赖性的特点（Winchester，2012）。比较银屑病和银屑病关节炎患者 HLA 抗原的研究表明，*HLA-B13*、*HLA-B16*、*HLA-B17* 和 *HLA-Cw6* 与伴或不伴关节炎的银屑病相关，而 *HLA-B27* 和 *HLA-B7* 与银屑病关节炎特异性相关（Gladman et al，1986，1999）。研究人员还发现 *HLA-B13*、*HLA-B17*、*HLA-B19*、*HLA-B37*、*HLA-B39* 和 *HLA-Cw6* 与滑膜炎相关，*HLA-B27* 与中轴疾病（特别是双侧骶髂关节炎）相关（McGonagle，2001）。在银屑病关节炎中，与 *HLA-B* 等位基因的关联强于与 *HLA-C* 等位基因。*HLA-C*06* 与提示早发皮肤银屑病的银屑病关节炎类型相关。*HLA-C*12/B*38*、*HLA-B*27* 和 *HLA-C*06/B*57* 是与银屑病关节炎密切相关的单倍型（等位基因）。然而，由于银屑病关节炎患者也患有银屑病，因此很难确定主要关联是关节炎还是银屑病（Chandran，2013）。

3.3.5 银屑病关节炎检测的筛查工具

一些国家的公共卫生机构，如英国国家卫生和临床优化研究所（national Institute for health and care excellence，NICE），建议初级医务人员每年对银屑病患者进行筛查，以识别银屑病关节炎的症状。目前有许多筛查问卷可供使用，但很少有研究比较这些筛查工具的有效性。其中一份问卷是银屑病流行病学筛查工具（psoriasis epidemiology screening tool，PEST），它由 5 个简单的问题组成，涉及关节肿胀、关节炎的临床诊断、甲凹陷、足跟痛，以及手指或脚趾肿胀等方面。像 PEST 这样的工具简单实用，即使在繁忙的初级医疗机构中也能使用。

2016 年，Coates 及其同事开发了 CONTEST 问卷，旨在识别尚未被诊断出银屑病关节炎的银屑病患者，并在初级医疗机构将该工具与 PEST 问卷进行了比较。尽管 CONTEST 工具最初是由二级皮肤科诊所开发的，但 PEST 和 CONTEST 问卷都显示了在初级医疗机构中识别银屑病关节炎的优势（Coates 和 Savage et al.，2016）。该项研究结果表明，在内科和家庭医学实践中可能有许多适合常规使用的筛查工具。因此，对于医疗和公共卫生机构来说，在这些实践环境中值得投入时间和资源进行此类筛查。

3.3.6 病理生理学和免疫学

也许银屑病领域最令人振奋的进展是源于对疾病病理生理学认识的不懈追求努力，确定银屑病皮肤和肌肉骨骼炎症的触发因素和致病机制，以及识别自身炎症与免疫特征之间的关联。这个过程一直依赖于技术水平的进步。

1993 年，研究人员发现银屑病皮损上清液中的细胞因子能够直接刺激角质形成细胞的增殖，从而提供了关于驱动该疾病的局部细胞因子环境的线索（Strange et al.，1993）。次年，研究人员证实了几个重要发现：①真皮和表皮存在的促有丝分裂 T 细胞亚群能够驱动角质形成细胞的增殖，这一增殖活动依赖于 IFN-γ 的作用（Prinz et al.，1994）；②银屑病中的效应 T 细胞是 CD8[+]T 细胞，该群细胞能够在局部组织原位扩增并对抗原产生反应（Chang et al.，1994）。随后，其他研究人员报告了在银屑病和银屑病性关节炎患者皮肤和滑膜中，T 细胞浸润［非随机 T 细胞受体（T cell receptor，TCR）密度］的克隆特征，这两种疾病的皮肤和滑膜的 T 细胞亚群之间存在一些重叠，但它们之间的细胞克隆特征没有显著差异（Tassiulas et al.，1999）。后来的研究证实，这些病理性克隆的总体密度较低，仅占全部淋巴细胞的 2%，这在识别和明确其特征方面提出了技术上的挑战（Costello et al.，2001；Curran et al.，2004）。在银屑病关节炎膝关节滑膜组织活检的淋巴滤泡中发现了 B 细胞，这为该疾病的自身免疫性提供了另一个强有力的证据（Canete et al.，2007）。这些淋巴滤泡在接受 TNF 抑制剂治疗后显示出消退的特征，并且患者的临床滑膜炎也得到了改善。在异位滑膜淋巴滤泡中，B 细胞的增殖在空间上与 T 细胞非常接近，再次证明了局部组织抗原存在协调适应性免疫反应的假设。

我们在银屑病中发现了一种以主要组织相容性复合体（major histocompatibility complex，MHC）- Ⅰ（0602）限制性方式触发自身免疫的黑色素细胞抗原，这为自身免疫是银屑病斑块形成的驱动因素提供了明确证据（Arakawa et al.，2015）。在这项对照研究中（包括健康对照和镍皮炎对照组），研究者描述了银屑病斑块部位的几个重要细节：银屑病斑块下黑色素细胞的激活和扩增，黑色素细胞和 CD8$^+$T 细胞克隆之间的空间接触，提示它们之间存在相互作用，以及在没有 CD8$^+$T 细胞溶解活性的情况下表达颗粒酶 B，表明自身抗原裂解和呈递过程，随后激活适应性免疫反应。然后，研究者使用小鼠杂交瘤细胞系模拟了作为抗原提呈细胞的黑色素细胞与移植的银屑病 CD8$^+$T 细胞克隆之间的相互作用，并通过荧光标记证明，在 MHC 限制性抗原提呈到 CD8$^+$T 细胞克隆时，银屑病斑块处中 TCR 被激活。研究人员发现并证明了 ADAMTS L5 作为抗原，由颗粒酶 B 在局部斑块部位裂解黑色素细胞抗原而产生。该研究提供的证据表明，银屑病是由 MHC-I 肽–抗原与 TCR 之间的相互作用引起，随后发生 CD8$^+$T 细胞活化、克隆选择和免疫记忆驱动的疾病。随着我们进入将新技术应用于医学的时代，通过原位试验和靶组织样本，T 细胞和其他免疫效应细胞的表型特征正在得到明确。最近的几项研究非常重要，这些研究使用了大量细胞识别技术，以及对外周血、滑液和滑膜组织的匹配样本进行单细胞分析。表 3.3 总结了在银屑病关节炎发病机制方面重大进展的时间轴。

3.4　临床特征和表现

皮肤和甲银屑病

慢性斑块型银屑病是寻常型银屑病中最常见的类型，其特征是对称分布、轮廓分明的红斑和鳞状斑块，受累面积从有限到广泛。最常见的部位为头皮、肘部、膝关节的伸肌面和腰骶区。生殖器区域、手掌和足底的表面也有可能受累。

点滴型银屑病多见于儿童，发病前常伴有上呼吸道感染。其特征是出现大量小而分散的带鳞片的丘疹。严重的银屑病几乎全身受累（红皮病型银屑病）。银屑病的一个不寻常表现是泛发性脓疱型银屑病，可见于妊娠期或激素快速减量或感染后。头皮是银屑病最常见的部位之一，它可能被误诊为脂溢性皮炎，但与脂溢性皮炎所见的受累区域不太明确，头皮银屑病的病变是分散的。银屑病的病变最常局限于发际线、关节后区域和后颈部。

甲银屑病常见于银屑病患者（手指甲比脚趾甲更易受累），它是发展成银屑病关节炎的危险因素。银屑病会影响甲基质（导致凹陷、白甲和甲"易碎"的外观）、甲床（"油滴"现象、甲下角化过度）和甲下皮。

表 3.3　银屑病关节炎病理生理学发现的时间轴和意义

研究	发现	意义	验证
Arakawa et al.，2015	ADAMTSL5 黑色素细胞自身抗原	证明在银屑病中存在 MHC-I 限制性 CD8$^+$T 细胞自身免疫效应	使用 Light Cycler 2.0（Roche）进行 3 次实时定量 PCR（qPCR）；胆色素原脱氨酶（porphobilinogen deaminase，PBGD）mRNA 作为内在标准
Yuan et al.，2019	抗 LL-37 和 ADAMTSL5 抗体	抗 LL-37 抗体：抗菌肽，在银屑病表皮过度表达来作为对皮肤损伤 / 感染的反应	酶联免疫吸附试验（enzyme linked immunosorbent assay，ELISA）
Ten Bergen et al.，2020	抗 LL-37 抗体，ADAMTSL5，角蛋白 -17，hnRNP-A1，抗麦胶蛋白 IgG4 自身抗体	· LL-37：由 *HLA-C*06:02* 提呈，参与促炎性细胞因子 TNF、IL-23、IL-12 的分泌 · ADAMTSL5：由 *HLA-C*06:02* 提呈，触发 IFN-γ 和 IL-17 的表达 · 角蛋白 17 反应性 CD8$^+$T 细胞可引发显著的 IFN-γ 反应，并且仅在携带 *HLA-Cw*06:02* 等位基因的患者中诱导 T 细胞增殖	
Miyagawa et al.，2019	外周血淋巴细胞表型	· Th17 主导型接受苏金单抗治疗 · Th1 主导型接受乌司奴单抗治疗 · Th1、Th17 高型接受阿达木单抗治疗	

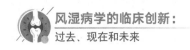
3.5 外周关节炎

银屑病关节炎的外周关节炎有几种主要类型：远端型、非对称性寡关节炎型、多关节 RA 类似型和致残性关节炎型。在 Moll 和 Wright 最初对银屑病关节炎的描述中，对称性关节炎患者的比例相对较小（Moll&Wright，1973）。然而，对银屑病关节炎外周关节受累模式的最新研究表明，多达一半的患者可能存在对称性关节受累。此外，手和脚的关节损伤通常呈对称和排状分布（某一特定类型的所有关节均受累），而关节活动则通常呈对称、排状和射线状分布（即受累手指的 3 个关节都受累，Chandran，2018）。致残性关节炎是外周关节炎中最不常见的类型，它主要影响远端指间关节，表现为侵袭性骨吸收，由于骨组织丢失导致手指出现缩短现象。这种类型的外周关节炎可导致患者出现严重的残疾。

3.6 指（趾）炎

指（趾）炎指手指或脚趾的弥漫性肿胀，也被称为"腊肠指"，长期以来一直被认为是银屑病关节炎的主要特征之一。它属于银屑病关节炎分类标准的一部分。高达 40% 的银屑病关节炎患者中可见指（趾）炎，但在其他脊柱关节炎中也可出现指（趾）炎，如反应性关节炎（Brock-bank et al.，2005）和强直性脊柱炎，尽管这些疾病出现指（趾）炎的比例远少于银屑病关节炎患者。此外，指（趾）炎也可能是痛风、结节病、强直性脊柱炎和感染的表现之一。

指（趾）炎不仅是屈肌腱滑膜炎和关节滑膜炎的结果，还与明显的放射学关节骨侵蚀性损伤有关。指（趾）炎以相同的严重程度影响整个指（趾），并且对受影响指（趾）的特定小关节损伤没有侧重（Brock-bank et al.，2005）。指（趾）炎的超声检查中关节滑膜炎与 X 线上关节间隙变窄和骨膜炎相关（Kane，1999）。

附着点炎

附着点炎的定义是指肌腱和韧带在骨骼附着点发生的炎症。它既是所有脊柱关节炎的共同特征，也是银屑病关节炎的突出特征。附着点炎可见于高达 50% 的银屑病关节炎患者，并且目前被认为是疾病发生的起始部位（Dubash et al.，2020）。对附着点进行体格检查时需要记录下附着点的压痛，但这可能高估了伴有纤维肌痛或痛觉敏化患者的附着点压痛。超声诊断的附着点炎与临床附着点炎之间的一致性非常低（Yamada et al.，2021；Michelsen et al.，2017）。即使使用标准化的检查技术，临床附着点炎评分在评估者之间的可靠性也很低。因此，确定银屑病关节炎附着点炎的真实患病率具有挑战性（Ogdie，2015）。附着点炎最常见的发病部位是跟腱和足底筋膜附着点。其他累及部位包括股四头肌腱、髌韧带附着点、髂嵴、肩袖和肱骨外上髁。解剖上附着点炎的病变与指（趾）炎之间存在重叠，因此，附着点炎是指（趾）炎的一个组成部分。实际上，经超声证实的附着点炎也与疾病的严重程度和影像学进展有关（Eder & Aydin，2018）。

3.7 中轴型银屑病关节炎

中轴关节受累包括骶髂关节炎和脊柱炎。发生中轴型关节炎的危险因素包括男性、发病年龄较小、中轴部位炎症症状、炎症性肠病、HLA-B27 阳性、银屑病性甲营养不良，以及外周关节严重受累并伴有影像学损伤（Jadon et al.，2017）。多数情况下，外周关节疾病与中轴部位的受累同时出现。据估计，25%～75% 的银屑病关节炎患者存在中轴受累，炎性腰背痛症状的特征包括隐匿起病、运动后改善和夜间疼痛（Grinnell-Merrick et al.，2020）。与强直性脊柱炎不同，中轴型银屑病关节炎不伴骶髂关节炎的脊柱炎患病率较高（Jadon et al.，2017）。鉴别炎性腰背痛和机械性腰背痛对于银屑病关节炎的诊断和治疗至关重要，X 线和 MRI 检查可能对这方面有所帮助。超声检查也在逐渐成为评估中轴疾病的潜在有用工具。

3.8 银屑病的并发症

严重或发病较年轻的银屑病患者发生心血管代谢并发症的风险高于普通人群（Armstrong & Read，2020）。

高血压、糖尿病和代谢综合征是银屑病患者常见的并发症。在银屑病患者中，胃肠道疾病（炎症性肠病或非酒精性脂肪肝）、慢性肾脏疾病和恶性肿瘤（尤其是皮肤 T 细胞淋巴瘤）的风险也会增加。银屑病患者中最常见的感染是链球菌性咽炎（可以作为点滴型银屑病的触发因素）、人类免疫缺陷病毒（HIV，可以加重皮肤病），或严重的呼吸道感染。与一般人群相比，精神疾病，如焦虑、抑郁，甚至自杀倾向，在银屑病患者中也更常见，因为银屑病皮肤受累对患者的生活会产生重大影响（Takeshita，2017）。

3.9　实验室特征

银屑病关节炎没有特征性的诊断性实验室检查，其结果通常是非特异性的。银屑病关节炎被称为"血清阴性"疾病，因为其类风湿因子通常为阴性，但在2% ~ 10%的银屑病关节炎患者中可能会显现低滴度的类风湿因子阳性。8% ~ 16%的银屑病关节炎患者也可检测到抗环瓜氨酸肽抗体，一般滴度较低，这些抗体的出现与侵蚀性关节炎相关，是疾病严重程度的标志（Korendowych，2005）。约40%的银屑病关节炎患者的炎症标志物（如红细胞沉降率和C-反应蛋白）可能会升高，而这些升高的炎症标志物可能预示着更严重的疾病（Gladman & Farewell，1995）。

3.10　影像学检查

3.10.1　利用X线捕捉银屑病损伤的特征

银屑病关节炎是一种慢性进展性疾病，超过40%的患者会出现骨侵蚀（Kane，2003）。在X线上典型的银屑病关节炎特征包括不对称的关节受累、远端指间关节受累、侵蚀性关节炎和骨膜炎、骨性强直、末端指骨溶解（致残性关节炎）、"笔帽样"畸形和末节骨侵蚀（肢端骨质溶解）。其他常见的影像学特征包括附着点处的侵蚀或关节间隙狭窄（也可见到骨刺）、不对称的骶髂关节炎和脊柱炎（通常比强直性脊柱炎轻），以及韧带骨赘的存在，与强直性脊柱炎患者相比，银屑病关节炎患者的骨赘通常在边缘处，且体积更大。影像学变化表明疾病具有较长的病程或侵袭性较强的早期病变。研究表明，放射学损伤通常出现在临床损伤之前，而临床炎症往往先于放射学损伤被发现（Siannis，2006）。

3.10.2　肌骨超声

MSKUS正迅速发展成为评估银屑病关节炎患者的一项越来越有用的工具，部分原因是超声检查可以

在诊室中进行，且无须暴露于辐射。在MSKUS中添加多普勒功能有助于识别血流，从而有助于检测附着点炎和滑膜炎（D'Agostino，2003）。目前，正在进行的一项工作是为银屑病关节炎和其他类型脊柱关节炎的超声检查结果制定共识定义。这些定义对于确保MSKUS检查结果的术语在不同检查者和世界各地之间的一致性和可靠性方面非常重要（Balint et al.，2018）。

3.10.3　MRI

MRI是一种非常有用的影像学检查方法，用于检测亚临床关节、关节周围和软组织炎症，以及骶髂关节炎，其敏感性高于X线。在评估远端指间关节时，MRI可用于鉴别银屑病关节炎和OA，因为这两种疾病均可累及远端指间。Tan及其同事发现，银屑病关节炎患者的远端指间关节表现出明显的韧带、肌腱、附着点和邻近骨骼的炎症变化，这些影像学改变与OA不同，后者通常没有这些特征（Tan Lyn，2006）。风湿免疫病结局测量小组（outcome measures in rheumatology，OMERACT）提出了一种MRI评分系统（银屑病关节炎MRI评分系统），包括滑膜炎、腱鞘炎、关节周围水肿、骨水肿、骨侵蚀和骨增生。然而，该评分系统尚未得到验证（Ostergaard，2009）。

3.10.4　治疗分类和建议

目前，ACR、EULAR，以及银屑病和银屑病关节炎研究与评估小组（Group for Research and Assessment of Psoriasis and Psoriatic Arthritis，GRAPPA）等机构提出了几种银屑病关节炎的治疗建议。2018年，ACR与美国国家银屑病基金会（National Psoriasis Foundation，NPF）合作，制定了一份临床实践指南，其中包括对活动性银屑病关节炎患者的治疗建议。在该指南中，作者指出，所有治疗决策都应该是与患者共同决定、透明的决策过程，因为所有推荐意见都是有条件的，并且基于低至极低质量的证据。对于初始治疗的银屑病关节炎患者，ACR/NPF指南建议优先使用TNF抑制剂进行治疗，而不是口服的小分子药物（甲氨蝶呤、柳氮磺吡啶、来氟米特、环孢素或阿普斯特）或白介素-17（IL-17）抑制剂或IL-12/23抑制剂（Singh et al.，2019）。2019年更新的《欧洲抗风湿

病联盟银屑病关节炎治疗建议》与 ACR/NPF 指南有所不同，甲氨蝶呤等传统的合成改善病情的抗风湿药（csDMARDs）被推荐为伴有预后不良因素〔如多关节炎或单关节炎 / 少关节炎伴指（趾）炎或关节损伤等因素〕患者的一线治疗药物。只有在这些患者治疗未能达标时，才建议使用生物类 DMARDs 治疗，如 TNF 抑制剂、IL-17A 抑制剂或 IL-12/23 抑制剂（Gossec，2020）。GRAPPA 指南与 ACR/NPF 和 EULAR 指南有许多相似之处，但这些指南的一个主要特点是在疾病的特定领域内评估其活动度，并根据所受累的范围和严重程度进行治疗方案的修订（Coates, Kavanaugh et al., 2016）。其他治疗类别包括 CTLA-4 Ig（阿巴西普）、JAK/STAT 抑制剂（托法替尼）、对症处理（非甾体类抗炎药、糖皮质激素、局部注射糖皮质激素等）、银屑病治疗（外用乳膏、紫外线疗法等），以及非药物疗法（物理治疗、职业治疗、戒烟、减肥、按摩疗法、运动等）。每一套指南都在不断地进行审核和修订，治疗方法的进步和对银屑病关节炎这种疾病的更深入理解，将继续为未来的治疗建议提供指导。

3.10.5 银屑病关节炎的最新进展和未来 10 年展望

迄今为止，银屑病关节炎的治疗面临一个关键挑战，也是未来可能取得成功的一个领域，即识别能用于针对疾病发病机制的新型自身抗体（Yuan et al., 2019）。未来几年，我们希望新的治疗靶点和生化标志物能够更好地管理银屑病关节炎。目前的治疗靶点包括 TNF/IL-23/IL-17A/IL-22 轴，这些通路是银屑病发病的主要因素。最近发现了几种与银屑病相关的自身抗原：抗菌肽 LL-37，作为皮肤损伤 / 感染的反应，在银屑病皮损中过度表达；ADAMTSL5，在银屑病靶细胞黑色素细胞中表达；由磷脂酶 A2 组 IVD 产生的脂质抗原（PLA2G4D），在银屑病皮损和湿疹性病变中表达；角蛋白 17，仅在银屑病皮损中表达，而在正常皮肤中不表达。另外，银屑病关节炎患者中 LL-37 和 ADAMTSL5 的水平显著升高，提示其有可能参与了银屑病关节炎的发病机制。然而，SLE 患者中也出现了这些抗体，表明这些标志物对于银屑病可能缺乏特异性，但总体而言，这些抗体仍可作为银屑病或银屑病关节炎患者疾病监测的生物标志物（Ten Bergen et al., 2020）。

除抗 LL-37 外，银屑病关节炎患者还发现抗 ADAMTSL5 IgG 水平升高，且与疾病的严重程度相关。这再次提示了它们对全身炎症的参与和潜在的致病因果关系。有趣的是，抗 LL-37 是由 *HLA-C*06:02* 提呈，并参与了促炎性细胞因子 TNF、IL-23 和 IL-12 的分泌。ADAMTSL5 同样被 *HLA-C*06:02* 提呈，且触发 IFN-γ 和 IL-17 的表达。因此，曾有报告称，在接受 IL-17 和 TNF 抑制剂治疗患者中，ADAMTSL5 和 LL-37 的水平下降并不奇怪。角蛋白 17 被认为是银屑病的重要标志。角蛋白 17 反应性 CD8⁺ T 细胞可诱导显著的 IFN-γ 反应，且仅在携带 *HLA-Cw*06:02* 等位基因的患者中诱导 T 细胞增殖。还有其他潜在的自身抗原研究，其中包括在自身免疫中起作用的 hnRNP-A1，其同样在银屑病患者中升高。

精准医疗是指基于基因或分子特征优化特定患者群体的治疗效果 / 获益的医疗服务，它很可能成为未来银屑病关节炎治疗的重要组成部分。在临床试验中已经存在精准医疗的尝试，旨在推进银屑病亚群分型的理念，为治疗提供信息（Miyagawa et al., 2019）。随着我们将患者细分为亚组的能力不断提高，我们希望在更小但更同质的人群中验证治疗方法，从而在选择治疗模式时能够获得更高的成功率。

我们预测未来几年将出现一些进展，这有望显著改善银屑病关节炎的诊断和治疗。如前所述，我们相信未来对银屑病关节炎具有高度敏感性的生物标志物和血清学标志物将广泛用于临床，并将有助于在疾病早期阶段准确识别银屑病关节炎患者。筛查问卷将广泛应用于初级医疗机构和皮肤科，以帮助识别具有最高风险或最显著症状和体征的潜在银屑病关节炎患者。治疗建议将根据个体患者的具体情况，并考虑到哪些疾病领域受到影响〔如附着点炎、指（趾）炎、外周关节炎、甲银屑病、中轴型疾病、皮肤病〕。随着治疗选择的扩展，以及对各种类型银屑病关节炎发病机制的深入理解，这甚至可以对个体患者及每位在特定领域处于活动状态的患者进行高度特异性的药物治疗。我们希望通过电子病历系统的连接及可能的临床协作，加强全科医师和专科医师（如内科医师、风湿科医师、皮肤科医师、眼科医师等）之间的协调合作，使不同专业领域的医务工作者能够共聚一堂，为同一患者进行联合诊疗。治疗结果将通过精心设计的临床试验进行全面的探索，达标治疗方法甚至可能成为常规诊疗实践的准则。最后，我们预测患者报告的结果和患者反馈将有助于医师评估疾病活动度和生活质量，减少医疗保健的不平等现象，并解决重要的医疗和心理健康并发症。银屑病关节炎的研究和治疗前景光明，我们满怀期待地憧憬着未来的无限可能。

参考文献

第四章

晶体性关节炎

Gary H. Ho and Michael Toprover

刘东　朱栢明 译，蒋雨彤　郑宝林 校

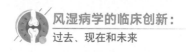
4.1 痛风

既有知识概述

痛风是最常见的炎症性关节炎，由针对位于关节和关节周围组织中单钠尿酸盐（monosodium urate，MSU）晶体的固有免疫反应诱发。痛风患者中男性比女性更为常见（男女比例约 2：1），并且发病率随着年龄的增长而升高。痛风是一种自限性炎症性单关节炎（寡关节炎或多关节炎少见），起病急骤，最常影响下肢关节。痛风治疗不当会发展为慢性痛风性关节炎，伴或不伴痛风石。痛风通常是临床诊断，但经关节穿刺术和偏光显微镜检测出单钠尿酸盐晶体仍然是诊断的"金标准"（表 4.1）。痛风发作的治疗应尽早开始，秋水仙碱、非甾体类抗炎药、糖皮质激素和 IL-1β 抑制剂均可供选择。长期管理旨在将血清尿酸降至可溶解水平。降尿酸治疗（urate-lowering therapy，ULT）药物包括黄嘌呤氧化酶抑制剂（别嘌醇、非布司他）、促尿酸排泄药（丙磺舒）和重组尿酸氧化酶制剂（普瑞凯希，表 4.2）。

4.2 流行病学的最新进展

痛风影响了大约 4% 的成年人[1]。根据国家健康与营养检查的数据显示，美国成年人痛风的患病率从 20 世纪 90 年代的 2.7% 上升到 2008 年的 3.9%[2]。最近的数据再次显示患病率为 3.9%[3]，这一趋势似乎已经趋于平稳。在这段时间内，痛风的患病率与血清尿酸、肥胖、高血压、慢性肾脏病等常见疾病的变化趋势相符[4]。

4.3 遗传学与发病机制的进展

高尿酸血症主要是由肾脏排泄尿酸能力不足所致。几组经充分研究的尿酸盐转运蛋白主要位于肾脏（但也存在于肠道中），负责处理尿酸盐。全基因组关联研究（genome-wide association study，GWAS）将 SLC2A9（编码 GLUT9）、SLC22A12（编码 URAT1）、SLC17A1（编码 NPT1）和 ABCG2 确定为关键基因。一项双胞胎遗传率分析的大型队列研究显示，高尿酸血症在同卵双胞胎中的一致性为 53%，在异卵双胞胎中的一致性为 24%[5]。

通过全基因组关联研究发现痛风相关基因与尿酸处理、嘌呤代谢和 NLRP3（NOD，LRR 和含吡啶结构域的蛋白 3）炎症小体有关。Kawamura 等在日本人群中对临床确诊的痛风和无症状高尿酸血症的受试者进行了全基因组关联研究比较，然后进行两项重复研究和一项荟萃分析[6]。该研究者识别出了两个与痛风相关但与高尿酸血症无关的新基因位点（CNTN5 的 rs7927466 和 MIR302F 的 rs9952962），以及几个升高尿酸水平的痛风风险位点（ABCG2、ALDH2 和 SLC2A9）。这些 SNPs 的发生率因种族和地理人口统计而异，每个 SNP 占血清尿酸水平差异的一小部分（≤ 3%）[7]。检测这些基因产物有助于阐明从无症状高尿酸血症到有症状痛风进展的病理生理过程，而这一过程目前所知甚少。例如，一项欧洲和波利尼西亚东部和西部样本人群的研究显示，ABCG2 rs2231142 141K 等位基因与痛风相关（OR：1.77 ~ 2.02），而不是单纯地引起高尿酸血症。ABCG2 rs2231142 的作用机制可能包括使受损的蛋白酶体降解和自噬，诱导 NLRP3 炎症小体激活，因此无法减弱对单钠尿酸盐的炎症反应[8]。与炎症小体蛋白相关的 SNPs，包括 IL1B 和 CARD8，也与痛风相关[9]。在未来，全基因组预测工具可能可以确定哪些高风险个体会发展为痛风，这将有助于建议某些特定的无症状高尿酸血症患者进行降尿酸治疗。

最近的研究强调了肠道微生物组在尿酸代谢中的作用。与对照组相比，痛风患者肠道细菌多样性较低。Méndez-Salazar 等发现，痛风患者的肠道微生物群可能参与了核苷酸补救合成途径、嘌呤从头合成途径，并基于粪便样本中细菌蛋白的富集情况进行嘌呤前体的从头合成[10]。

4.4 诊断进展

4.4.1 诊断标准

ACR/EULAR 于 2015 年发布了痛风分类标准，以指导初级保健机构的研究和诊断。该标准的敏感度及特异度分别为 92% 和 89%。患者必须至少有一次外周关节或关节囊的疼痛、肿胀或压痛（不包括无症状的高尿酸血症和无症状尿酸沉积患者）。滑液中若存在尿酸盐结晶体或痛风石，则足以确诊。在缺乏晶体证据的情况下，ACR/EULAR 标准适用于临床、实验室和影像学协助诊断[11]。

表 4.1 晶体性关节炎的特征

	痛风	CPPD	BCP
致病晶体	尿酸盐结晶	CPP	碳酸化羟基磷灰石；磷酸八钙；磷酸三钙
人口统计学特征	男女比例约为 2：1，好发于中年人	男女比例大约相等，好发于老年人	钙化性关节周围炎：男女比例为（2~3）：1，好发于其他方面健康的中年人；碱性磷酸钙晶体相关性关节炎：女性居多，好发于中老年人
临床症状	包括急性痛风发作期、间歇期、慢性痛风关节炎期及痛风石（+/-）	软骨钙化症；急性焦磷酸钙晶体性关节炎；慢性焦磷酸钙晶体性关节炎；伴 CPPD 恶化的 OA；严重关节退变	钙化性关节周围炎：急性发作的单关节、跟腱剧烈疼痛，局部关节囊疼痛；碱性磷酸钙晶体相关性关节炎：严重破坏性关节炎
关节分布	下肢＞上肢，常发作于第一跖趾关节	与痛风相比，更常影响上肢和大关节	钙化性关节周围炎：最常见于肩关节的肌腱；碱性磷酸钙晶体相关性关节炎：最常见于惯用侧或双侧肩关节
显微镜检查及双折射	针尖样；强折光	形态多样，常见有杆状、长方体、长斜方形；弱折光	不定型，由于体积小在标准偏光显微镜检查下不可见，可使用茜素红染色进行诊断；无双折射
危险因素	CKD；近期手术；伴随感染；强利尿；其他升高尿酸的药物	既往关节损伤；潜在的代谢异常，包括甲状腺功能亢进、低镁血症、低磷酸酯酶症、家族性低尿钙性高钙血症、色素沉着病	复发或多部位受累：磷酸盐或钙水平升高，如 ESRD 或低磷酸酯酶症
未来发展的方向	使用 SNPs 预测高尿酸血症发展为痛风的风险，以提示早期降尿酸治疗；使用粪便微生物组分析，以预测对治疗的应答和发展为痛风的风险；DECT 检测全身尿酸沉积，提示早期降尿酸治疗；NLRP3 抑制剂治疗痛风发作；小剂量口服免疫抑制剂联合普瑞凯希以增加耐受性；在传统降尿酸治疗开始之前使用普瑞凯希减少痛风石或全身尿酸盐	拉曼光谱应用于即时检测并且不需要关节腔穿刺；无透镜显微镜用于滑膜液结晶鉴定以 ANKH、OPG 及 eNPP1 预防已形成的 CPP 晶体扩散；以晶体的特殊结构作为靶点促进溶解	DECT 及光子计数成像技术用于检测 BCP 晶体；针对非 NLRP3 通路和（或）GRPs 以消除 BCP；针对 BCP 晶体延缓 OA 进展

注：CPPD，焦磷酸钙沉积病；BCP，碱性磷酸钙；OA，骨关节炎；CPP，焦磷酸钙；CKD，慢性肾脏病；ESRD，终末期肾病；SNPs，单核苷酸多态性；ANKH，进行性强直蛋白同源基因；OPG，骨保护素；eNPP1，外核苷酸焦磷酸酶/磷酸二酯酶 1；DECT，双能计算机断层扫描；GRPs，维生素 K 依赖性富含 γ- 羧基谷氨酸的蛋白质。

4.4.2 影像学

双能计算机断层扫描（dual-energy computed tomography，DECT）可用于痛风单钠尿酸盐的诊断和评估。DECT 对痛风的不同阶段有不同程度的敏感性，是检测痛风石最敏感的工具。其敏感度约为 92%，特异度为 85%[12]。值得注意的是，对于滑液中没有单钠尿酸盐晶体或完全未进行评估的未分化关节炎或肌腱炎患者，DECT 可诊断痛风[13]。

对接受 DECT 的痛风患者进行研究表明，尿酸沉积比之前认为的更普遍。一项回顾性 DECT 研究显示，85% 的痛风患者冠状动脉有单钠尿酸盐沉积，而非痛风对照组只有 2%[14]。与对照组相比，单钠尿酸盐沉

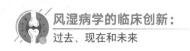

积在痛风患者的心血管系统中更为常见，痛风组的冠状动脉钙化评分也更高[15]。越来越多的证据表明，单钠尿酸盐和胆固醇结晶会在动脉粥样硬化斑块内引起慢性局部炎症反应[16-17]，一旦不稳定斑块破裂，冠状动脉单钠尿酸盐沉积可能会破坏斑块的稳定性或加剧动脉闭塞，从而提供了痛风和心血管疾病之间的潜在联系。

MSKUS检查发现"双轨征"和痛风石也是典型的痛风表现，有特异性但不敏感。另外，小晶体聚集物的MSKUS成像在不同的阅片者、不同的时间点之间差异较大。为此，风湿病疗效评估工作组成立了超声痛风组，就痛风性关节炎的超声下病变发布了德尔菲共识，重新定义了痛风聚集体。只有其他超声表现提示痛风时才对它们进行评分，因其敏感度很低。聚集体被重新定义为与位置无关（可以位于关节或肌腱内）异质性的高回声灶，即使增益最小化或声波角度改变仍然保持高反射性，有时伴后方声影[18]。

4.5 治疗进展

4.5.1 改变饮食和生活方式

尿酸是人体内嘌呤降解的最终产物，来源于外源性摄入、细胞代谢和合成。2020年，ACR痛风治疗指南推荐将限制酒精、嘌呤、高果糖玉米糖浆摄入作为降尿酸的辅助治疗。然而，新的研究强调了过度限制个别常量营养素摄入的缺陷。Yokose等认为过度限制富含嘌呤的食物可能会导致碳水化合物和脂肪摄入的代偿性增多。这反过来又会导致胰岛素抵抗加重、胆固醇水平升高和高血压，使得心血管疾病的风险升高[19]。

越来越多的数据表明，地中海饮食和终止高血压膳食（dietary approaches to stop hypertension，DASH）可改善高尿酸血症，同时允许健康的蛋白质摄入。在一个针对没有接受降尿酸治疗的痛风患者的随机试点研究中，DASH饮食组在4周内血清尿酸水平降低，但此研究因缺乏盲法和未完全控制饮食对照而存在局限性。一项大型队列的后续研究对DASH饮食和强调高纤维水果及蔬菜的"典型"美国饮食进行了比较。DASH饮食组和富含纤维饮食组在进食8周后，分别使血清尿酸平均降低0.25 mg/dL和0.17 mg/dL[20]。地中海和DASH饮食还对血尿酸以外的传统心血管危险因素存在益处，因为痛风患者的心血管风险高于一般人群，因此这很重要[21-22]。

专注于减肥的饮食已经被证明可以降低尿酸，同时改善血脂、高血压及空腹胰岛素水平。减肥可能通过减少脂肪和改善胰岛素抵抗来降低血清尿酸水平，避免了限制嘌呤摄入量的需要。饮食干预随机对照试验的二次分析比较了3种减肥饮食的效果，结果表明无论选择何种饮食，血清尿酸都会降低。低脂、热量限制、低碳水化合物和地中海饮食组6个月后的血清

表 4.2　晶体性关节炎的治疗

	发作期：标准的治疗选择	预防	未来的治疗选择
痛风	秋水仙碱，非甾体类抗炎药，关节腔内激素注射，全身性激素，IL-1β抑制剂	降尿酸：黄嘌呤氧化酶抑制剂（别嘌醇、非布司他），促进尿酸排泄（丙磺舒），重组尿酸氧化酶（普瑞凯希/普瑞凯希）；预防：秋水仙碱，非甾体类抗炎药，IL-1β抑制剂	达泮舒腈（NLRP3抑制剂）
CPPD	秋水仙碱，非甾体类抗炎药，关节腔内激素注射，全身性激素	预防：秋水仙碱，去除潜在的病因	对慢性和（或）复发性焦磷酸钙关节炎使用甲氨蝶呤和托珠单抗；对急性焦磷酸钙关节炎使用阿那白滞素
BCP	钙化性关节周围炎：非甾体类抗炎药，病灶内激素注射，抽液加药注射法；碱性磷酸钙晶体相关性关节炎：非甾体类抗炎药，关节腔内激素注射，针对性的物理治疗	去除潜在的病因	注射用西咪替丁治疗慢性钙化性关节周围炎

注：CPPD，焦磷酸钙沉积病；BCP，碱性磷酸钙。

尿酸平均降低了 48 μmol/L（0.81 mg/dL），组间无统计学差异。McCormick 等在对卫生专业人员后续研究的分析中，支持将肥胖作为可改变的风险因素[23]。男性健康专家对 50 000 多名年轻人进行了 26 年的随访，并在超重或肥胖的人群中，计算出痛风事件的人群归因危险为 31%（95%CI：26% ~ 35%）[24]。研究者得出结论，如果受试者保持正常 BMI、遵循 DASH 饮食、不摄入酒精且不使用利尿剂，77% 的痛风发病案例是可以预防的。使用 NHANES-Ⅲ 进行的一项几乎相同的分析显示了相似的结果[25]。

4.5.2　控制痛风发作的药物治疗及预防复发

抗 IL-1β 生物制剂对胃肠道、肾脏和代谢方面的副作用不多，但比传统药物更昂贵。在一项比较阿那白滞素与常规药物（秋水仙碱、萘普生或泼尼松）治疗痛风发作的试验中，阿那白滞素在减轻疼痛方面并不奏效。同样，在 β-RELIEVED 和 β-RELIEVED-Ⅱ 试验中，证明了卡那单抗对频繁发作（≥ 3 次 / 年）的患者和预防痛风发作的疗效，而传统药物被认为不适合这类患者[26]。在预防新的和延迟随后的发作方面，尽管卡那单抗所致的血细胞减少和感染更常见[27]，但单剂量 150 mg 的卡那单抗优于 40 mg 的曲安奈德。2020 年，ACR 更新了痛风治疗指南。与早期指南不同，该指南考虑了医疗费用并纳入了患者本身的意见。其重点包括了对达标治疗策略的强烈建议[28]。2020 年指南有条件地建议继续使用降尿酸治疗，并指出研究数据表明大多数患者在停止降尿酸治疗后会出现反复发作。此外，由于缺乏高质量的证据，该指南不再为病情较重的患者指定低于 5 mg/dL 的尿酸盐目标。根据 2020 年 ACR 的指南，剂量滴定应在"数周至数月，而不是数年"的范围内。这是一个范例，说明该指南相对既往指南有更少的指导性诊疗，并且促进了医患之间的共同决策[29]。

新指南指出，根据 HLA B*58:01 在每个民族 / 种族群体中的基线频率，有条件地建议在亚洲人和非裔美国人中开始使用别嘌醇之前检验 HLA B*58:01。新指南中也提到，因其具有成本效益，故对于高加索人和西班牙裔没有推荐该项检测。成本效益的定义是每质量调整生命年 109 000 美元的阈值[30]。

普瑞凯希用于需要紧急晶体溶解、使用标准降尿酸治疗无法达到目标血尿酸水平，或者尽管达到目标血清尿酸值但仍然存在痛风发作或痛风石的情况。虽然普瑞凯希非常有效，但由于成本高、需要频繁输注及输液反应率高（可能导致过敏反应）而影响了它的使用。这些超敏型输液反应可能与普瑞凯希抗体的产生有关。根据两项为期 6 个月的随机对照试验的数据发现，高达 89% 的接受普瑞凯希治疗的患者体内发现了这些抗体；41% 的抗体阳性患者的聚乙二醇尿酸酶清除率增加，ELISA 检测滴度高于 1：2430，与缺乏治疗反应密切相关。对同一数据集的进一步分析，包括额外的开放标签延伸研究，发现接受普瑞凯希治疗的患者中有 45% 发生了输液反应，尽管只有 7% 属于严重性质的[31]。根据预测模型，在血清尿酸值超过 6 mg/dL 后停止普瑞凯希输注，输液反应将从 26% 降至 2%[32-33]。

4.5.3　坚持降尿酸治疗

尽管人们对痛风的发病过程有了广泛的了解，也有大量证据证明了治疗的有效性，但坚持降尿酸治疗仍然是一个关键问题。诺丁汉痛风治疗试验表明，坚持规范化治疗非常有效。在这项随机对照试验中，由护士主导的护理使 95% 的受试者在两年内达到了血清尿酸目标水平（< 6 mg/dL），而接受常规护理的受试者只有 30% 能够达到该目标。此外，护士指导的护理显著改善了降尿酸治疗的使用情况、痛风发作的频率、痛风石的大小和痛风石的数量。诺丁汉痛风治疗试验和美国的 RAmP-Up 试验分别强调了采取达标治疗并使用常规血清尿酸检测指导滴定降尿酸治疗的有效性[34-36]。

4.5.4　降尿酸治疗的心血管安全性

"痛风和心血管并发症患者使用非布司他或别嘌醇的心血管安全性"（CARES）试验是 FDA 授权在北美开展的一项上市后研究，旨在评估非布司他和别嘌醇的心血管结局。该试验证明了非布司他组的全因死亡率和心血管死亡率（风险比分别为 1.22 和 1.34）更高，但研究的一个局限性在于 57% 的受试者停止治疗药物和 45% 的受试者失访[37]。另一个主要局限性是缺乏安慰剂组，无法辨别别嘌醇是否改善了心血管死亡率，非布司他是否使心血管死亡率恶化，或者两种疗法是否在相同方向但不同程度改变了心血管死亡率。"非布司他与别嘌醇简化试验"（FAST）解决了这一争议，并表明非布司他在减少主要心血管事件发生方面不劣于别嘌醇。与 CARES 相比，FAST

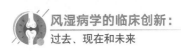

超过 90% 的研究参与者完成了随访，并且停止试验药物的患者更少[38]。

4.6 痛风患者的心血管结局

痛风和高尿酸血症与多种合并症有关，包括高血压、肾脏疾病和代谢综合征等。其他研究已将高尿酸血症和痛风与不良心血管事件的增加联系起来，如心肌梗死，有证据表明高尿酸血症和痛风均与心血管风险的逐步增加有关。人们越来越认识到，全身和局部血管壁炎症都会使患者易患心血管疾病。例如，C-反应蛋白升高目前被认为是心血管风险的标志。在CANTOS 试验中证明了 IL-1β 抑制剂在高敏 C- 反应蛋白升高患者心血管事件的二级预防中的疗效[39]。

Crittenden 及其同事最先报告，基于对（美国）退伍军人事务部痛风患者的横断面研究，秋水仙碱的使用与心肌梗死风险的显著降低有关。随后，布莱根妇女医院（Brigham and Women's Hospital）痛风患者的一项回顾性队列研究证实，秋水仙碱的使用与心肌梗死风险显著降低有关[40]。与未服用秋水仙碱者相比，服用者的心血管事件风险降低 49%，全因死亡率降低 73%。最近的试验证实，即使没有痛风，服用秋水仙碱对心肌梗死高风险患者仍然有益[41-45]。

4.7 痛风的未来发展方向

4.7.1 精准医疗的未来

随着痛风和高尿酸血症风险基因的发现，以及人们对微生物组在各种疾病中的作用日益关注，我们正在逐步进入一个精准医学的时代，可以预测个体患高尿酸血症、痛风的风险，甚至是对治疗的反应。例如，*ABCG2 rs2231142* 在"痛风患者的长期别嘌醇安全性研究评估结果"研究中被确定与别嘌醇的反应不佳相关。这些发现在一项荟萃分析中得到了验证，其中包括来自"新西兰奥特亚罗瓦痛风遗传学"研究的第 2个大型队列。尽管机制尚不清楚且存在设计缺陷，但这项研究证明了遗传学在指导治疗决策方面的潜力。迄今为止，有 3 项研究表明肠道微生物组在痛风中发挥作用[46]。鉴于我们目前对饮食和肥胖在痛风中作用的理解，微生物组可能在降低风险和潜在治疗痛风方面发挥非常重要的作用。在接下来的几十年内，我

们或许能够清楚地识别个体痛风的风险，并在首次发作之前就建议采取适当的措施以降低这种风险。

4.7.2 诊断的未来

随着 MSKUS 和 DECT 的普及，更广泛的影像学检查可能成为评估和管理痛风的主要手段，从而识别全身的尿酸盐沉积，并计算尿酸盐总负荷和未来可能的发作风险。在此基础上，风湿病学家就可以识别那些最有可能出现痛风发作的人，并更早地启动药物治疗。我们还进一步认识到 DECT 在识别关节以外区域的单钠尿酸盐沉积方面的效用。几乎每个器官都有单钠尿酸盐沉积，包括胃肠道和呼吸道。降低关节内疾病患者的血清尿酸，同样也会降低体内总尿酸盐，并减少在不同器官的沉积[47]。脊柱中也观察到单钠尿酸盐沉积，并与腰背痛和（或）神经 / 脊髓压迫等症状相关（图 4.1）。在一项 DECT 分析中，脊髓单钠尿酸盐沉积与血清尿酸成正比，这提示尿酸盐沉积可能十分常见，可见于无症状高尿酸血症—无痛风的患者[48-49]。

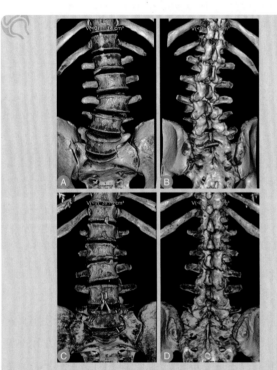

A. 一例非痛风石患者的腰椎重建前视图，紫色代表钙沉积，最常见形式是骨赘，绿色代表单钠尿酸盐沉积。B. 同一患者的后视图。C. 痛风石患者的腰椎前视图，显示单钠尿酸盐沉积分布增加。D. 同一痛风患者的后视图，可见骶骨、双侧髂骨和横突上的单钠尿酸盐沉积。

图 4.1 非痛风石和痛风石患者的腰椎 DECT 图像

4.7.3　治疗的未来

如前所述，痛风发作是由 NLRP3 炎症小体激活所驱动的，这会导致 IL-1 上调和炎症级联反应（图 4.2）。虽然间接影响这种级联反应的疗法目前已用于治疗痛风发作，但对于传统药物有不耐受或禁忌证的患者，一种新的口服 NLRP3 炎症小体阻滞剂已在 2 期试验中取得成功。这种口服的活性小分子达泮舒腈（dapansutrile）是一种 β- 磺酰腈化合物，可选择性抑制中性粒细胞和巨噬细胞中的 NLRP3 炎症

小体。在最近的一项开放标签 2a 期试验中，34 例患有单关节、经晶体确诊正在发作的痛风患者被分成 4 组，每天服用 100 mg、300 mg、1000 mg 或 2000 mg 剂量的达泮舒腈，持续 7 天[50]。在第 3 天和第 7 天，患者的疼痛和炎症标志物有所减少，血浆 IL-6 水平也有所降低。与服用秋水仙碱的患者情况相似，22.2% 的患者出现胃肠道不适。每天服用 1000 mg 组中的一例患者在最后一次服用达泮舒腈的 18 天后出现心肌梗死。未来的研究将评估这种药物在治疗急性

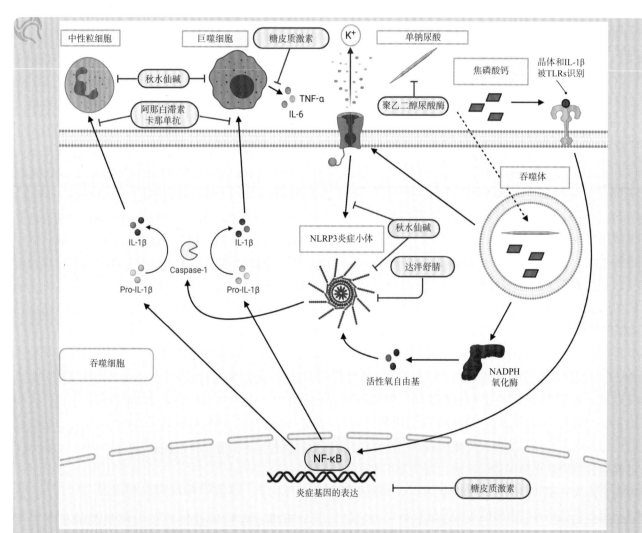

晶体被吞噬后从吞噬泡中逃脱导致钾外流，并通过 NADPH 氧化酶产生活性氧自由基。两个事件都会触发 NLRP3 炎症小体的聚集和 Caspase-1 的激活。Caspase-1 会将前白细胞介素 -1β（Pro-IL-1β）裂解成生物活性的 IL-1β。IL-1β 以自分泌和旁分泌方式作用，刺激中性粒细胞、巨噬细胞和内皮细胞增加炎症反应。秋水仙碱抑制了 β- 微管蛋白聚合成微管，阻止了中性粒细胞的转移和颗粒释放。秋水仙碱也可能干扰炎症小体的聚集及 NF-κB 向细胞核的转运和易位。阿那白滞素是一种 IL-1 受体拮抗剂。卡那单抗是一种单克隆抗体，与 IL-1β 结合，抑制其与 IL-1 受体的作用。皮质类固醇具有多模式抗炎作用，包括干扰 NF-κB 介导的基因转录和抑制炎性细胞因子（如 TNF-α 和 IL-6）。普瑞凯希是一种重组尿酸氧化酶，其功能是将尿酸转化为水溶性代谢物尿囊素。达泮舒腈选择性地抑制中性粒细胞和巨噬细胞中的炎症小体。

图 4.2　通过激活 Toll 样受体或吞噬单钠尿酸盐和焦磷酸钙晶体引发的炎症小体介导的炎症

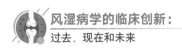

发作和预防急性发作方面的效果，为不断增长的抗炎药物库增添新的治疗选择[51-52]。

4.7.4　预防普瑞凯希的免疫原性

抗聚乙二醇酶抗体不仅导致输液反应，而且与药物疗效的丧失相关。病例报告、病例系列和开放标签试验报告了免疫抑制药物（通常用于自身免疫性风湿病）在预防抗聚乙二醇酶抗体产生方面的成功应用。免疫抑制剂也可用于减少或替代输注前激素的使用。这些药物包括甲氨蝶呤、硫唑嘌呤、来氟米特、环孢素、他克莫司（tacrolimus，TAC）和霉酚酸酯[53]。甲氨蝶呤因其在炎症性关节炎中预防针对 TNF 抑制剂的人类抗嵌合抗体的产生而受到特别关注。MIRROR 试验是一项多中心、开放标签试验，研究每周服用甲氨蝶呤 15 mg 对普瑞凯希治疗反应的影响。14 例服用甲氨蝶呤患者中有 11 例（78.6%）在第 6 个月保持反应，而在历史对照中，单独服用普瑞凯希患者的这一比例为 42%[54]。Khanna 等的 RECIPE 试验表明每天 2 次 1000 mg 的霉酚酸酯在维持普瑞凯希治疗反应方面具有相似的疗效。霉酚酸酯组中 86% 的受试者在 12 周时达到了血清尿酸 ≤ 6 mg/dL，而对照组中只有 40% 的受试者达到了血清尿酸 ≤ 6 mg/dL[55]。此外，在形成抗药抗体的患者中，添加免疫抑制剂可以重新获得普瑞凯希治疗反应，而不会产生不良反应[54, 56]。

目前正在进行的 MIRROR 随机对照试验（Mirror-RCT）已经招募了 152 例患者，以比较甲氨蝶呤与安慰剂对普瑞凯希耐受性和疗效的影响。如果通过使用免疫抑制剂，患者对普瑞凯希的耐受性有所提高，我们可能会预先选择某些患有严重痛风石的患者，并在过渡到黄嘌呤氧化酶抑制剂之前，先接受几个月的普瑞凯希作为减积剂治疗，以更快地降低总体尿酸盐负荷，而不会受到普瑞凯希的不良反应影响。

4.7.5　针对系统性炎症以改善心血管结局

目前的指南建议在开始降尿酸治疗后的前 3 ~ 6 个月继续进行预防性治疗。基于痛风特异性研究及 COLCOT 和 LoDoCo2 等试验，风湿病学家可能会保留秋水仙碱用于痛风和合并冠状动脉疾病患者的长期治疗，以实现心血管疾病的二级预防。降尿酸治疗是否会改善心血管结局是另一个悬而未决的问题。从理论上来说，高尿酸血症本身会营造一个全身的炎症环

境，然而，事实上很难将血清尿酸的影响与代谢综合征的其他组成部分分离开来。未来的研究将探讨降尿酸治疗在预防痛风和高尿酸血症患者心血管疾病方面的效果。

4.8　焦磷酸钙沉积病

4.8.1　既有知识概述

焦磷酸钙沉积病（calcium pyrophosphate deposition disease，CPPD）是几种临床综合征的总称，包括软骨钙质沉着症、急性焦磷酸钙（calcium pyrophosphate，CPP）晶体关节炎、慢性焦磷酸钙晶体炎症性关节炎、伴有焦磷酸钙沉积病的加速 OA 和严重的关节退化。急性焦磷酸钙晶体关节炎是一种自限性单关节炎或少关节炎，累及手腕、肘部、膝盖、脚踝和（或）足部。与痛风相比，急性焦磷酸钙晶体关节炎更常影响上肢，并且更局限于年龄较大的人群。焦磷酸钙晶体沉积通常是特发性的或与既往关节外伤有关。然而，钙和磷酸盐代谢紊乱及影响软骨的疾病可能使患者易患焦磷酸钙沉积病，包括甲状旁腺功能亢进症、低镁血症、低磷酸酯酶症、家族性低尿钙性高钙血症和血色素沉着病（表 4.1）。急性焦磷酸钙晶体关节炎的诊断是临床诊断，需辅以关节穿刺术和影像学检查。焦磷酸钙晶体在偏振光下呈弱正双折射。超声显示的软骨钙质沉着症在透明软骨中呈"玫瑰珠状"外观；X 线显示软骨有细小钙化。急性焦磷酸钙晶体关节炎发作的治疗类似于急性痛风发作的治疗。然而，目前没有溶解沉积的焦磷酸钙晶体的疗法。相反，频繁发作的患者须每天服用秋水仙碱以预防发作（表 4.2）。

4.8.2　遗传学和发病机制进展

近期，对焦磷酸钙沉积发病机制的研究表明 ANK（进行性强直蛋白，一种对细胞外无机焦磷酸盐调节至关重要的多通道跨膜蛋白）与焦磷酸钙沉积病的发病机制有关，在特定的家族群体中最为明显。其中一项研究检查了 24 例焦磷酸钙沉积病患者的关节组织，并通过免疫组化技术测量了 ANK 的表达，并与 OA 受试者和健康对照者进行了比较。在焦磷酸钙沉积病受试者中，所有接受检查的关节成分里均可观察到 ANK，包括软骨细胞、滑膜细胞、成骨细胞、焦磷酸钙沉积病晶体沉积物和焦磷酸钙沉积物周围的

细胞外基质。ANK 的表达在患有焦磷酸钙沉积病的受试者中更为突出，并且与晶体沉积量平行增加。通过原位杂交信号测量，人们发现 ANK mRNA 遵循与 ANK 蛋白相似的分布[57]。

虽然焦磷酸钙沉积病的一种家族类型"软骨钙质沉着症 2"（CCAL2）与 ANKH（进行性强直蛋白同源基因——本质上是人类的 ANK）中的功能获得性突变有关，但第二种家族类型 CCAL1 背后的遗传学直到 2018 年才被阐明。TNF 受体超家族成员 11B（TNFRSF11B），也就是编码骨保护素的基因，后来在几个家族群体中被鉴定为 CCAL1 发展中独立于 ANKH 的途径。TNFRSF11B 基因突变是一种功能获得性突变。它通过一种未知机制促进焦磷酸钙晶体形成 / 沉积，而不是直接作用于软骨细胞，从而导致软骨下骨的骨转换增加，继而使关节微环境发生变化[58]。

4.8.3 治疗进展

初步证据似乎表明低剂量甲氨蝶呤对慢性焦磷酸钙关节炎有益。但一项双盲、交叉随机对照试验未能支持疗效。在该试验中，26 例复发性急性焦磷酸钙关节炎或持续性慢性焦磷酸钙关节病的患者被随机分配接受为期 3 个月的每周皮下注射甲氨蝶呤或安慰剂治疗，随后是 2 个月的清除期和另外 3 个月的交叉治疗期。在主要终点 DAS44 评分（综合疾病活动评分）方面，甲氨蝶呤和安慰剂之间没有差异[59]。

阿那白滞素可超说明书用于痛风发作，并被认为在急性焦磷酸钙关节炎中具有相似的疗效。在俄勒冈健康与科学大学医院和波特兰退伍军人医疗保健系统，一项回顾性病例研究确定了接受急性晶体性关节炎治疗的患者。91 例确诊的患者中有 11 例接受了急性焦磷酸钙关节炎治疗，在研究期间共有 14 次发作。大约 79% 的发作对阿那白滞素有反应，但需要注射 2 ～ 4 剂才能产生反应。另一项对 33 例经一线治疗未改善的急性焦磷酸钙关节炎的回顾性研究表明，根据医师评估，阿那白滞素的疗效为 82%[60]。阿那白滞素耐受性良好，受试者的压痛关节计数、肿胀关节计数和疼痛视觉模拟量表评分均有所降低[61]。

4.8.4 焦磷酸钙沉积病的未来方向

4.8.4.1 影像学进展

焦磷酸钙晶体的新成像模式即将出现，有望减少

阅片者间的差异并允许区分焦磷酸钙沉积病和痛风。这一点尤为重要，因为焦磷酸钙晶体由于双折射性较弱，在光学显微镜下可能会被遗漏。拉曼光谱已被研究用于检测体内小关节和体外滑液样本中的单钠尿酸盐晶体。这项研究现在正在焦磷酸钙沉积病中进行外推和验证。该技术最初是为研究而开发的，其原理是晶体等材料在受到能量照射时，根据其分子键的偏振性，具有独特的光吸收和散射曲线。拉曼光谱在即时检验应用中仍处于初级阶段，但未来的发展可能会减少成本和时间，从而无须对显微晶体进行鉴定。无透镜显微镜是另一种技术，它能以数字形式呈现全息图，视野较广，不受传统显微镜功率的限制[62]。随着这项技术的发展，其速度和相关成本与传统光学显微镜相比更具有竞争力。最重要的是，提高识别和鉴定焦磷酸钙晶体的能力将有利于招募患者参与治疗研究，从而更有效地提高诊治这种疾病的能力[63]。

4.8.4.2 焦磷酸钙沉积病的治疗目标

托珠单抗是一种单克隆 IL-6 抑制剂，已在一项小型开放标签试点研究中被用于复发性急性或慢性焦磷酸钙沉积病。该研究纳入了 11 例既往治疗失败、传统疗法无法耐受或禁忌的患者。3 个月的托珠单抗治疗改善了患者的整体疾病活动度，但需要更多研究来验证。在取得这一成功之前，同样通过抑制 IL-6 发挥作用的 JAK 抑制剂口服药也可能是有用的[64]。

焦磷酸钙沉积病的最终治疗目标是模拟痛风并开发能够预防或溶解焦磷酸钙晶体的疗法，从而预防未来的发作。为此，必须准确了解无机焦磷酸盐过多的病因。根据我们目前对参与焦磷酸钙形成过程基因的认识，ANKH 和骨保护素都是潜在的药理靶点。通过作用于 ANKH、ANK mRNA 或 ANK 有效抑制无机焦磷酸盐转运到细胞外会阻止焦磷酸钙晶体形成，因为无机焦磷酸盐是主要的限速底物。ANKH 抑制剂必须被软骨细胞选择性吸收或直接注射到膝关节以免产生全身毒性。

防止细胞外 ATP 水解是减少细胞外无机焦磷酸盐的另一种机制。特拉维夫医疗中心和大学研究者对外核苷酸焦磷酸酶 / 磷酸二酯酶 1（eNPP1）进行了研究，这是软骨细胞和软骨衍生基质囊泡中的主要外焦磷酸酶。作为概念性验证，它专有的核苷酸类似物和 eNPP1 抑制剂 SK4 减少了人软骨细胞离体 ATP 的水解作用。焦磷酸酶的抑制必须进行微调，因为无机

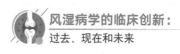
焦磷酸盐的显著减少可能会通过改变无机磷酸盐/无机焦磷酸盐的比率来促进碱性磷酸钙（basic calcium phosphate，BCP）在关节和其他组织（如血管）中的沉积。降低关节内无机焦磷酸盐可防止进一步结晶，但可能不会影响已经形成的焦磷酸钙沉积物[65]。

另一个值得研究的有趣概念性疗法是地舒单抗，它是一种通过结合和抑制骨保护素配体（RANKL）来模拟功能性骨保护素的单克隆抗体。虽然地舒单抗用于骨质疏松症的治疗相对安全，但尚未有研究人员对其在焦磷酸钙沉积病中的疗效和安全性进行严格的研究。骨保护素作为替代药物靶点，它在焦磷酸钙沉积病中的作用可能不如 ANK。

无机焦磷酸盐和尿酸成核并结晶的机制尚不清楚。对肾结石的研究能够深入地了解晶体形成的潜在生化机制，从而提出新的抑制靶点。化学家和肾病学家一直在对草酸钙和胱氨酸结石结晶的抑制剂进行深入研究[66]。这些发现可以外推以寻找焦磷酸钙沉积抑制剂，就像尿酸氧化酶作用于痛风石一样[67-69]。

4.9 不常见的晶体性关节炎

4.9.1 已有知识概述

4.9.1.1 碱性磷酸钙晶体

碱性磷酸钙晶体相关性关节炎是由非晶态的微小结晶引起的，因其体积小且缺乏双折射性，这些结晶在显微镜下难以识别。茜素红染色是目前碱性磷酸钙晶体检测的"金标准"。碱性磷酸钙晶体相关性关节炎类似于痛风，其中一个著名的变异形式是密尔沃基肩综合征，会导致肩部的破坏性关节炎（表 4.1）。

4.9.1.2 草酸钙结晶

草酸钙结晶相关的炎症性关节炎常见于足部，伴有腱鞘炎。晶体的特征是双锥形或信封形，并在终末期肾病或原发性高草酸尿症中蓄积。

4.9.1.3 胆固醇结晶

胆固醇结晶存在于慢性关节积液的滑液中，常见于 RA。它们可能会与焦磷酸钙晶体混淆，因其看起来不规则或矩形、小且双折射弱（正或负）。

4.9.1.4 皮质类固醇晶体

类固醇晶体诱导的关节炎发生在一小部分患者关节腔内注射皮质类固醇后，并在 24 h 内自行消退。晶体的形成是因为皮质类固醇不溶于利多卡因。

4.10 碱性磷酸钙晶体

4.10.1 发病机制进展

在过去 10 年中，我们对碱性磷酸钙晶体的理解不断发展，这表明碱性磷酸钙与 OA 的发病机制和进展有关。碱性磷酸钙晶体在 OA 关节中比既往所知的更为普遍。在一个德国队列研究中，当使用数字接触放射影像技术分析双侧肱骨头样本时，在 98.9%（89/90）的个体中发现了肱骨头的关节软骨钙化，后来在组织学染色中显示为碱性磷酸钙。软骨钙化的量与受试者的组织学 OA 等级相关，表明可能存在因果关系[70]。

进一步的研究详细阐明了碱性磷酸钙晶体诱导炎症的机制及其与 OA 的关联性。Cunningham 及其同事证明了碱性磷酸钙晶体可抑制 IL-6 和 INF-γ 的抗破骨细胞生成作用，揭示了一种将晶体与 OA 的发展联系起来的潜在机制。传统上，碱性磷酸钙晶体相关的炎症被认为继发于 NLRP3 炎症小体激活，然而，这已成为一个有争议的领域[71]。Corr 及其同事最近证明，通过激活膜近端酪氨酸激酶 SYK（脾脏酪氨酸激酶）和 PI3K（磷酸肌醇 -3 激酶），碱性磷酸钙晶体从而经由一种替代的、与受体无关的机制来刺激人类巨噬细胞和树突状细胞。作者提示这些信号分子的下游效应包括 IL-1α、IL-1β、损伤相关分子 S100A8 和 MMP-1 的产生[72]。

其他研究侧重于炎症和病理性钙化之间的正反馈回路。葡萄牙阿尔加维大学的研究人员假设，维生素 K 依赖性富含 γ- 羧基谷氨酸的蛋白质（GRPs）是在人类巨噬细胞/单核细胞中持续合成的，并在细胞活化时上调。GRPs 不仅可以通过减少巨噬细胞/单核细胞中炎症介质（如 TNF-α、PGE2、IL-1β、NF-κB）的产生来发挥内源性作用，也可以被释放到细胞外覆盖碱性磷酸钙晶体，并抑制细胞外基质钙化来发挥外源性作用。这些过程是碱性磷酸钙晶体相关性关节炎和 OA 的潜在治疗干预的可行靶点[73-74]。

4.10.2 治疗进展

在痛风和焦磷酸钙沉积病之外的碱性磷酸钙和其

他晶体性疾病中，很少进行精心设计的临床试验。由于这些疾病相对不常见，因此，很难设计合适的试验并获得足够的资金。此外，临床或显微镜下识别这些晶体疾病的难度增加，更难找到和招募患者进行研究。

钙化性关节周围炎

一项由来自韩国的 10 例患者组成的小型回顾性研究表明，保守治疗是急性钙化性手关节周围炎有效的一线治疗建议[75]。保守治疗包括对患肢进行热敷或温水浴、非甾体类抗炎药及 3 个月的有限锻炼。如果 3 个月后病情有所改善，除了继续每天服用非甾体类抗炎药，还需要逐步进行关节活动范围内的锻炼，而不是进行介入手术治疗。VAS 评分和 X 线成像上的钙化在 3 个月和 6 个月时均有所减轻，并在 9 个月时有改善的趋势。

4.11　未来发展方向

4.11.1　检测晶体沉积

调整衰减参数的能力正在迅速扩展 DECT 的潜力，包括识别各种钙晶体。在 Pascart 及其同事的一项研究中，DECT 能够将 23 例受试者的钙化性关节周围炎中的碱性磷酸钙与焦磷酸钙晶体沉积区分开来[76]。晶体通过抽吸、手术或灌洗术等措施获得，并使用拉曼光谱进行鉴定。DECT 鉴别两种类型的晶体，ROC 曲线下方面积为 0.83，相关敏感度为90.9%，特异度为 64.6%。随着我们在调整 DECT 设置和解释结果方面获得更多经验，它可能成为区分许多晶体性关节炎的一线成像方式。

光谱光子计数放射成像（spectron photon-counting radiography，SPCR）是一种新型成像技术，正在应用于所有医疗领域，包括血管成像和晶体检测。SPCR 使用光子计数探测器来分析每个 X 射线光子，与传统 CT 相比具有空间分辨率高的优势。在一项概念验证研究中，SPCR 在通过有效原子序数区分含钙晶体（焦磷酸钙和羟基磷灰石）和单钠尿酸盐方面具有类似于 DECT 的诊断准确性。与 DECT 相比，SPCR 的优势可能在于能以更少的辐射生成更高分辨率的图像[77]。然而，该技术仍处于初级阶段。

4.11.2　治疗慢性钙化性关节周围炎

西咪替丁（组胺 H_2 受体拮抗剂）或由西咪替丁开发的药物有望用于治疗慢性钙化性关节周围炎和其他类型的营养不良性钙化。在一项包含 5 例慢性钙化性肘关节周围炎患者的病例系列研究中，每天服用 400 mg 西咪替丁可改善所有患者的疼痛和钙化程度。所有患者在 3 个月内（平均 1.8 个月）疼痛完全消退，钙化成像消退平均时间为 5.1 个月[78]。这些初步结果特别值得探索，因为针对碱性磷酸钙晶体的具体作用机制尚不清楚。可能的解释指向西咪替丁在病例报告中具有降低血清甲状旁腺激素作用及在动物模型中具有抗炎作用。

4.12　回顾：潜在挑战、经验教训及乐观的理由

过去几十年有关晶体性关节炎的进展表明，结晶沉积及其相关炎症比最初假设的更为复杂。了解晶体形成的病因和发病机制，以及对这些晶体的免疫反应，是适当管理这些疾病的关键，目标是溶解病理性晶体。对遗传学、微生物组和成像进展的研究可以帮助实现这一目标。在晶体疾病中，痛风是研究和了解最多的，但我们对其他疾病的了解也还在不断加深。尽管关于晶体性关节炎还有很多问题有待发现，但未来是美好的。

4.13　致谢

感谢 Michael Pillinger 博士对本章的审阅，以及对编辑的帮助。

参考文献

第五章

骨关节炎

Marc C. Hochberg, Virginia Byers Kraus, Stefan Lohmander, Ali Guermazi,

Frank W. Roemer, and Ali Mobasheri

胡新茹　许灵莹译，郑宝林　卢俊光校

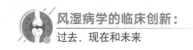

5.1 简介

OA 是一种最常见的关节炎，影响了全世界 5 亿人[1]。它比其他肌肉骨骼疾病可造成更多的疼痛和功能残疾，并且消耗大量社会资源和经济成本[2]。自从国际骨关节炎研究学会（OARSI）成立 25 年来，我们对 OA 病理生理学的认识逐渐加深，从"退行性关节炎"到一种软骨合成分解代谢稳态失衡的生化活性和生物力学之间持续相互影响的疾病[3]。与 OA 发展相关的风险因素已得到确认，包括年龄[4]、肥胖[5]、性别[6]、既往关节损伤[7-8]、半月板损伤[9]、关节紊乱[10]、错位[11]、遗传学[12]、骨形态（包括解剖畸形）[13]、肌肉减少和无力[14] 及代谢性疾病等[15-17]。虽然 OA 可影响包括手部关节在内的任何滑膜关节，但是根据 2010 年[18] 和 2017 年[19] 全球疾病负担的研究显示，膝 OA 是最大的社会负担。

尽管机械紊乱是 OA 进展的主要因素，但炎症在 OA 的发病机制和进展中同样起到关键作用[20-21]。然而，OA 相关的炎症与 RA 及其他炎症性关节炎相关炎症的类型和严重程度有所不同[22]。人们逐渐认识到"低水平"炎症和调节炎症的固有免疫机制密切相关，这不仅与 OA 中的关节疼痛和疾病进展有关[23]，而且与既往的关节创伤和关节组织的生物力学受损也有关联[24-26]。持续的滑膜炎及软骨下骨的损伤在关节破坏中起主要作用，这种现象在膝 OA 中更为明显[27-28]。半月板损伤与 OA 进展的关联凸显了半月板功能及其在关节中的生物力学作用[29-31]。因此，半月板也可能参与 OA 的机械炎症过程[32]。

OA 中"低水平"炎症过程的另一个重要触发因素是滑膜[23-33]。有证据表明关节软骨、软骨下骨和滑膜之间存在相互影响[34]。在 OA 中已发现不少于 12 种不同类型的滑膜细胞，其中有大量免疫细胞(13%)，包括促炎（产生细胞因子）和免疫调节巨噬细胞［产生硫氧还蛋白相互作用蛋白（TXNIP），即 NF-κB 活性抑制剂］[34]。机制证据来自体外和动物实验，临床证据来自对 OA 患者的研究[34-35]。滑膜细胞，尤其是 A 型巨噬细胞样滑膜细胞，可能是关节内促炎介质的主要来源[36]。此外，在经典活化（M1 型）和替代活化（M2 型）巨噬细胞中促炎性细胞因子产生过程存在差异[37-38]。巨噬细胞极化可能也是与新兴的靶

向治疗相关的议题。最近的研究结果表明，中性粒细胞在无菌炎症过程和 OA 进展中的作用未获重视，而中性粒细胞和巨噬细胞群体在 OA 的发病机制和恶化中具有明显的协同作用[39]，这些发现可用于识别那些可能具有快速进展高风险的患者，以及用于正在进行的旨在区分 OA 的不同分子内型和临床表型的研究[40-41]。

分析平台、成像技术和 AI 的进步影响了我们对 OA 的认识。技术的不断进步使我们有机会以几十年前无法做到的方式来研究这种疾病，这包括但不限于了解更多关于关节组织的基本生物学，如何刺激它们修复或再生，如何使用生物学或影像学生物标志物早期诊断疾病，以及识别和测试各种治疗靶点。在本章中，我们从 OA 的最新定义开始，概述最新发布治疗指南的主要特点，强调早期分类的重要性，并探讨生化标志物和成像方式的重要作用，通过对复杂发病机制理解的深入，以及对未来临床试验的完善，试图解开"OA 冰山"（图 5.1）的全貌。

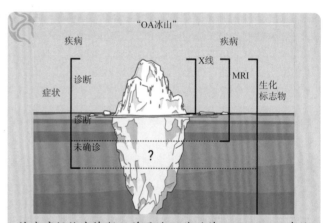

该疾病经临床诊断，并通过 X 线确诊，而 MRI 具有检测早期结构变化的能力。"冰山"的最大部分位于水平线以下，这是 MRI 和生化标志物有助于 OA 早期诊断的部分，但仍有可能出现过度诊断并导致过度治疗[42]。

图 5.1 由 Virginia Byers Kraus 提出的"OA 冰山"概念强调了使用生化标志物进行 OA 早期诊断的潜力

5.2 骨关节炎的更新定义和治疗指南

根据 OARSI 的定义，OA 是一种涉及活动关节的疾病，其特征是由微观和宏观损伤引发的细胞应激和细胞外基质（ECM）降解，从而激活适应性不良修复反应，包括固有免疫的促炎通路。该疾病最先表现为分子紊乱（关节组织代谢异常），然后出现解剖

和（或）生理紊乱（以软骨退化、骨重塑、骨赘形成、关节炎症和正常功能丧失为特征），最终导致疾病。

OA 的特征是中重度关节疼痛、活动受限、身体残疾、健康相关生命质量下降及死亡率升高[2]。Cross 团队利用 2010 年全球疾病负担（Global Burden of Disease，GBD）研究的数据，报告了髋 OA 和膝 OA 的患病率[18]。全球症状性放射性髋 OA 的标准化患病率为 0.85%，没有证据表明从 1990—2010 年其患病率有变化。女性的年龄标准化患病率高于男性，并随着年龄的增长而持续升高。全球症状性膝 OA 的年龄标化患病率为 3.8%，没有证据表明 1990—2010 年其患病率有变化。女性的年龄标准化患病率高于男性，50 岁及以上人群患病率较高，但没有随着年龄的增长而进一步升高。以残疾生活年限作为衡量，2010 年髋 OA 和膝 OA 在全球致残因素中从 1990 年的第 15 位上升到了第 11 位。

根据 2017 年 GBD 研究数据，Safiri 团队估计，髋 OA 和膝 OA 的年龄标准化患病率合计为 3754.2 例 /10 万人，女性患病率高于男性，并且随着年龄的增长而升高[19]。他们注意到该患病率与 1990 年的估计值相比有所增加，但由于方法上的差异，无法直接将其与 2010 年 GBD 研究的结果进行比较。

Leyland 团队对包括 10 000 多例受试者在内的 6 个队列研究进行了个体患者数据荟萃分析，以研究膝 OA 与死亡时间的关系[43]。该队列研究有 3 个来自美国，另外 3 个分别来自中国、塔斯马尼亚及英国。影像学膝 OA、症状性膝 OA 和症状性影像学膝 OA 的粗略双变量风险比（95%CI）分别为 1.41（0.98，2.01）、1.42（1.13，1.79）和 1.94（1.58，2.39）。在调整年龄、性别、种族、体重指数、吸烟、饮酒、心血管疾病和糖尿病后，虽然有症状和无症状影像学膝 OA 的风险比（95%CI）有所减弱，但仍然具有显著性，分别为 1.35（1.13，1.63）和 1.37（1.22，1.54）。Barbour 团队先前根据骨质疏松性骨折研究的数据表明，放射学髋 OA 与全因和心血管死亡风险增加存在关联；调整后的风险比（95%CI）分别为 1.14（1.05，1.24）和 1.24（1.09，1.41）[44]。髋关节和膝 OA 患者的超额死亡率至少可以部分解释为：由于较低水平的身体活动及镇痛剂的使用，包括非甾体类抗炎药和阿片类镇痛药[45-46]。

美国风湿病学会 / 关节炎基金会（American College of Rheumatology/Arthritis Foundation，ACR/AF）

和 OARSI 最近发布了最新的 OA 管理建议，强调包括非药物和药物治疗在内的多学科方法[47-48]。OARSI 针对 OA 患者提出了一套核心治疗方案，包括患者教育、锻炼计划和饮食体重管理（仅限膝 OA），然后根据患者的表型（无共病、无胃肠道或心血管并发症，无虚弱或广泛的疼痛和抑郁）进行分层（1A、1B 和 2 级）管理[49]。ACR/AF 强烈推荐髋 OA 或膝 OA 患者进行运动、制订自我效能和自我管理计划、减肥、打太极拳和使用手杖等，有条件地推荐认知行为疗法、针灸和平衡训练。建议膝 OA 患者使用康复贴治疗、使用髌骨护具和练习瑜伽。强烈推荐外用非甾体类抗炎药用于膝 OA，并强烈推荐口服非甾体类抗炎药和关节内类固醇注射治疗髋 OA 和膝 OA，有条件地推荐使用对乙酰氨基酚、曲马多和度洛西汀等。ACR/AF 还提出了对手 OA 患者的管理建议[47-48]。

值得注意的是，ACR/AF 和 OARSI 的建议都不包括那些已经被证明可以减缓 OA 结构性进展的方法，因为目前 EMA 或美国 FDA 均未批准用于这类适应证的药物[50]。改变病情的抗 OA 药物（disease-modifying OA drugs，DMOADs）的开发有一些监管障碍，包括除了对结构性生物标志物（如能被定量 MRI 测量的放射学关节间隙狭窄或软骨增厚）有影响，还需要证明其与临床结局相关[51]。最近的几篇论文回顾了支持药物功效的证据，这些药物可以通过抑制降解细胞外基质成分的酶来减缓软骨退变，或通过合成代谢效应增加软骨厚度，或改变软骨下骨的代谢和微观结构[52-55]。在编写本章时，有希望的靶点包括用 lorecivivint 调节 Wnt 信号通路[56-57]；用部分转导表达 TGF-β 的软骨细胞调节其信号通路[57]；用成纤维细胞生长因子 18（FGF-18）[58-59]刺激细胞外基质软骨细胞合成，并通过抑制组织蛋白酶 K[60]调节软骨和软骨下骨代谢。

为了与本书的主题保持一致，下文将分为 3 个部分：过去、现在和未来。我们将重点关注早期 OA、生化和影像学生物标志物。在讨论当前对本病的认识之前，我们先回顾过去的实践和概念，再讨论当前对本病的认识，最后推测未来的发展。

5.3 早期骨关节炎

过去：既往，常规 OA 管理往往是消极和被动的，被视为不严重的疾病采取"观望态度"，因此，除了

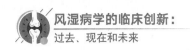

全关节置换外，对于严重终末期 OA 的患者，治疗往往束手无策。这种治疗偏差主要是由于我们通常以药物为主导的医疗保健系统、镇痛药疗效不佳及没有 DMOADs 获得监管机构批准所造成的[61]。

现状：尽管人们普遍认为有效处理膝 OA 方面存在缺陷，但我们仍有可行手段可用于 OA 患者的管理，以减轻疾病负担[49]。包括但不限于教育计划、个性化锻炼计划、减肥和改变生活方式、加强对计划的应对和管理，以及必要时使用局部或全身镇痛药物。的确，其中许多已被纳入主要医学协会发布的临床指南中。虽然这些管理计划可能会对疾病的多方面有所帮助，但要有效将其实施和患者的依从性仍然是主要障碍[62-65]。近年来我们也制订出一些措施，以克服这些障碍[66-69]。

早期干预即在疾病的早期阶段积极地识别和治疗，现已被风湿关节炎、糖尿病、阿尔茨海默病和心血管疾病等疾病管理所接受。与上述疾病类似，OA 的病程呈现为从危险因素和临床前期的存在，到疾病的早期症状和体征，再到确诊和终末期疾病的连续进展过程。对 OA 似乎应该采取与其他疾病类似的积极管理手段：在慢性疼痛、疾病进展和严重关节破坏之前，对 OA 进行早期干预，才有可能获得成功[42, 70]。

OA 早期干预非常重要，因为它提供了需要改变生活方式的机会。此外，在早期阶段就能识别 OA 也许有助于我们更好地理解导致疾病进展为更严重阶段的初始细胞和分子病理过程，并通过测试特定分子通路在早期 OA 发展中的作用机制，为开发靶向疗法提供了可能性，从而为未来开发出针对特定分子途径的 DMOADs 药物奠定了基础[71-72]。

未来：膝关节临床 OA 的 ACR 分类标准是在专业背景下制定的，以区分 OA 和 RA，并纳入骨赘[73] 这一结构变化的特征，这也是我们现在预防的目标。我们建议新的标准应该针对初级 / 家庭护理环境中的症状性早期 OA 患者，他们大多数在此寻求治疗。分类标准旨在为流行病学、自然病史和干预研究明确更同质的患者群体。新标准还有助于有症状的早期 OA 做出常规诊断，从而为早期管理这些患者提供机会。该标准应可靠、普遍适用、切合临床，并尽可能精准。目的是将早期放射前症状性膝 OA 患者与因其他原因（包括炎症性关节炎等其他关节疾病）所导致的膝关节症状区分开来。这是一项艰巨的任务，因为目前尚无定义早期膝 OA 的"金标准"。可以探索几种方法，包括对现有膝关节队列进行经典统计回归分析（如 OA 倡议）或采用德尔菲方法通过专家共识建立一个"金标准"[74-75]。最终的分类标准应由专家和权益相关者组成的多专业小组制定和发布。使用更先进的方法将其进一步分层（如 MRI 和生化标志物），以识别出具有高风险进展的亚组患者。然而，本章所讨论的建议可能会扩大 OA 疾病定义的范围，从而带来过度诊疗的风险[76]（图 5.1）。

5.4 骨关节炎的生化指标

生化标志物（也称为分子标志物、特征分子或生物标志物）是在体液或组织中发现的生物分子，可作为生理和病理过程的指标。它们可以被定义为"具有客观测量和评估的特性，并可作为正常生理和病理过程或药物治疗干预反应的指标"[77]。因此，生物标志物可用于观察患者对疾病或疾病新的治疗和干预措施的应答情况。在 OA 患者中，生物标志物可用于了解疾病的发病机制、研究进展和确定分子内型[78-79]。生物标志物已被非常有效地用于鉴定其他疾病领域的分子内型和临床表型。例如，在哮喘中，生物标志物已被用于鉴定具有重症哮喘特征的表型和内型[80-81]。然而，在 OA 领域我们已经明显滞后，需要加快步伐，迎头赶上，寻找更有效的生物标志物以加强临床试验和促进药物开发。早期 OA 的生物标志物是一项尚未满足需求的研究工作，需要更多的努力以确定 OA 发病机制中与早期事件相关的生物标志物。

过去：OA 也许可以通过生物方法改变，而不是"衰老或损伤而无望的疾病"，这一观念起源于 20 世纪 30 年代至 20 世纪 70 年代对结缔组织的结构和化学理论[82]。此外，对关节器官组织的生物化学认识也为 OA 应用提供了信息量丰富的生物标志物。20 年前，Ⅱ 型胶原 C- 端肽片段成为 OA 的最佳生物标志物[83]。而在这 20 年里，生物标志物因其有助于了解 OA 的发病机制[40, 78]和促进临床试验成功的作用[50, 84]而日益受到青睐。OA 的异质性为利用分子水平生物标志物进行内分型提供了强有力的依据，也凸显了这一手段的必要性[41, 85-86]。

现状：对关节组织生化成分的更广泛认识，极大地促进了分子水平生物标志物的开发。对 OA 发病机制的深入理解也有助于生物标志物策略的发展。事实上，基于组织代谢和（或）炎症的分子生物标志物的

OA 分子分类法[40]，就是目前生物标志物日益显现其重要性的证据。OA 中的生物标志物是围绕关节器官多个组织代谢这一概念而制定的。因此，我们现在有了反映滑膜炎症、软骨退变、软骨合成和骨转换的生物标志物[87]。在 BIPEDS 分类框架[84]（总结支持疾病负担、研究、预后、干预有效性、诊断和（或）安全生物标志物状态数据的术语）下，任何生物标志物的现有数据和效用都可以很容易被总结出来[87-88]。迄今为止，尿液排泄的 CTX Ⅱ（uCTX Ⅱ）——一种 Ⅱ 胶原蛋白的降解产物，已经成为一个与 OA 相关并满足多项 BIPEDS 标准的生物标志物，而且在多项药理学临床试验中已证明了 uCTX Ⅱ 的良好效能[89]。反映 Ⅱ 型胶原蛋白转换的可溶性生物标志物数据有力地支持了 OA 发病机制中稳态失衡理论。例如，OA 进展的特征是软骨降解增加（反映胶原蛋白降解的 uCTX Ⅱ 升高）和软骨合成减少［反映胶原蛋白合成的血清 Ⅱ A 型前胶原氨基端肽（P Ⅱ ANP）含量降低］[90-92]。许多生长因子的多种基因多态性（恒定 DNA 生物标志物）与 OA 易感性的关联也支持软骨合成低下在 OA 病因学中的作用。例如，迄今为止，在与 OA 相关的 90 多个位点中，有 7 个基因位于 TGF-β 超家族或 TGF-β 通路中[93]。

令人振奋的是，一些可溶性生物标志物，包括高 uCTX Ⅱ[94] 和高血清软骨酸性蛋白 1[95] 均预测了在随后的 2 ~ 15 年 OA "关节死亡" 的 "确切" 结局，即全关节置换。新的生物标志物软骨酸性蛋白 1，是一种糖基化的软骨钙结合蛋白，最初被确定为间充质干细胞软骨细胞发育的标志物[96]，与人 OA 软骨的非病变区域相比，在病变区中表达上调[97]。两种 OA 相关生物标志物对临床关节置换术的强相关的预测能力提示，除了将其作为药物开发工具来丰富进展者的临床试验，还可作为临床试验的观察指标。

未来：毫不意外，肿瘤学领域引领了生物标志物的开发及其在试验和临床管理中的应用。正如癌症治疗所展示的那样，生物标志物的使用预计将对未来的医疗保健产生深远的影响，它将从药物开发到疾病管理的各个阶段为研究人员和医师提供指导。创新肿瘤治疗的生物标志物开发正成为常态而非特例。2000 年，15% 的肿瘤学试验使用了生物标志物，而 2018 年，上升至 55%[98-99]。此外，2005 年，在各自标签中包含生物标志物策略的药物仅占美国 FDA 批准的新分子药物实体的 5%，到 2020 年则上升到 42%，其

中大部分新获批的药物在肿瘤学领域，这一经验为生物标志物在 OA 领域的发展方向和前景提供了令人振奋的典范。在肿瘤学领域，探索包括 MSI 和 NTRK 泛肿瘤生物标志物的试验大幅增长，两者都与泛肿瘤适应证的批准相关。OA 很少是孤立的，多部位 OA 更常见。我们能期盼泛 OA 生物标志物试验的到来吗？尽管生物标志物在 OA 研究、临床试验和药物开发中很重要，但它们尚未对 OA 的临床管理产生显著的影响。这很大程度上是由于 OA 生物标志物尚未能用于临床实践，即还没有针对特定生物标志物的药物。因此，药物和生物标志物的开发密切相关，相辅相成。

重要的是，生物标志物所驱动的临床试验和个性化医疗方法将有助于早期发现 OA，从而改善患者的预后。虽然生物标志物非常适合于 OA 的早期诊断，但它们目前仅被视为辅助性的[74]，部分原因是我们在诊断 OA 时对症状和体征的依赖有关。骨质疏松症是一种通过生物标志物（骨密度）来识别的无症状疾病，可作为 OA 的分子阶段（在通过症状或影像学明确诊断之前）的代表，它是一种内稳态失衡，反映了软骨更新过程中的无症状异常状态[20]。当我们评估疾病过程，而不仅仅是关注排除疾病时，OA 相关的生物标志物将发挥其作用，且需求广泛。

由于关节组织中有许多独特的蛋白质，我们可以通过系统性生物标志物来监测，甚至可以根据这些独特物质来监测特定的关节病情[100]。为了切实有效地完成这项任务，我们需要多重信息标记、泛 OA 和关节类型特异性生物标志物、在所有 OA 试验中获得的生物标志物数据，以及在试验中对疾病总体负担和疾病（所有研究参与者的受累关节）进行量化。我们还可能使用基于细胞外囊泡及其载体的第二代和第三代生物标志物来增强目前上市的 ELISA 试剂盒，包括蛋白质［如衰老相关分泌表型（SASP）蛋白］[101]、表观遗传标志物（如 microRNAs）[102-104]、代谢标志物[105-110] 和源自肠道微生物组的 OA 易感性生物标志物[111]。重要的是，这些下一代生物标志物不仅是 OA 的潜在生物标志物，还可能参与疾病过程。因此，我们可以预测，对 OA 发病机制的进一步了解和生物标志物的开发将同步协同推进，并为 OA 患者的临床管理创造更加美好的未来。

5.5 骨关节炎的影像学标志物

如前所述，OA 是一系列疾病的临床和病理表现，导致结构损伤，功能下降，最终出现滑膜关节障碍[112]。在过去的 10 年中，影像学方法的进步使我们对结构性 OA 发展的认识迅速加深，大型纵向观察性研究，如 OAI[2]，扩展了我们对疾病自然病程的理解[113]。近年来，基于技术进步和新改进的成像技术应用，成像领域，特别是 MRI 发展迅速，这包括但不限于组分和功能性 MRI 技术的开发，以及将基础科学中的进展转化到临床研究环境中。定量和半定量形态学 MRI 对疾病进展及其危险因素提供了重要的信息，而成分 MRI 则加深了我们对早期和潜在可逆结构改变的认识[114]。

5.5.1 X 线影像学

虽然 OA 是临床诊断，但在临床实践中，常规 X 线用于建立和确认 OA 的结构诊断并监测疾病的进展[73]。X 线片显示骨质特征，包括与 OA 相关的边缘骨赘、软骨下硬化和囊肿，并通过评估关节间隙宽度（joint space width，JSW）间接判断软骨厚度和半月板完整性。图 5.2 说明了在 JSW 测量中，半月板厚度和软骨丢失的相关性[115]。X 线影像学的主要缺点是在纵向研究中定位困难，对时间变化的敏感性低，无法评估软组织，后者可能是 OA 疼痛的来源[116]。JSW 的标准化测量是临床试验中评估关节间隙狭窄的必备条件[117]。目前已经引入了不同的 JSW 测量方法，包括最小 JSW、平均 JSW 或关节空间面积及特定位置的 JSW。从疾病管理的角度来看，要求药物应改善甚至使 X 线片上的 JSW 正常化（逆转病情进展），保持 JSW（阻止病情进展），或至少减缓预设的关节间隙损失量（减缓病情进展速度）[117]。此外，X 线片正常（Kellgren-Lawrence 0 级）也不能排

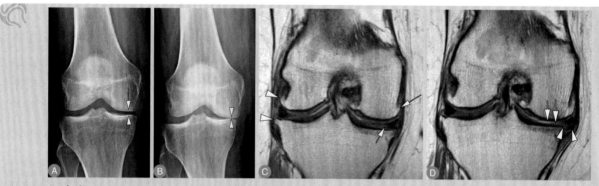

A. 来自 OA 倡议组织的一例 61 岁男性受试者的基线后前位 X 线显示离散分离的关节间隙内侧狭窄（箭头）。B. 2 年后，关节间隙明显消失，股骨内侧和胫骨几乎出现骨与骨之间的接触（箭头）。C. 基线时相应的冠状位加权 MRI 显示关节外侧边缘（短箭头）骨赘，股骨内侧（长箭头）也见离散游离骨赘，无软骨缺损，但有 1 处轻微的半月板水平撕裂达到内侧体的下表面（短箭头）。D. 2 年后与图 B 中 X 线同时获得的冠状位加权 MRI 显示明显的内侧半月板挤压（短箭头）和附带的负重股骨内侧软骨丢失（长箭头）。

图 5.2　X 线上 JSW 评估是反映软骨丢失和半月板病变的综合测量指标

除 MRI 显示关节内 OA 的病变[118]。

5.5.2　CT

CT 已用于研究 OA 相关的病变，包括骨小梁重塑、软骨下囊肿和骨硬化[119]。除软骨下骨改变外，CT 还可用于检测和定量相关组织矿化，如软骨钙质沉着症，这被认为在疾病的发生和发展过程中起着重要作用[120]。较新的专用四肢锥束 CT 系统可在负重和非负重体位下使用高空间分辨率 3D 成像检查膝关节和其他外周关节（图 5.3）[121]。锥束 CT 可以显示三维关节空间形态及其在负重过程中的变化，包括半月板的撕裂，且辐射量比传统多排 CT 系统更小[122]。CT 的主要缺点是软组织对比度低，无法评估骨骼以外的其他关节结构。

5.5.3　MRI

基于 MRI 的 OA 半量化评分是一种有价值的多功能关节评估方法，用于 OA 的横断面和纵向观察性研究（包括临床试验）[123]。半量化评分可以使用 MRI 采集技术对整个膝关节进行评估，这种技术已常规应用于临床中。文献研究表明，由 MRI 阅片专家对膝 OA 进行半定量评估是一种有效、可靠和反应

灵敏的方法，有助于研究人员了解这种复杂疾病的自然史，并在临床试验中评估潜在的药物疗效[124]。这些方法使我们能够清晰了解组织结构性损伤与疾病的临床表现，以及与提示疾病发生和发展形态学变化之间的联系（图 5.4）。最近，基于半量化评估，提出 OA 的 3 种主要结构表型，即半月板 / 软骨、软骨下骨和炎症[125-126]。这些结构表型的影像示例，如图 5.5 所示。这些表型可能以不同的方式进展，并可能成为未来治疗方法的不同组织靶点[127]。根据我们目前对 OA 异质性的理解，具有不同结构 OA 表型的患者可能会对目前正在研发的特定 DMOADs 产生不同的反应，并针对特定疾病机制进行个体化的治疗[128]。一种最新的半定量评分工具通过基于简化的 MRI 评估，实现对表型特征的描述，且结果快速、可靠性高、易于应用[126]。再结合加速图像采集，MRI 有望成为 OA 临床试验中患者结构分层的筛选工具。

软骨形态学量化需要分割透明软骨组织，并使用 MRI 数据集的三维特性将组织参数（如厚度、体积）作为连续变量进行评估[129]。软骨形态的定量测量需要高空间分辨率的 3D 成像序列，以足够的对比度显现骨-软骨界面和软骨表面[130]。图 5.6 显示了一个人工分割膝关节软骨的例子。由于膝关节可能在分区域水平上同时出现变薄和增厚，并且不同 OA 患者受软骨厚度变化影响的部位也不尽相同，因此，有学者提出了一种与部位无关的分析法，重点分析与部位无关的量值变化（软骨厚度增加和减少），以便对变化中的差异提供更高的敏感度[131-132]。软骨体积和厚度变化的定量测量已被用作干预试验的效果评估，例如，评估非甾体类抗炎药、昔布类（COX-2 选择性抑制剂）、体育锻炼、氨基葡萄糖和硫酸软骨素、雷奈酸锶、曲安奈德和补充维生素 D 的疗效。最近，与安慰剂相比，司瑞夫明在关节软骨保护和可能促进其生长方面显示出剂量依赖性的积极效果，并且作用持续 5 年之久[57-58]。

成分 MRI 可以在软骨形态丢失开始前的早期阶段发现软骨成分和超微结构的变化。成分 MRI 最适合评估有 OA 风险的个体或一些在 X 线平片或常规 MRI 上没有关节损伤证据的放射前期 OA 患者（图 5.7）。多种 MRI 方法可用于评估 OA 患者，包括 T_2^* mapping 成像、钠成像、T_2^* mapping 成像、gagCEST 成像、T_1-ρ 成像、扩散加权成像、超短回

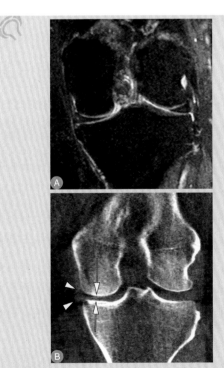

A. 冠状位 STIR MRI 显示半月板内侧和外侧位置规则、无撕裂现象，未见软骨损伤。B. 负重条件下采集的相应冠状位 CT 图像显示内侧半月板明显挤压（短箭头），内侧关节间隙显著变窄（长箭头）。

图 5.3 负重对半月板位置和关节间隙的影响

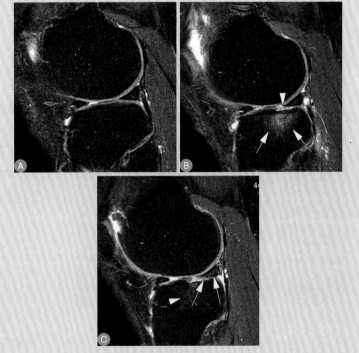

A. 基线矢状位中加权脂肪抑制 MRI 显示外侧腔室的股骨和胫骨软骨表面正常，无骨髓变化及半月板病变。B.1 年后随访 MRI 显示，胫骨外侧中段出现全层软骨病变（短箭头）和大面积软骨下骨髓病变（长箭头）。C.2 年后的 MRI（与基线相比）显示外侧半月板后角撕裂（长箭头）和骨髓病变消退（短箭头）。

图 5.4 半定量评分可以随着时间推移进行多组织评估

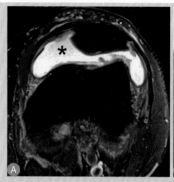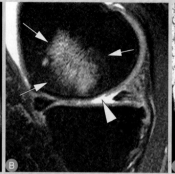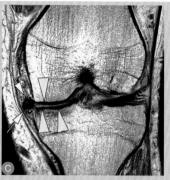

A. 炎症表型。轴向加权脂肪抑制像显示关节腔内弥漫性高信号（星号），代表关节积液和滑膜增厚。B. 软骨下骨表型。软骨下骨表型的特征是大面积骨髓病变，如矢状位加权脂肪抑制图像（长箭头）所示。股骨内侧有浅表软骨损伤（短箭头）。要注意的是 OA 的结构特征很少单独出现。C. 软骨/半月板表型。冠状位加权快速旋转回波图显示股骨和胫骨内侧（短箭头）弥漫性全层软骨缺失。相应的内侧半月板体有明显的半月板物质缺损（侵蚀糜烂）和严重挤压（长箭头），这是膝 OA 软骨/半月板表型的特征。

图 5.5　MRI 定义的结构性膝 OA 表型

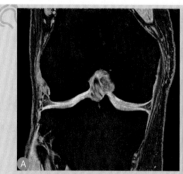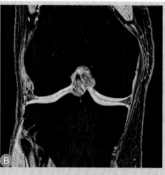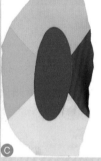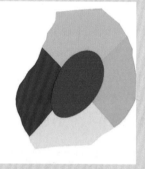

A. 快速小低角度拍摄扫描获得的 58 岁男性高空间分辨率冠状位膝关节 MRI（FLASH；TR20 ms，TE7.57 ms，翻转角度12°，FOV120 mm，512×512 矩阵）序列，常用于分割和定量形态分析。B. 用绿松石标记的人工关节软骨（图由帕拉塞尔苏斯私立医科大学萨尔茨堡分校的 Wolfgang Wirth 博士和德国艾恩灵的纽伦堡化学测量有限公司提供）。C. 根据外侧（图像右侧）和内侧（图像左侧）腔室的解剖标志将软骨表面分为不同的亚区域。

图 5.6　人工分割膝关节软骨示例

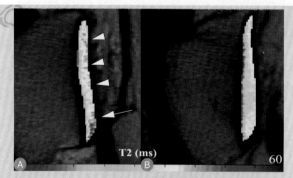

基于矢状 T2 多回波自旋回波序列（TR 2700 ms，TE 10、20、30、40、50、60、70 ms FOV 120 mm，厚度 3 mm/间隙 0.5 mm）的 T2 彩图。患者为 65 岁女性，有糖尿病（图 A），无糖尿病（图 B）。与年龄匹配的对照组相比，两例患者的髌骨软骨形态正常，但糖尿病患者的 T2 值弥漫性升高（短箭头），髌骨下软骨（长箭头）尤甚。

图 5.7　成分 MRI

波时间成像和延迟增强软骨 MRI 成像。这些技术可提供关于软骨不同成分的信息，并具有不同的优点和局限性，如表 5.1 所示。由于骨关节炎倡议（OAI）研究的成像方案中包含了 T2 映射序列，且其在所有 vendor 平台上广泛可用，因此膝 OA 研究参与者的软骨 T2 弛豫时间得到了广泛研究。膝 OA 高危患者更高的软骨 T2 弛豫时间可预测软骨和骨髓水肿病变的发生和进展[133-134]及影像学上 OA 的发生[135]。然而，测量软骨 T2 弛豫时间对于预测已确诊膝 OA 患者的结构和症状进展的价值有限[136-137]。此外，关于健康膝关节软骨 T2 弛豫时间或其他 MRI 组成参数随时间变化的信息有限，因此，很难解释 OA 患者或有 OA 风险的膝关节软骨 T2 和 T1-rho 弛豫时间的微小纵向变化。

表 5.1 用于软骨评估的成分 MRI 技术总结

成分 MRI 技术	组织成分	优势	局限性
T_2 mapping 成像	胶原蛋白网络；含水量	便于验证；易于实施；不需要 IV 或 IA 对比剂；基线值具有预后意义	使用传统 MESE 序列采集时间长，无法评估骨软骨交界处的钙化软骨；魔角效应；非特异性
T_2^* mapping 成像	胶原蛋白网络；含水量	采集速度较 T_2 mapping 成像更快；与超短回波时间一起使用以评估骨软骨交界处的钙化软骨	未经充分验证；易受磁场不均匀性和魔角效应的影响；非特异性
T_1-ρ 成像	胶原蛋白网络；糖胺聚糖	对早期退变敏感；是 T_2/T_2^* mapping 成像的补充；无须使用对比剂；基线值具有预后意义	非特异性；仅在少数学术机构提供的特殊脉冲序列；采集时间长
钠成像	糖胺聚糖	与糖胺聚糖的含量直接相关；无须使用对比剂；高度特异性	需要专用硬件（超高磁场 MRI）；检查时间长；空间分辨率低
延迟增强软骨成像	糖胺聚糖	间接评估糖胺聚糖的含量；高度特异性；便于验证；反映病变程度	需要静脉注射对比剂
化学交换饱和转移成像技术	糖胺聚糖	无须使用对比剂	由于技术复杂性，难以实施；需要超高磁场 MRI；未经充分验证
弥散加权成像	胶原蛋白网络；糖胺聚糖	提供有关软骨微结构的更多信息；无须使用对比剂	需要半定量图像后处理；易受运动伪影的影响
超短回波时间成像	胶原蛋白网络；含水量；糖胺聚糖	可用于评估具有内在短 T_2 的组织，如靠近骨软骨或肌腱交界处的软骨；可与 T_2、T_2^* mapping 和 T_1-ρ 成像联合使用	无法做定量软骨成分分析

5.5.4 AI

近年来，发表了大量基于 AI 的 OA 成像方法的文献，也有关于 AI 在 OA 成像中应用的详尽综述文献可供查阅[138-140]。许多研究介绍了使用各种对关节软骨进行全自动分割的方法，包括统计形状模型[141]、3D 主动外观模型[142]、2D 和 3D 卷积神经网络[143-144] 及生成对抗网络的复杂组合或变体[145]。深度学习（DL）方法已被用于 Kellgren-Lawrence 分级，以评估膝关节 X 线片上结构性 OA 的严重程度[146]。AI 在 OA 成像中的其他应用包括自动化成像方案、加速图像采集、重建和预后分析[147]。基于 AI 的 OA 成像有多项优势和已被证实的潜力。然而，利用 DL 方法对 OA 患者进行影像学评估的研究尚处于初始阶段，在这些技术广泛应用于临床实践和研究领域之前，还需更多的验证。此外，涉及大型参与者队列数据集

的可用性及多机构合作对于提高 AI 技术普适性至关重要。未来的研究方向可能会致力于提高 DL 模型的解释能力和不确定性评估[148]。表 5.2 总结了在研究和临床背景下评估 OA 的不同成像方法的优缺点。

5.6 结论和展望

OA 是最常见的关节炎类型，医疗费用昂贵，早期诊断和治疗方面仍存在着未被满足的需求。尽管 OA 目前被视为一种严重的疾病[149]，但在几十年前，它还仅仅被视为一种同质的、非炎症性的"磨损"疾病，主要影响关节中软骨成分[150-151]。目前 OA 被认为是一种累及整个关节器官的生物力学和炎症性疾病[22, 152-153]，不仅是关节病变，而且是慢性、长期和顽固的疾病[154]。这种疾病的复杂性是 OARSI 率先发

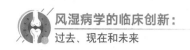
表 5.2　X 线、超声、CT、CT 关节造影、MRI 和核医学技术的优势和局限性

	X 线	超声	CT	CT 关节造影	MRI	核医学
优势	廉价； 应用广泛； 低辐射； 成像速度快且成本低廉； 可得性高； 可用于 OA 的半定量分级	快速执行； 随时可用； 支持实时动态成像； 彩色多普勒增加血管信息； 无辐射； 适用于具有高空间分辨率的浅表结构成像	高解剖分辨率和骨结构显示良好； 可行三维容积重建成像； 承重和移动 CT 系统现已上市	（除了 CT 的优点）准确评估局灶性表面软骨缺损； 半月板撕裂和其他内在关节结构（如韧带）的评估； 具有评估软骨生化成分的潜能	能显示关节的所有组织结构； 能够使用已有的分级方案将关节作为一个整体进行成像评估； 对比剂增强成像可提供更多信息，尤其是滑膜炎； 无辐射； 软组织分辨率高； 可对软骨和其他组织进行 3D 成像和成分评估	提供骨骼（SPECT）和滑膜组织（FDG-PET）的代谢信息； 敏感度高
局限性	投照技术； 仅 2D 成像； 无法显示重要的 OA 相关病变，包括软骨、骨髓病变、韧带积液和滑膜炎； 技术限制，包括关节定位和纵向研究中的可重复性	解剖分辨率差； 胫股关节内结构的显示有限； 由于软骨下骨超声明显衰减，导致无法显示软骨下骨	相对于 X 线，其成本更高； 有辐射； 无法显示软组织结构的细节	（除了 CT 的缺点）由于使用对比剂，成本高； 有疼痛、感染和出血有创性检查的风险； 不能显示骨髓病变	成像时间相对较长； 一些患者有检查禁忌证； 特殊序列的应用有限（如成分评估）	成像时间长； 非特异性； 空间分辨率低； 有辐射； 所用放射性示踪剂的管理问题； 成本高； 无法显示软组织结构，如韧带或半月板

起"OA 是一种严重疾病"倡议的原因之一，并最终在 2016 年 12 月向美国 FDA 递交了一份关于该主题的白皮书。

过去对于"退行性关节病变"的观点存在一种错误的认知：OA 是一种仅影响少数老年群体的衰老性疾病，除了使用对乙酰氨基酚和非甾体类抗炎药缓解疼痛，别无他法[155]，最终只能进行全关节置换术。不幸的是，"退行性关节病变"和以软骨中心论的 OA 概念被错误地使用，因为它提供了貌似有吸引力的"解决方案"，但实际上却完全忽略了 OA 发生的根本原因，这对 OA 的基础和临床研究产生了消极的效果。而且，由于过去缺乏 OA 生物标志物，特别是早期疾病的生物标志物，这阻碍了新的有效管理和治疗策略的开发[78, 89, 156]。

目前，人们认为 OA 是一种异质性、多因素、多维度、多来源、多成因和高度复杂的疾病。因此，这带来了了以下几个方面的挑战：①我们如何对 OA 进行表型分析？②我们将如何入手？③这些新信息为 OA 药物开发提供指导吗？

OA 关节内的组织可以通过整个疾病过程中的一系列短暂和恒定的变量进行分层[157]。临床表型是通过仔细的临床查体和患者的自然疾病史及临床表现的详细信息而获知的形态类型。这些不一定基于假设，而是源自临床分类。但现在还没有被广泛接受的早期 OA 的临床分类标准[74, 158-161]。目前，我们还无法将 OA 患者划分为不同的治疗亚组，但可以通过在所有 OA 干预和观察性研究中收集到的一系列可供选择的临床数据，对这些数据进行分层（图 5.8），从而为未来的分析奠定基础，以识别疾病进展的预测因素或对治疗的反应[162]。

进行 OA 表型分析的方法可能来自临床观察和患者结局[163-164]，也可能来自基于共识的分类[165]，或来自无监督聚类和运算方法（图 5.8）[166-168]。目前对于 OA 表型的识别及其精度，以及确定这些表型的方法，在观察 60 岁及以上人群病情多样性时存在一定的模糊性，而这正是大多数 OA 临床试验招募患者所处的典型年龄段。通过观察这些患者的临床表型，我们会发现他们的病情相互重叠，通常伴有多种并发症，包

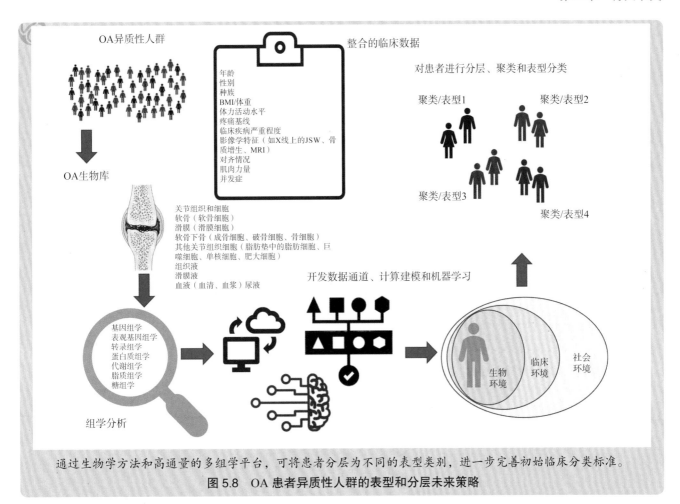

通过生物学方法和高通量的多组学平台，可将患者分层为不同的表型类别，进一步完善初始临床分类标准。

图 5.8　OA 患者异质性人群的表型和分层未来策略

括 OA、心血管疾病、糖尿病和其他形式的代谢疾病。这影响了我们对 OA 分子谱和内型的识别。我们期待这一领域的新知识将使我们能够利用大数据分析的力量，将极为复杂且重叠的临床表型解析为分子内型，揭示有关 OA 细胞分类学和"可用药途径"的新信息，从而促进未来 OA 药物的研发。此外，虽然目前针对 OA 患者的个性化医疗方法尚不可行，但这一方法有望在未来成为现实。

5.7　致谢

我们要感谢 OARSI 在过去 30 年中对 OA 研究和教育领域的支持。我们还要感谢所有支持和鼓励我们进入 OA 研究领域并继续从事这一具有挑战性研究领域的同事和合作者。

5.8　作者声明

所有作者对本章节的重要内容进行了严格校订，并通过了最终版本。作者们对本章所含信息的准确性和完整性负全部责任。

参考文献

第六章

系统性红斑狼疮

Vaneet K. Sandhu, Neha V. Chiruvolu, and Daniel J. Wallace

赖楚儿　王海艳译，郭奇虹　于水莲校

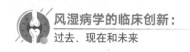

6.1 简介

系统性红斑狼疮（systemic lupus erythematosus，SLE）是一种复杂的自身免疫性疾病，仅在美国，每10万人中就有72.8人罹患SLE。SLE虽然可累及多个器官，但其典型症状主要与肾脏、血液、皮肤、神经和关节相关[1]。SLE在女性中的患病率是男性的9倍，不同种族群体之间的患病率也存在差异，在不同的种族群体中，非洲裔美国人患病率最高，其次是西班牙裔、非西班牙裔白种人和亚裔/太平洋岛裔美国人。在本章中，我们将讨论与SLE相关的诊断、病理生理学、治疗、遗传学、环境因素和种族/民族的临床新进展[1]。

6.2 诊断

在SLE研究的早期，研究人员依赖于红斑狼疮（lupus erythematosus，LE）细胞现象，并通过外周血或尸检病理学中存在红斑狼疮细胞（将在下文讨论其病理生理学）来作为SLE的诊断工具。但研究人员很快注意到，红斑狼疮细胞不是可靠的诊断标志物，因为它们并不总是出现在SLE中。相反，他们试图将SLE的临床、实验室和病理学表现进行分组，以建立标准来辅助诊断。直到1971年，才制定了一套严格的流行病学和研究用的标准，以帮助对SLE患者进行分类[2-3]。

6.2.1 1971标准

1971年，美国风湿病协会（American rheumatism association，ARA）的诊断和治疗标准委员会首次对SLE制定了分类标准。这些标准旨在用于人群调查、自然史研究和在治疗性临床试验中分类，并非用作诊断标准。这些标准在其形成过程中没有使用正式的统计数据，完全基于临床证据。拟定的标准包括21个项目，涵盖14种表现形式：面部红斑（蝶形疹）、盘状狼疮、雷诺现象、脱发、光敏感、口腔或鼻咽溃疡、无畸形关节炎、红斑狼疮细胞、慢性梅毒血清学假阳性、大量蛋白尿（> 3.5 g/d）、细胞管型、胸膜炎或心包炎、精神病或惊厥，以及溶血性贫血、白细胞减少症或血小板减少症中的任意一项。值得注意的是，最初的标准包括了红斑狼疮细胞和梅毒试验假阳

性，因为SLE患者经常在性病研究实验室（venereal disease research laboratory，VDRL）检测的梅毒血清学检测中呈阳性[2, 4]。这一观察结果在20世纪初首次被发现，随后在多项研究中被证实。ARA标准发表后不久，几个知名研究小组发表了自己的数据，证明≥ 94%的患者人群符合4项或以上标准，表明这一新标准具有潜在的应用前景（表6.1）[2]。

表6.1　1971年ARA：SLE早期分类标准

1. 面部红斑（蝶形疹）
2. 盘状红斑狼疮
3. 雷诺现象
4. 脱发
5. 光敏感
6. 口腔或鼻咽溃疡
7. 无畸形关节炎
8. 红斑狼疮细胞
9. 慢性梅毒血清学假阳性
10. 大量蛋白尿
11. 细胞管型
12. 一项或两项：①胸膜炎病史或可闻及胸膜摩擦音；②心包炎
13. 一项或两项：①精神病；②根据医师记录的抽搐史
14. 一项或多项：①溶血性贫血；②白细胞减少症；③血小板减少症

6.2.2 1982—2012年标准

1971年的标准在1982年进行了修订，将该标准精简为11个独立部分，并新增了免疫学检测，如抗核抗体（antinuclear antibody，ANA）和双链DNA或Smith抗原的抗体。为了提高敏感性和特异性，临床表现被重新归类。例如，由于敏感性和特异性较低，雷诺现象和脱发被排除在外。1997年，Marc C. Hochberg博士在 *Arthritis and Rheumatism* 杂志的编辑来信中提议将红斑狼疮细胞从1982年的标准中删除，并纳入抗磷脂抗体（antiphospholipid antibody，APA）。由于越来越多的证据表明梅毒试验检测的是抗磷脂抗体，因此将假阳性的梅毒抗体试验归类为抗磷脂抗体中[5]。尽管这些提议的标准为进一步修订现

有标准奠定了基础，但这些修订并没有立即实施，因为它们来自一个单一的机构，而且没有循证基础。在 2012 年，系统性红斑狼疮国际合作临床组织（systemic lupus collaborating clinics，SLICC）修订并验证了 1997 年提出的标准。要求更改为经活检证实的肾炎或至少有一个临床和免疫学标准，强调了免疫学过程在病理生理学和诊断中的重要性。尽管 SLICC 标准的敏感性较 1997 年提出的标准更高，但其特异性并未得到提高[6]。

6.3　2019 年 EULAR/ACR 标准

由 EULAR 和 ACR 组成的工作组致力于修订 2012 年的标准。这一举措决定将滴度至少为 1∶80 的抗核抗体阳性作为入选标准。通过由 4 个阶段组成的程序，标准被确定、定义、分组和验证，并最终形成了

表 6.2　目前公认的 2019 年 EULAR/ACR SLE

准入标准：Hep-2 细胞抗核抗体滴度 1∶80 或等效的阳性（曾经），如不符合入组标准，不归入 SLE。如果符合进入标准，则应用以下附加标准。

附加标准：①如果计分标准可以被其他比 SLE 更符合的疾病解释，则该标准不计分；②至少一次出现标准即可；③SLE 分型要求需要至少一项临床标准且 ≥ 10 分；④标准不需要同时出现；⑤在每个领域中，只有最高的权重标准被计入总分中。

临床领域和标准	权重	临床领域和标准	权重
血液系统		**抗磷脂抗体**	2
白细胞减少	3	抗心磷脂抗体或	
血小板减少	4	抗 β$_2$-GP1 抗体或	
自身免疫性溶血	4	狼疮抗凝物	
皮肤黏膜		**补体**	
非瘢痕性脱发	2	低 C$_3$ 或 C$_4$	3
口腔溃疡	2	低 C$_3$ 和低 C$_4$	4
亚急性皮肤或盘状红斑狼疮	4		
急性皮肤狼疮	6		
浆膜腔		**SLE 特异性抗体**	6
胸膜或心包积液	5	抗 dsDNA 抗体	
急性心包炎	6	抗 Smith 抗体	
肌肉骨骼			
关节受累	6		
肾脏系统			
蛋白尿 > 0.5 g/24 h	4		
肾活检 Ⅱ 型或 Ⅴ 型狼疮肾炎	8		
肾活检 Ⅲ 型或 Ⅳ 型狼疮肾炎	10		
全身症状			
发热	2		

如果符合入选标准，得分 ≥ 10 分可归类为 SLE

注：β$_2$-GP1 为 β$_2$-糖蛋白 1。
资料来源：改编自 Aringer 等（2019 年）。

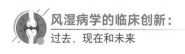

现在公认的版本（表 6.2）[7]。全球超过 22 个中心的患者参与了完善和验证阶段。共有 1270 例受试者纳入验证队列（696 例 SLE 患者和 574 名对照组）。该标准的敏感度为 96.1%，特异度为 93.4%，相比 1997 年 ACR 和 2012 年 SLICC 标准有所改进。

6.3.1　补体活化副产物

尽管 EULAR 标准中仍包含补体 3（complement 3，C_3）和补体 4（complement 4，C_4），但由于研究证实了细胞结合补体激活产物（cell-bound complement activation products，CB-CAPs）在 SLE 诊断中的敏感性和价值，常规血清 C_3/C_4 检测往往会被 CB-CAPs 取代。当经典补体途径在 SLE 中被激活时，CB-CAPs 会沉积在各种细胞的细胞膜上，如红细胞（EC_{4d}）和 B 淋巴细胞（BC_{4d}）[8]。Putterman 及其同事证实，相较于降低的 C_3/C_4 水平，EC_{4d} 或 BC_{4d} 作为 SLE 的指标具有更高的敏感性。事实上，由于与疾病活动度相关，EC_{4d} 还可以作为评估疾病活动度的指标。2016 年，先进的 SLE 专有检测（advanced proprietary SLE test，AVISE）出现，AVISE 作为一种包含 10 个项目的诊断性检测（包括 CB-CAPs），此后许多医疗工作者将其用于 SLE 的诊断和预后评估[8-9]。

6.3.2　蛋白质组学与自身抗原阵列检测

尽管 2019 年 EULAR/ACR 标准非常强调抗核抗体作为诊断 SLE 的纳入标准，但抗核抗体阳性结果在普通人群和其他自身免疫性疾病（如硬皮病、RA、干燥综合征和混合性结缔组织病）中的检出率可高达 30%。抗核抗体的特异性较差，因此备受批评，而且目前自身抗原阵列的研究日益兴起[10]。多年来，基于蛋白质组学微阵列的技术已被广泛应用于许多疾病的生物标志物鉴定。自身抗原阵列用于大规模筛选和识别抗原和抗体之间的相互作用。这项技术的优势之一是可以检测到低于 1 ng/mL 水平的抗体[11]。可以从血清、体液或细胞培养上清液中获得接近 1 ~ 2 μL 的样本。

自身抗体阵列检测中，结合到阵列上相应抗原的抗体可用荧光标记的第二抗体（针对不同亚型自身抗体，如 IgG、IgM、IgA、IgE）进行检测。自身抗体阵列的优点是它们能够在数以千计的自身抗体中检测数百种抗体，甚至是在临床发病之前，因此，可以作

为早期诊断的工具。此外，抗体的定量可能有助于监测疾病活动和对治疗的反应。与酶联免疫吸附法相比，从这些阵列获得的数据显示出更高的敏感性[12]。

蛋白质组学或靶蛋白阵列可能有助于识别 SLE 早期肾脏受累的生物标志物。考虑到目前缺乏无创的肾脏生物标志物以便识别早期疾病，使用蛋白质组学检测为开启潜在的狼疮肾炎（lupus nephritis，LN）生物标志物提供了可能性。例如，肾小管间质纤维化预示着肾衰竭风险的增加，通常需要肾穿刺活检来鉴定。然而，最近的一项研究分析了 36 例狼疮肾炎患者和 35 例非肾脏受累 SLE 患者的尿肽，发现了 70 种胶原蛋白肽和 230 种非胶原蛋白肽可能作为肾脏进展的生物标志物[13]。

在一项针对狼疮肾炎患者的大型研究中，使用靶向蛋白阵列筛查出 274 种生物标志物蛋白，发现 AXL、FAS、铁蛋白、IGFBP2、Siglec5 和 sTNFR Ⅱ 与 SLE 疾病活动指数（SLE disease activity index，SLEDAI）、EGFR、血清肌酐和（或）肾脏病理活动指数密切相关。这些生物标志物旨在"预测"疾病活动度，并可用于监测疾病的进展和治疗反应[14]。

利用蛋白质组阵列，Li 的团队能够识别与疾病活动性和狼疮肾炎相关的自身抗体簇。他们发现，与符合 SLE 诊断标准中 1 项以上但少于 4 项的不完全红斑狼疮（incomplete lupus erythematosus，ILE）患者相比，SLE 患者的 IgG 自身抗体水平更高。同样，他们发现高水平的 IgG 与高水平的干扰素相关，这可能表明这种细胞因子在驱动 IgM 向 IgG 类转换过程中起着一定的作用。此外，他们还利用肾小球芯片检测了狼疮肾炎小鼠模型的肾小球中表达的抗原，并通过这种方法发现了许多肾小球抗原 - 抗体的相关性[15-16]。类似的研究还在神经精神性狼疮（neuropsychiatric SLE，NPSLE）的脑脊液样本中进行，发现了许多神经组织中的抗原 - 抗体相互作用，如抗谷氨酸受体 ε_2 亚基（$GluR\varepsilon_2$）、抗 RPLP2 和抗 SSA 的抗体[15]。自身抗原阵列还可应用于其他领域，包括儿童 SLE、盘状红斑狼疮（discoid lupus erythematosus，DLE）和针对细胞因子的自身抗体[12]。过去 10 年里，研究人员进行的遗传研究越来越多，发现双胞胎中常见的抗体 - 抗原关联，并确定了在非活动性向活动性疾病转换中发挥作用的抗体。蛋白质组学和自身抗原阵列研究是一个有前途和不断发展的技术领域，风湿病学界希望通过这些研究找到帮助

SLE 诊断的新型生物标志物[12]。

6.4 病理生理学

6.4.1 红斑狼疮细胞

1948 年，Hargraves 和梅奥诊所的同事在急性弥散性红斑狼疮患者的骨髓活检中发现了"红斑狼疮细胞"，这标志着人们对 SLE 病理生理学认识的开始。他们观察到红斑狼疮细胞包含一团均质的吞噬物质，以及与 Romanowsky 染色、Feulgen 染色和甲基绿染色呈阳性的小团块，这表明它们可能起源于核酸。红斑狼疮宿主细胞通常是中性粒细胞，但也可以是其他多形核白细胞[17-19]。研究人员认为 SLE 患者血浆中存在的某些物质促使红斑狼疮细胞的形成。当健康者的骨髓与 SLE 患者的血浆混合时，红斑狼疮细胞在配制后 12 ~ 13 min 出现。在疾病活动度较高的患者中可发现更多的红斑狼疮细胞，而在缓解期患者中较少出现红斑狼疮细胞[18-20]。

此后，Haserick 及其同事最终确定红斑狼疮细胞在电泳中与 γ- 球蛋白一起迁移。通过荧光抗体技术，人们发现这种基于球蛋白的因子被吸引到细胞核上[20]。随着研究的深入，人们发现红斑狼疮细胞是吞噬了抗体并与来自坏死 / 晚期凋亡细胞的解聚和变性的细胞核结合的细胞，特别是组蛋白 H1[21]。红斑狼疮细胞现象首次提示了 SLE 的自身免疫发病机制[22]。现在我们已经知道核小体的形成是自身免疫的主要驱动因素。通过过度凋亡或无效清除，核小体会在体内残留，从而充当自身免疫的抗原。此外，还有证据表明核小体 /IgG 复合物会沉积在皮肤和肾脏中，导致 SLE 患者出现常见的器官损伤[23]。

6.4.2 自身抗体

通过对红斑狼疮现象的进一步理解，研究人员能够认识到针对抗核抗原的抗体在 SLE 病理生理学中的作用。不同的染色模式与抗体对不同核抗原的反应性相关联，形成了不同的染色模式。在 70% 的 SLE 患者中所发现的抗 dsDNA，就是通过这种方式发现的。研究人员描述了针对 DNA 产生抗体时的"蓬松"模式。这种模式主要出现在 SLE 患者中，具有诊断意义。当形成针对 DNA 蛋白的抗体时，观察到均匀（固体或弥散）模式[24-25]。斑点状抗体针对一种盐溶性核

蛋白形成。类似地，核仁模式被发现与 RNA 蛋白质结合。1966 年，Tun 和 Kunkel 发现，在 15% ~ 20% 的 SLE 患者中存在抗 Smith（Sm）抗体[26]。这提示自身抗体 - 抗原相互作用不限于核小体。不久，抗单链 DNA（SsDNA）、nRNP、RO-60（SSA）、LA（Ss-B）、Ro52、Ku、Su 和染色质 / 组蛋白也被发现与 SLE 相关，而且在其他自身免疫性疾病中也经常出现[27-28]。

后来发现，自身抗体倾向于以特定的顺序出现。2003 年，国防部武装部队登记处使用了储存的新兵血液库，并对多年后发展为 SLE 的人血清进行了检测。他们发现抗核抗体、抗 RO、抗 LA 和抗磷脂（antiphospholipid，aPL）抗体最先出现，通常在诊断前几年就存在，随后是抗 dsDNA、抗 Sm 和抗核糖蛋白抗体。这些发现与先前的观察一致，即患者在出现 SLE 的临床体征和症状之前，血清中就已经有抗 Ro、抗 LA、抗磷脂和抗核等抗体。悬而未决的问题是，发病之前已经存在的抗体有何临床意义，以及是否应该进行预防性治疗[29]。

6.4.3 适应性免疫

自发现自身抗体在 SLE 中的作用以来，B 细胞已被确定为与 SLE 的病理生理学密切相关。在 SLE 患者中，B 细胞的调节通常受损，这些细胞有可能向 T 细胞呈递自身抗原。此外，已有证据表明，相较于原始 B 细胞，SLE 患者的类别转换 B 细胞类型增加。在 SLE 中的 B 细胞也可能具有超敏性 B 细胞受体，倾向于识别自身抗原。全基因组关联研究进一步确定位于与 B 细胞信号传导和调控相关的基因附近的易感位点[30]。B 淋巴细胞刺激因子（B lymphocyte stimulator，BLyS）作为一种 B 细胞活化因子，也是 TNF 家族的一部分，与耐受性丧失有关[31]。B 淋巴细胞刺激因子与 BR3 的结合和信号传导在肿瘤受体检查点的细胞存活和选择中发挥了关键作用。然而，如果患者的 B 淋巴细胞刺激因子水平升高，这一检查位点可能会受到损害，并导致选择性地激活自身反应性 B 细胞，这一现象在 SLE 患者中较为常见。干扰素被发现与 SLE 的发病机制密切相关，也可以诱导 B 淋巴细胞刺激因子表达，从而进一步促进这种自身免疫循环[32]。

对 T 细胞在自身免疫中作用的基本认识足以帮

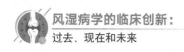

助我们了解其在 SLE 中的巨大影响。T 细胞可能在胸腺或外周失去自我耐受性。有证据表明血清 IgG 可诱发异常的 T 细胞信号传导。此外，SLE 患者中的 T 细胞在激活后可能相较于对照组表达 CD40 配体的时间更长。这些活跃的 T 细胞通常是 Th17 或滤泡辅助 T 细胞，它们产生较低数量的 IL-2 和增加的 IL-21，从而诱导 B 细胞分化[33]。

6.4.4 先天免疫

6.4.4.1 浆细胞样树突状细胞与干扰素

多年来，对 SLE 病理生理学的理解主要集中在自身抗体上，因此，治疗策略也主要是针对抗体产生。然而，这只是解释疾病发病机制的一部分。除了适应性免疫应答，固有免疫应答也起着重要作用。多项研究证实了 IFN-I，特别是 IFN-α 在 SLE 发病机制中的作用。此前，干扰素在抗病毒防御方面已经研究透彻。1979 年，首次发现 SLE 患者血清中干扰素水平升高。随后有累积的证据表明 SLE 中 IFN-1 受体激活升高。最近，基因信号转导方面的研究支持这一结论，显示了参与 IFN-1 信号转导的基因激活。与仅在感染期间 IFN-1 水平升高的病毒感染相反，研究表明 IFN-1 水平在 SLE 患者中是慢性升高的，但与疾病活动的相关证据不足。浆细胞样树突状细胞（plasmacytoid dendritic cells，pDC）是产生 IFN-α 的主要细胞，有证据表明其在 SLE 炎症反应中起着重要作用。此外，似乎含有核酸（具体来说是 RNA）的免疫复合物（Ro，La，Sm，RNP）可以通过 Toll 样受体（TLR7）触发干扰素的产生。

SLE 常见的一些临床表现可能是由于 IFN-1 调节不当或过量产生而导致的组织损伤，损伤随着时间的推移而积累。确切机制尚不清楚，但已经提出了几种机制。IFN 可以促进自身反应性 T 细胞活化，诱导 B 淋巴细胞刺激因子的产生，从而导致 B 细胞分化和免疫球蛋白类别转换[34]。SLE 患者皮肤活检显示，浆细胞样树突状细胞富含 IFN 诱导基因（IFIG），包括 MX1 蛋白（MX dynamin-like GTPase 1，MX1）。有大量证据表明干扰素与 SLE 的肾脏和心血管损害有关。21 世纪初，干扰素标志物的存在与疾病活动度增加（SLEDAI 评分）相关，但该标志物的特异性不足，无法用于临床研究[34]。

6.4.4.2 中性粒细胞胞外诱捕网

中性粒细胞也被认为是 IFN-1 产生的潜在触发因素。考虑到它们参与红斑狼疮细胞的形成，这一点尤为有趣。关于中性粒细胞是作为完整细胞还是作为降解产物诱导 IFN-1 产生的问题仍存在争议。众所周知，中性粒细胞由于其半衰期短而广泛地发生凋亡。中性粒细胞胞外诱捕网（neutrophil extracellular traps，NETs）是机体通过释放 DNA-肽复合物（核蛋白、细胞质蛋白或颗粒蛋白）进入细胞外间隙来固定和中和病原体的机制。然而，NETs 已被公认为自身免疫的关键参与者。SLE 患者拥有较高数量的被称为低密度粒细胞（low density granulocytes，LDG）的中性粒细胞特定亚群，有增加形成 NETs 的能力。然后，这些复合物被浆细胞样树突状细胞吸收，诱导 IFN-1 形成[35]，并通过干扰素基因刺激因子（Stimulator of interferon，STING）依赖性途径增强人血细胞中 IFN-1 的生成。有证据表明，NETs 也可以将人类记忆 B 细胞作为靶点，并通过 TLR9 激活其产生多克隆 IgG[36]。并可以间接地被 B 细胞内化，呈递给 MHC-II，以激活 CD4+T 细胞，进一步增强适应性免疫[37]。

6.4.4.3 Toll 样受体

Toll 样受体（Toll-like receptors，TLRs）是先天免疫系统的重要组成部分，负责识别外源性微生物的基序。如果这些受体受到异常激活，就可能导致自身免疫性疾病。例如，已知 SLE 系统的一个触发因素——凋亡清除的减少可以刺激 Toll 样受体的活性。越来越多的证据表明，是 TLR7 而不是 TLR9 参与了自身抗体的形成，并能促进免疫复合物在肾小球中的沉积。然而，到目前为止，针对 TLR7 和 TLR9 的临床试验均未取得成功[38]。

6.4.4.4 补体系统

补体系统在狼疮病理生理学中起着关键作用，在疾病发作期间降低的补体水平可以证明存在补体的消耗。遗传补体缺陷或功能缺陷，即靶向 C1q（经典途径的起始物和调理素）的抗体可导致 SLE。C1q 不仅是调理素，而且还参与凋亡细胞的清除而不导致炎症小体聚集。因此，任何 C1q 缺陷导致凋亡细胞清除减少，都可能导致免疫失调。经典途径的其他补体包括 C1R、C1S、C4 和 C2，但程度低于 C1q。补体抑制剂如 FH 和 CD46 的突变与狼疮肾炎有关。同样，通过增强肾脏中 C1q 驱动的免疫复合物的作用，抗 C1q 抗体已经成为狼疮肾炎的预测标志物[39]。

6.4.5　靶器官通路

6.4.5.1　肾脏

随着对 SLE 病理生理学的认识不断深入，人们对靶器官如何影响其自身病变也越来越感兴趣。例如，免疫复合物沉积、炎症和随后的瘢痕形成被认为是 SLE 肾脏病理发生的过程，然而，局部原因可能有同等或更大的作用。新近的研究表明，驻留细胞的作用愈发受到关注，足细胞、系膜细胞甚至肾小管上皮细胞表达与适应性免疫相关的特异性受体，并产生Ⅰ型干扰素等致病细胞因子。与普遍观点相反，研究表明，肾小管间质炎症比肾小球炎症更能预测肾衰竭[40]。肾小管间质细胞似乎容纳适应性免疫细胞网络，在局部炎症和随后的组织损伤中发挥作用[41]。

6.4.5.2　中枢神经系统

多年来，神经精神性狼疮被认为是由于血 - 脑屏障（blood-brain barrier，BBB）的破坏，使自身抗体可以通过所致。最近，在脉络膜丛发现血 - 脑脊液（cerebral spinal fluid，CSF）屏障的破坏与神经精神性狼疮有关。长期以来，抗 N- 甲基 -D- 天冬氨酸（anti-n-methyl-D-aspartate，NMDA）受体、抗磷脂和抗核糖体 P 等抗体与神经精神性狼疮相关。抗核糖体 P 更常与精神病和抑郁症有关；抗磷脂抗体还与脑血管疾病相关，可导致血管损伤并意外破坏血 - 脑屏障。最近的研究还表明，神经精神性狼疮患者在其血清和 CSF 中具有较高水平的 IL-6[42]。一些研究表明，高水平的血清 IL-6 可能在血 - 脑屏障破坏中发挥作用[43]。

小胶质细胞是中枢神经系统中的主要巨噬细胞，可以分泌细胞因子、趋化因子和前列腺素。有证据表明，循环中的干扰素可以激活小胶质细胞，随后引起内皮细胞损伤、血栓性微血管和其他血管问题。一部分识别 NMDA 受体亚基的抗 dsDNA 抗体亚组（也称为 DNRabs）已被证明可以导致神经细胞凋亡，高浓度的抗体引起兴奋性毒性效应。与没有 DNRAb 的小鼠相比，DNRAb 诱导的小鼠（DNRAb 阳性）表现出数量显著增加的 C1q 和小胶质细胞。DNRAb 阳性小鼠还表现出参与空间记忆的海马神经元减少。血管紧张素转换酶（angiotensin converting enzyme，ACE）是由海马锥体神经元产生。接受卡托普利（一种可透过血 - 脑屏障的 ACE 抑制剂）治疗的 DNRABb 阳性小鼠体内小胶质细胞活化较低，这表明该药物未来可在神经精神性狼疮中发挥作用。同样，除了参与小胶

质细胞极化的脂质运载蛋白 -2（lipocalin-2，LCN 2），还通过激活小胶质细胞研究了核因子 κB（NF-κB）介导的作用[44]。这些可能是未来治疗的潜在靶点。芬戈莫德（Fingolimod）是一种鞘氨醇 -1- 磷酸下调剂，它通过抑制 NF-κB 和 IFN 的下游信号通路显示出潜在的治疗作用。

6.4.5.3　皮肤

皮肤型红斑狼疮（cutaneous lupus erythematosus，CLE）曾被认为是由主要触发因素（如紫外线）引起的，导致角质形成细胞凋亡，使这些死亡细胞被抗原呈递细胞呈递，并被血液中循环的自身抗体识别。然而，这无法解释抗体阴性的个体为什么仍然会出现皮肤狼疮表现。目前，我们对自身反应性细胞毒性 T 细胞在引起表皮破坏和细胞死亡、释放核抗原方面的作用有了更好的认识。此外，也有证据表明角质形成细胞产生Ⅰ型和Ⅲ型 IFNs 和其他受 IFNs 调节的细胞因子和趋化因子，从而促使它们自身的死亡循环持续下去。先天免疫系统可以被免疫复合物激活[45]。

6.4.5.4　心血管

心血管疾病在 SLE 患者中比在一般人群中更普遍，并可导致过早死亡。通过小鼠模型，研究人员发现，SLE 患者更容易加速动脉粥样硬化的进展。多种循环细胞因子可在这一过程中发挥作用。具体而言，Ⅰ型干扰素可干扰血管修复，TNF-α 和 IL-6 水平升高可导致促炎环境和动脉粥样硬化负担加重。此外，目前已了解到并非所有高密度脂蛋白（high-density lipoproteins，HDL）都具有保护作用，存在促炎性高密度脂蛋白，可加速 SLE 患者的动脉粥样硬化[46]。

狼疮并发心血管疾病一个常被忽视的表现是微血管功能障碍。冠状动脉微血管内皮功能障碍与心肌缺血及狼疮患者主要不良心脏事件的风险增加相关。认识到 SLE 的这种表现至关重要，因为内皮功能障碍的逆转与心血管结局的改善相关[47]。传统的冠状动脉性心脏病（coronary artery heart disease，CHD）诊断可能无法检测非梗阻性冠状动脉性心脏病和冠状动脉微血管功能障碍，心脏磁共振成像（cardiac magnetic resonance imaging，CMR）已证明能够通过心内膜下灌注异常和心肌灌注储备指数变化来识别心肌缺血（表 6.3）[48-49]。

6.4.6　狼疮药物加速药物研发合作伙伴计划

狼疮药物的加速药物研发合作伙伴计划是美国

65

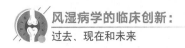

表 6.3　病理生理学总结

免疫应答	
适应性免疫	■ 自身抗体产生：抗核抗体、抗 dsDNA、抗单链 DNA（ssDNA）、nRNP、Ro-60（SSA）、La（SS-B）、Ro52、Ku、Su 和染色质/组蛋白 ■ B 淋巴细胞刺激因子表达增加 ■ T 细胞上 CD40 表达时间延长
先天免疫	■ IFN 信号传导增强 ■ 产生 IFN 的 pDC ■ NET 形成导致 pDC 激活和 IFN 产生 ■ Toll 样受体的异常刺激，尤其是 TLR7 和 TLR9 ■ C1q 基因缺陷或功能缺陷
其他生物标志物	■ 肾小管细胞上的成纤维细胞生长因子参与肾纤维化 ■ 肾脏常驻 CD8⁺T 和 NK 细胞产生 IFN-γ ■ CyTOF 检测 SLE 患者 CD57⁺ CD8⁺T 细胞增加和 NK 细胞减少
靶器官	
肾脏	■ 免疫复合物沉积、炎症和瘢痕形成 ■ 常驻细胞受体与致病性细胞因子的产生 ■ 肾小管间质炎症
中枢神经系统	■ 血 - 脑屏障和血 - 脑脊液屏障的破坏 ■ 抗 NMDA、抗核糖体 P 和抗磷脂抗体 ■ 血清和 CSF 中 IL-6 升高 ■ 小胶质细胞活化 ■ DNR 抗体 ■ NF-κB
皮肤	■ 固有自身反应性细胞毒性 T 细胞 ■ 角质形成细胞产生 I 型和 III 型 IFN
心血管	■ I 型 IFN、TNF-α、IL-6 导致血管炎症 ■ 促炎症性高密度脂蛋白

注：CyTOF，质谱仪。

国立卫生研究院、制药公司、非营利利益相关者和多个学术中心的狼疮研究人员之间的合作伙伴关系，旨在将高通量技术应用于肾组织、尿液和来自狼疮肾炎患者的血液。目前，主要是由组织病理学分类决定狼疮肾炎的治疗方案，但这一分类并不总是与患者预后有很好的相关性。因此，加速药物研发合作伙伴计划狼疮网络的建立是为了加深对狼疮肾炎病理学分子基础的认识。该计划旨在确定与疾病活动相关的细胞类型、细胞状态及分子程序，并提示狼疮肾炎治疗的潜在反应性。该项目还旨在鉴定尿液或血液样本中发现的分子标志物，以用于疾病诊断和预测。目前，正在

使用的一种方法是单细胞 RNA 测序，通过从组织样本中获取的数千个单细胞，使用下一代测序（next-generation sequencing，NGS）进行处理[50]。

METRO 小组（由纽约大学、洛克菲勒大学和阿尔伯特·爱因斯坦医学院的研究人员组成）的研究表明，在皮肤和肾脏活检后 6 个月对常规治疗应答不佳的患者进行分析，发现细胞外基质蛋白基因表达增加，同时 IFN 评分升高，表明存在纤维化过程。而对细胞相互作用的进一步研究表明，肾小管细胞上的成纤维细胞生长因子受体与白细胞上的配体可能参与了介导纤维化的过程[14]。

PEARL 小组（由范斯坦医学研究所、布罗德研究所、密歇根大学和辛辛那提大学的研究人员组成）对肾活检样本中的细胞进行了测序，发现大多数分裂的细胞是 CD8⁺T 细胞和 NK 细胞，而且这些细胞比其他细胞表达更多的 IFN-γ。表达 Th1 和 Th17 的 CD4⁺T 细胞不常出现，还存在滤泡辅助性 T 细胞 CD4⁺T 细胞。

PEARL 小组还分析了 8 例狼疮肾炎患者的尿液，发现 T 细胞较少，而 CD16⁺ 巨噬细胞较多，这表明肾脏中并非所有细胞都进入了尿液。然而，转录组仍然保持不变，这表明尿液蛋白质组学前景广阔[14]。

其他技术的进展包括基于阵列的多重 ELISA 系统，已用于分析尿液中的 1000 种蛋白质。一期试验能够在狼疮肾炎患者的尿液中鉴定出多种蛋白质，而在健康对照组的尿液中没有发现。另外，CyTOF 质谱细胞仪是一种用稀土金属同位素标记代替荧光标记抗体的全面多维单细胞表型分析方法[14]。一项使用这项技术的研究表明，血液中循环免疫细胞与健康对照组相比存在显著差异。他们发现 SLE 患者中有大量活化的 CD57⁺CD8⁺T 细胞和较低的 NK 细胞百分比[14]。

这些研究成果有助于证明 SLE 患者和非 SLE 患者之间的重要差异，并帮助研究人员更清晰地理解导致 SLE 患者不同器官病变的病理生理学、遗传学和表观遗传学。加速药物研发合作伙伴计划的其他研究也阐明了不同种族背景患者的不同结果。例如，研究人员最近发表了关于非洲裔美国人狼疮肾炎和肾脏结局的研究结果，证实非洲裔美国人患有 V 型狼疮肾炎的可能性较高，血清学活动性较低（不太可能出现低 C3 和抗 dsDNA 阳性），并且在首次肾活检时对治疗反应较差[51]。

6.4.7 全基因组关联研究

在全基因组关联研究之前，我们从遗传学角度对病理生理学的理解大多来自单基因 SLE 研究（这将在其他章节中详细讨论）。迄今为止，全基因组关联研究已识别出超过 100 个次要等位基因频率大于 1% 的易感位点。主要组织相容性复合体区域的基因变异是疾病风险的最佳预测因素，与 SLE 的相关性最高。值得注意的是，MAC 区域还包含人类白细胞抗原（human leukocyte antigen，HLA）基因[50]。

与 HLA 无关的基因已经被证明具有累积效应，随着个体具有更多的高风险变异体，其患 SLE 的风险也会增加。Catalina 及其同事将 SLE 遗传风险呈现为一个连续分级风险，其中单基因 SLE 最罕见但风险最高，一些罕见的低功能变异具有中等风险，而全基因组关联研究的 SNPs 更常见但风险最低[50]。

全基因组关联研究已经鉴定出许多 SNPs，但大多数似乎位于 DNA 的非编码区。一些研究发现，这些 SNPs 通常位于免疫应答相关的转录因子结合位点附近。因此，非编码区的 SNPs 可能通过调节调控元件来展现其效应。这些 SNPs 通常被称为数量性状基因座[50]。

6.5 治疗

6.5.1 羟氯喹

1894 年，J.F.Payne 博士使用奎宁治疗狼疮皮疹时，抗疟药物首次被作为 SLE 的治疗药物。第二次世界大战期间，在用于治疗疟疾的同时，奎宁也被发现可以改善士兵的关节痛。羟氯喹于 1955 年被 FDA 批准用于治疗疟疾。1975 年，Rudnicki 及其同事对使用羟氯喹的 SLE 患者进行了回顾性研究，发现当患者因视网膜病变而停药时，他们的病情加重了。研究人员推测，SLE 患者使用抗疟药物时，抗疟药物会阻断 Toll 样受体及其信号通路其他部分的激活，干扰核内体成熟，并作为碱化溶酶体药物增加细胞内的 pH 值，从而影响 Toll 样受体与核酸配体的相互作用[52-53]。

尽管许多医师多年来都接受羟氯喹作为 SLE 的超适应证治疗，但一些医师对缺乏临床试验数据证明其疗效持谨慎态度。随后，几名研究人员合作成立了加拿大羟氯喹研究小组，进行了一项随机、双盲、安慰剂对照试验，研究停止羟氯喹治疗对 47 例临床稳定 SLE 患者的影响。尽管样本量较小，但他们发现安慰剂组的临床症状复发比接受羟氯喹治疗患者组更频繁。类似地，停用羟氯喹的患者临床表现复发或疾病严重程度加重的风险增加了 2.5 倍。此后，多项研究再次证实了其疗效，并且仍然是 SLE 患者的首选药物[54]。一项对 1982—2007 年发表的文献进行的系统回顾显示，有大量证据证实使用羟氯喹可以提高患者存活率并预防复发。此外，对不可逆的器官损伤也有中度保护作用，因此，羟氯喹亦可用于合并器官受累的 SLE[55]。然而，羟氯喹的视网膜病变风险仍然令人担忧，建议患者定期与眼科专家进行随访，以监测这些副作用[55]。我们现在发现，光学相干断层扫描血管成像技术可用于早期检测羟氯喹对视网膜仍处于可逆阶段的损伤，而其他成像技术无法做到这一点[56-57]。

6.5.2 糖皮质激素

自首次发现糖皮质激素的免疫抑制作用后，糖皮质激素成为治疗自身免疫性疾病的"灯塔"。1949 年，Hench 和他的同事发表了他们治疗 RA 的研究成果后，糖皮质激素首次被作为风湿性疾病的潜在手段。此后，类固醇的使用已扩展到多种疾病，包括 SLE[58]。在使用静脉注射类固醇成功治疗肾脏移植排斥反应之后，1976 年，狼疮肾炎的冲击疗法开始受到关注。Cathcart 及其同事发表的首批研究结果之一证实了 7 例患者中有 5 例通过大剂量静脉注射甲泼尼龙改善了肾功能。尽管这是一个小型研究，但它打开了通往更大规模研究的大门，显示出激素冲击疗法对狼疮肾炎的益处[59]。在过去的 70 年里，类固醇一直是 SLE 治疗的重要组成部分。然而，使用糖皮质激素的潜在不良反应包括但不限于体重增加、机会性感染、心血管事件、胃肠道出血、白内障和青光眼，以及骨质疏松症等。幸运的是，随着人们对此类毒副作用的认识不断加深，目前正在研发多种激素助减疗法，包括去年获批的 3 种新药。

6.5.3 环磷酰胺

尽管激素冲击治疗对狼疮肾炎有效，但对于 SLE 和狼疮肾炎来说，减少糖皮质激素剂量治疗的必要性是显而易见的。有趣的是，它是第一种用于治疗 SLE 的药物，在 SLE 小鼠模型中首次被证明有效。此后，多项临床研究证实了泼尼松联合环磷酰胺（cyclophosphamide，CYC）或硫唑嘌呤（azathioprine，AZA）与单独使用泼尼松相比具有更好的疗效。因此，1986 年，NIH 对环磷酰胺和泼尼松进行了比较研究。这项研究显示，与口服泼尼松的患者相比，接受环磷酰胺治疗的患者肾功能更好。这种益处在高风险疾病患者中仍得以保持，包括不可逆的肾实质损害迹象和活动性狼疮肾小球肾炎。可能与因为临床研究设计方面的问题，以及希望看到结果有关，环磷酰胺和其他口服改善病情药物并没有获得 FDA 批准用于狼疮治疗[60]。尽管如此，许多研究再现了环磷酰胺类似的治疗效果，多年来这种治疗方法仍然是狼疮肾炎的首选。然而，人们仍然忧虑其严重毒性作用，包括出血性膀胱炎、骨髓抑制、恶性肿瘤、机会性感染和性腺早衰。因此，研究人员开始寻找可用于诱导治疗的更安全药物，并对霉酚酸酯和环磷酰胺进行了比较[61]。

6.5.4 霉酚酸酯

在 20 世纪 90 年代后期，霉酚酸酯被作为环磷酰胺的替代品进行研究。霉酚酸酯是一种肌苷单磷酸脱氢酶抑制剂，因此，它是可抑制参与鸟苷核苷酸从头合成的限速酶之一。当时它已经在慢性同种异体移植排斥反应的研究中得到了应用，并在风湿病学领域引起了兴趣[62]。Ginzler 及其同事比较了环磷酰胺与霉酚酸酯治疗 SLE 的疗效，结果表明霉酚酸酯组观察到完全缓解的患者比环磷酰胺组多 16.7%。同样，接受霉酚酸酯治疗组的患者出现严重感染和住院率均较少[62]。Aspreva 狼疮管理研究（aspreva lupus management study，ALMS）是一项比较环磷酰胺和霉酚酸酯作为狼疮肾炎诱导治疗的随机临床试验，该试验即将启动，然而该试验结果未能显示霉酚酸酯优于环磷酰胺[61]。如前所述，研究设计可能是霉酚酸酯未获得 FDA 批准用于 SLE 的原因。由于 ALMS 被设计为优效性试验，霉酚酸酯未显示优效于环磷酰胺，而是被称为"非劣效于"环磷酰胺，因此不符合资格要求[63]。

6.5.5 贝利尤单抗

2010 年，FDA 指南指出需要改变 SLE 治疗的研究设计，强调 SLE 候选药物需要在两个对照良好的试验中达到其主要终点，以证明其优势。此后不久，

即 2011 年，历经 50 多年后，一种专门用于 SLE 的药物被引入市场。贝利尤单抗（belimumab，BEL）是一种重组人 IgG-1γ 单克隆抗体。Ⅲ期临床试验（BLISS）表明，与安慰剂和标准治疗相比，在第 52 周时，贝利尤单抗与标准疗法（霉酚酸酯或环磷酰胺）联合，结果显示更高的反应率［这是通过 SLE 反应者指数（systemic lupus erythematosus responder index，SRI）评定的］。贝利尤单抗似乎存在一种剂量依赖关系，静脉注射 10 mg/kg 的患者在 SRI 的所有 3 个部分都比服用安慰剂的患者显示更大的应答率，而只接受 1 mg/kg 的患者只在 3 个部分中的 2 个部分表现出明显的反应［特别是医师整体评估（physician global assessment，PGA）和 SLE 疾病活动指数（SELENA-SLEDAI）］。然而，本研究排除了急性、重度狼疮肾炎患者[64]。事后分析证实，研究组的蛋白尿和肾脏复发减少，这表明贝利尤单抗对肾脏有一定益处[65]。

由于约 60% 的 SLE 患者尽管接受了标准治疗，但未达到缓解，因此需要更有效、更安全的狼疮肾炎药物。因此，我们进行了一项随机、双盲、安慰剂对照试验，作为之前贝利尤单抗试验的补充，该研究将贝利尤单抗和标准疗法、安慰剂和标准疗法在狼疮肾炎患者中进行比较。这项研究（BLISS-LN）证实了与安慰剂组相比，贝利尤单抗组有相当数量的患者达到了肾脏反应的主要疗效终点，从而使 FDA 批准贝利尤单抗用于狼疮肾炎。经过 13 年的应用，贝利尤单抗对 SLE 的持续疗效得到了进一步的证实[65-66]。

6.5.6 INF 受体拮抗剂

"干扰素标志"已经被明确参与了 SLE 病理生理学过程，尤其是 IFN-1。阿尼鲁单抗（anifrolumab，ANI）是一种针对Ⅰ型干扰素受体亚单位 1 的全人源 IgG1K 单克隆抗体，从而阻断了任何类型的Ⅰ型干扰素的所有信号传导。遗憾的是，第一个 3 期试验（TULIP）没有显示出对主要终点的明显效果（主要终点是由 SRI 评定的）[67]。我们进行了第二项 3 期临床试验，本研究使用原试验中的次要终点作为主要终点：改善基于大不列颠群岛狼疮评估（British Isles lupus assessment，BICLA）的组合狼疮评估。这项实验指出，与接受安慰剂的患者相比，治疗组有更多的患者获得 BICLA 反应。还发现阿尼鲁单抗组的糖皮质激素用量和皮肤表现的严重程度明显减少，从而显

示出对皮肤性狼疮的治疗前景。通过使用 TULIP 研究的汇总数据，进一步调查阿尼鲁单抗对旧病复发的影响，结果显示，与安慰剂相比，阿尼鲁单抗治疗组患者的年复发率较低，总体复发次数较少[68]。首次复发的中位数时间也更短。阿尼鲁单抗现已被 FDA 批准与标准疗法一起治疗成年人中至重度 SLE[69]。

6.5.7　奥比妥珠单抗

自从利妥昔单抗（rituximab，RTX）一种鼠—人嵌合抗 CD20 单克隆抗体问世以来，我们对自身免疫性疾病中 B 细胞耗竭的理解不断加深。CD20 是一种跨膜钙离子通道，存在于 B 细胞的中期发育阶段。因此，靶向 CD20 可以保护早期发育的前 B 细胞和浆细胞，从而保留自身形成抗体的能力和保持长期免疫力[56]。因此，B 细胞的其他作用也受到影响，如炎性细胞因子的产生、抗原呈递和滤泡的形成。到目前为止，几种候选的 CD20 抑制剂未能显示出比标准治疗更好的疗效，一些试验甚至因接受抗 CD20 抑制剂治疗的感染率增加而暂停[56]。此外，利妥昔单抗的试验由于研究设计不当而失败。然而，奥比妥珠单抗（obinutuzumab，OBI）正在展现出其治疗狼疮的前景。最近在狼疮肾炎的 2 期试验结果显示，与安慰剂和标准疗法相比，奥比妥珠单抗联合标准疗法组的肾脏反应明显更高。这种药物的感染率也与安慰剂组相似[70]。但仍有必要进行 3 期随机对照临床试验，以了解该药物在狼疮肾炎治疗中的进展。

6.5.8　钙调磷酸酶抑制剂在狼疮肾炎中的应用

在亚洲，他克莫司等钙调磷酸酶抑制剂长期用于治疗狼疮肾炎，目前还缺乏数据证明钙调磷酸酶抑制剂对狼疮肾炎的诱导治疗有疗效。显示钙调磷酸酶抑制对狼疮肾炎诱导疗法疗效的数据很少。因此，Mok 及其同事研究了一组患者，这些患者先接受他克莫司或霉酚酸酯治疗，随后接受硫唑嘌呤维持治疗。他们的研究表明，他克莫司诱导治疗的临床缓解率与霉酚酸酯相当[71]。同样，另一个研究小组在中国人群中观察了他克莫司与环磷酰胺在治疗狼疮肾炎中的疗效，发现这两种方案在完全缓解率方面没有区别。然而，他克莫司治疗组患者蛋白尿显著降低。他克莫司的耐受性更好，不良反应更少。伏环

孢素（Voclosporin，VOC）是另一种钙调磷酸酶抑制剂，作为 AURA-LV 研究的一部分，在 2 期和 3 期试验中进行了研究[72]。与安慰剂和霉酚酸酯相比，结果表明，接受低剂量伏环孢素加霉酚酸酯治疗的患者的完全肾缓解（complete renal response，CRR）率有所提高[73]。伏环孢素现已获得 FDA 批准，可与标准治疗（霉酚酸酯）联合用于活动性狼疮肾炎患者。

6.5.9　利妥昔单抗与贝利尤单抗联合治疗

基于利妥昔单抗和贝利尤单抗理论上的互补作用，最近开展了一些序贯使用贝利尤单抗和利妥昔单抗治疗重度难治性 SLE 患者的试验。这背后的原理是：利妥昔单抗会导致循环中 B 细胞活化因子（B cell activating factor，BAFF，又称 TNF 配体超家族成员 13B/BLyS）升高，从而使自身反应性浆母细胞持续存在，导致治疗后旧病复发恶化。因此，贝利尤单抗可以在利妥昔单抗后给药以抑制 B 细胞活化因子[74]。CALIBRATE 是一项随机、对照、开放标签试验，确保在应用利妥昔单抗和环磷酰胺后使用贝利尤单抗的安全性，但这项研究并非旨在显示疗效[75]。BEAT 狼疮研究是一项双盲、安慰剂对照的 2 期试验，与安慰剂相比，结果显示：应用利妥昔单抗后，贝利尤单抗能显著减少 IgG 抗 dsDNA 抗体，并延长严重复发的时间。BLISS-BELIEVE 是一项正在进行的随机对照临床试验，目前正在反向研究使用贝利尤单抗后再使用利妥昔单抗[76-77]。

6.5.10　其他新的治疗策略

正在研究的其他新型治疗策略包括 JAK-STAT 通路抑制剂（巴瑞替尼、乌帕替尼、托法替尼）、靶向浆细胞样树突状细胞、抑制哺乳动物西罗莫司靶蛋白、脑苷脂调节（使用伊伯多胺）、低剂量 IL-2 治疗、靶向线粒体功能障碍、SLAMF1 抑制和基于 CAR-T 细胞的治疗。我们希望这些治疗途径有朝一日能为改善 SLE 结局铺平道路。

6.5.11　精准医学

在确定影响病程和治疗反应的遗传和表观遗传因素时，精准医疗为以患者为中心的医疗保健提供了途径。它对 SLE 特别有用，因为个体之间的表现和治疗反应存在着差异性。精准医疗的目标是早期干预，

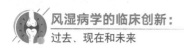

评估个体的风险因素，识别生物标志物，并在器官损伤和复发前进行预测。每个患者将获得个体化的治疗计划。有了全基因组关联研究、蛋白质组学和本章中提到的其他新策略，我们乐观地认为精准医疗将很快成为 SLE 患者的标准治疗方法。

6.6 遗传学

20 世纪 70 年代初，研究人员开始将人类白细胞抗原与 SLE 联系起来。然后，在 20 世纪 90 年代初，通过对双生子的一致性研究开始探索 SLE 的遗传学[78]。当时只有一个病例系列显示同卵双胞胎的一致率为 69%。1992 年，Deafen 及其同事首次尝试研究一致率。在 45 对同卵双胞胎中，有 24% 的一致率；而在 62 对异卵双胞胎中，这一比例仅为 2%。此外，与不一致病例相比，一致病例的确诊年龄更小[79]。

幼年和单基因系统性红斑狼疮

研究人员很快开始认识到，研究那些在较年轻时发展为 SLE 的人，是发现与 SLE 相关的遗传因素的简单方法。18 岁之前起病（高峰年龄为 12.6 岁），被定义为青少年发病的 SLE（juvenile-onset SLE，jSLE），这占 SLE 患者的 15% ~ 20%。由于具有严重的疾病表现和终末器官损害的特性，这种疾病的发病率和死亡率都较高。非洲或亚洲血统的个体在青少年发病的 SLE 患者中占绝大多数，并且通常比其他种族背景的患者预后更差。全基因组关联研究已经发现了与 jSLE 特异性相关的遗传变异，而 SLE 成年患者则没有，这表明 jSLE 存在强大的遗传因素。尽管大多数 SLE 病例是多基因的，但对 jSLE 的研究和同卵双生子的一致性研究使我们能够确定参与 SLE 发病机制的基因。

单基因 SLE（其中一个基因足以引起 SLE）仅影响 1% ~ 4% 的患者，但提供了关于哪些基因与 SLE 有关的最多信息。我们对 SLE 致病性的许多了解是从单基因 SLE 研究中获得的。这种临床上严重的疾病表现通常发生在生命早期，一般不到 5 岁。我们知道，单基因 SLE 是由单基因突变引起的，要么是基因截断，要么是显性功能增益突变。这些突变常见于补体途径、细胞凋亡、淋巴细胞激活或核酸感应和处理等方面[50, 80]。

6.6.1 核酸感应、代谢和降解

参与核酸感应和代谢相关基因的突变可导致遗传物质在细胞质中积累，从而引发 IFN-1 的表达。一些已被确认参与这一过程的基因包括 RNAS-EH2B（RNAS-EH2A，RNAS-EH2C）、ADAR、IFIH1、TREX1 和 SAMHD1。此外，核酸降解的遗传缺陷也同样通过 DNASE1 和 DNASE1L3 基因参与发病过程[50, 80]。

6.6.2 细胞凋亡与耐受

细胞凋亡的问题可以在 Fas（Fas 细胞表面死亡受体）或 FasL（Fas 配体）基因中找到。小鼠研究已经确定这些基因参与了调节激活诱导的细胞死亡，导致小鼠出现类似 SLE 的疾病。类似地，参与凋亡、增殖和 B 细胞阴性选择的蛋白激酶 Cδ（protein kinase C delta，PKCδ）的突变可导致 SLE 样疾病[80]。RAG2 突变可引起 T 细胞和 B 细胞耐受性受损，从而导致自身反应性[50]。

6.6.3 性别差异

由于许多调节先天性和适应性免疫的基因存在于 X 染色体上，研究表明，随着 X 染色体数量的增加，发生 SLE 的风险增加[80-81]。

6.7 环境因素

6.7.1 紫外辐射

高达 90% 的 SLE 患者有皮损。早在 19 世纪，阳光对 SLE 的影响就有文献记载。人们注意到，在室外工作的人更容易发生 SLE，并且增加对光敏感性的药物，如噻嗪类利尿剂和磺脲类药物，更有可能与 SLE 样症状有关。因此，光敏性被纳入到 ACR 标准，并被定义为阳光引起的皮疹或阳光诱发的皮损。

光感测试是通过让患者暴露在 UVA 和 UVB 射线下测试他们的光敏感性。无病变未暴露的皮肤连续 3 天暴露于光下，并观察皮肤的反应。为了区分皮肤狼疮和其他疾病，诱发的皮肤病变应符合以下几个标准。

（1）它们在临床上应该类似于 SLE。

（2）组织学上应与狼疮一致。

（3）应该至少持续几天。

通过各种测试，肿胀型狼疮（lupus tumidus，LET）亚型是对光最敏感的 CLE 亚型。在 2006 年的一项研究中发现，与对照组相比，CLE 患者在暴露于紫外线后的皮肤活检中发现细胞凋亡核水平异常增高，因此表明细胞凋亡核清除率降低可能是 CLE 病理生理学背后的原因。建议患者外出时应擦涂防晒指数（SPF）＞50 的防护霜，穿着长袖等物理防护衣物，避免使用光过敏药物，并避免有紫外线照射的阳光直射。由于避免阳光照射，许多 SLE 患者与普通人群相比更缺乏维生素 D，因此，建议每天补充至少 400 IU 的维生素 D。2005 年，制定了皮肤狼疮疾病面积和严重程度指数标准（cutaneous le disease area and severity index，CLASI），以测量皮肤病变的程度[82]。

6.7.1.1　表观遗传学

仅遗传因素并不足以导致疾病。许多表观遗传因素都可能导致易感个体患病。全基因组关联研究表明，基因表达的调控和基因调控的缺陷在 SLE 中起一定的作用。许多研究探索了 DNA 甲基化、乙酰化、非编码 RNA、基因表达 B 细胞、T 细胞和骨髓细胞[50]。

6.7.1.2　DNA 甲基化

DNA 甲基化是一种表观遗传机制，其中甲基基团被转移到胞嘧啶环的第 5 个碳上，并参与细胞分化、转位因子沉默和基因组印记等过程。紫外线、肼屈嗪和普鲁卡因胺可抑制 DNA 甲基化，从而诱发 SLE 样疾病。关于 DNA 甲基化的首批研究之一表明，在有丝分裂期间抑制 CD4+T 细胞中的这一过程会导致自身反应性 CD4+T 细胞的形成。这得到了更多研究的支持，即受 DNA 甲基化抑制的基因表达可导致 T 细胞介导的自身反应。微阵列研究表明，MX1、BST2 和 IFI44L 等 IFN 基因的低甲基化可能导致 SLE 发病[50, 83]。

6.7.1.3　乙酰化作用

迄今为止，关于组蛋白乙酰化的既有证据表明，CD4+T 细胞中的 H3 和 H4 乙酰化与疾病活动性负相关。TNF 的乙酰化与基因转录增加有关。类似地，一项用微阵列寻找 H4 乙酰化的研究发现了几个高度乙酰化和过度表达的基因。然而，这方面的研究仍然很少，乙酰化和基因表达之间的关系仍不清楚。

6.7.1.4　非编码 RNA

转译后组蛋白修饰和 microRNA（非编码 RNA）表达在 SLE 表观遗传学中也可能是病理性的。与对照组相比，SLE 患者 B 细胞中的一些 microRNA 增加。这些 microRNAs 已被证明参与 PTEN 表达的减少，从而导致 B 细胞的过度活跃和 B 细胞耐受性受损。microRNA 还参与 NF-κB 信号传导和狼疮肾炎的调节[50]。

6.7.1.5　氧化作用

还有证据表明，在 SLE 患者中，氧化会导致硝化和 T 细胞中 PKCδ 催化活性缺陷、DNA 甲基转移酶 I 抑制剂减少及 DNA 去甲基化[83]。

6.7.2　药物性狼疮

1945 年首次报告了类似 SLE 的磺胺嘧啶药物反应，随后在 1951 年报告了肼屈嗪诱导的 SLE 症状。从那时起，我们对药物诱导的 SLE 的认识有了显著的进步。药物诱导的 SLE，通常与抗 DNA 和 H2A-H2B 复合物的抗组蛋白抗体升高有关，可由数月服用某种药物的累积剂量而诱发。值得注意的是，抗组蛋白抗体不是药物性 SLE 的特异性抗体，在 30% 的普通 SLE 患者和 10% 的 RA 患者中也可以出现，这些抗体通常针对组蛋白 H3 和 H4。确诊药物诱导的 SLE，患者在服药前不应该有任何 SLE 的症状，部分症状应该在停药后有所改善[84]。一些被认为与此有关的药物包括干扰素-α、青霉胺、肼屈嗪、利福平、异烟肼、甲基多巴、奎尼丁、米诺环素、氯丙嗪、卡马西平、乙琥胺、丙硫氧嘧啶、磺胺嘧啶、苯妥英和普鲁卡因胺。在这些药物中，米诺环素可能会引起一种严重的由药物诱导的 SLE，抗中性粒细胞质抗体（antineutrophil cytoplasmic antibodies，ANCA）血清学阳性，偶见抗心磷脂抗体[85]。停药后疾病不一定会缓解，并可能会导致药物相关的嗜酸性粒细胞增多综合征（drug-related eosinophilia syndrome，DRESS）。肼类药物、异烟肼和普鲁卡因胺都是通过乙酰化代谢，那些慢乙酰化代谢型的个体发生药物诱导性狼疮（drug-induced lupus，DIL）的风险可能更高[86-87]。使用 TNF 抑制剂可能会引发一种药物诱导的 SLE，其特点是没有典型的抗组蛋白抗体升高，但可能与抗 dsDNA 升高有关[84]。目前，尚不清楚抗 TNF 抑制剂是否会诱发新的 SLE，或者这些药物是否会在有遗传倾向的 RA 和 SLE 患者中起到暴露疾病的作用[85, 88]。

研究表明，药物诱导的 T 细胞功能破坏也可导

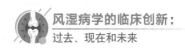

致 DIL。例如，在小鼠模型中，普鲁卡因胺破坏的 T 细胞耐受性导致抗 H2A-H2B-DNA 抗体的形成。此外，T 细胞 DNA 的低甲基化和 NET 的形成，以及清除率的降低也可能在这一过程中发挥作用[84]。

6.7.3 感染

感染可能通过破坏内部调节，导致分子模拟而成为触发 SLE 的诱因。一方面，暴露于某些感染，如 EB 病毒，在抗 Ro 抗体升高的情况下，可引起轻度系 SLE，并有关节和皮肤的表现[89]；另一方面，暴露于风疹病毒，可导致神经精神性狼疮。即使是疫苗，有时也可在有 SLE 遗传倾向的患者中引发自身免疫级联反应[85, 90-91]。

6.7.4 雌激素

暴露于雌激素（外源性来源，如口服避孕药）可导致 SLE 特征的出现或恶化。然而，围绕这一理论的证据很少，而且雌激素对 SLE 恶化的影响可能被高估[85]。

6.7.5 吸烟

像许多自身免疫性疾病一样，吸烟可导致 SLE 的发展或病情恶化。与该过程有关的一些机制包括 DNA 损伤、毒素介导的细胞坏死、组织缺氧、抗原碎片清除效率低、激活自身反应性的 B 细胞和激素改变。而烟草烟雾中的芳香胺可能干扰羟氯喹的有效性[85]。

6.7.6 肠道微生物

肠道菌群及其对 SLE 病理生理的影响越来越受到关注。我们与共存的肠道菌群存在着共生关系，它们提供免疫调节和对自身抗原的耐受性。我们越来越发现它们对固有性和适应性免疫调节的影响。我们的菌群会根据年龄、地理位置和饮食等环境因素而发生变化。通过 SLE 小鼠模型的研究发现，小鼠中乳杆菌水平降低，毛螺菌则增加。其他研究表明，SLE 患者中的厚壁菌门 / 拟杆菌门的比例较低。拟杆菌属可促进氧化磷酸化作用。因此，膳食或益生菌补充剂可能对 SLE 患者有益，这也是近年的一个热门研究领域[92]。

6.8 种族和族裔

最早已知的 SLE 人群研究始于 20 世纪 50 年代，其目的是比较不同人群的疾病发生率。研究发现女性更容易受到影响（80% ~ 90%），尤其是育龄妇女。最初，认为白种人女性受光敏性的影响更大，然而，随着红斑狼疮细胞检测越来越普及，非洲裔美国人的病例不断增加。通过 20 世纪 60 年代对 SLE 的发病率和死亡率进行了比较，他们发现非洲裔美国女性的发病率最高，其次是波多黎各人和白种人。当时，非洲裔美国人的发病率偏高，令人惊讶和不可思议。血清球蛋白水平研究显示黑人 γ- 球蛋白最高。1974 年，非洲裔美国人被诊断为 SLE 的发病率是普通人群的 3 倍[93]。此外，还注意到非洲裔美国人有更多的浆膜炎和疾病的血清学表现[94]。

随着我们对影响疾病进程的环境因素认识的加深，我们开始理解 SLE 健康差异背后的问题。SLE 的发病率和死亡率可能受贫困、食物和社会经济压力等因素的影响。对医疗服务提供者的不信任、缺乏健康知识及医患沟通不良，都可能导致患者对药物或后续治疗的依从性差。获得医疗保健是一个问题，可能受到地理和其他社会经济因素的影响。少数群体可能面临更高的环境暴露风险，如工作场所暴露，甚至是低质量食物（表 6.4）[95]。

6.9 整体研究主题和手段

近年来，SLE 的研究已经取得了重大进展，并且随着这一领域的研究人员采用新方法和新技术而继续向前迈进，其中许多方法和技术在本章中提及。通过全基因组关联研究和蛋白质组学利用大数据是一种流行的方法，在转化研究中占据了主导地位。

此外，对 SLE 固有免疫和适应性免疫的考量提高了对其病理生理学的理解，并确定了未来可能用作治疗靶点的新生物标志物。通过靶向治疗来实现的达标治疗方法也变得越来越重要。这方面的一个范例就是 TARGET LUPUS 研究项目（通过对狼疮的有效治疗，靶向疾病、达成推荐共识并减少激素用量），这一项目的目标是鼓励治疗性临床试验并且减少激素的用量，因为激素多年来在这一患者群体中被大量使用。到目前为止，他们已经开发出了糖皮质激素严重程度指数，以监测糖皮质激素的毒性[96]。

随着我们朝达标治疗的方向不断推进，并以更安全和更有效的试验为目标，越来越需要改进缓解和临床改善的定义。由患者代表和来自不同领域的专家

表 6.4 遗传学、表观遗传学和环境风险因素总结

遗传学	
核酸感受、代谢和降解	*RNASEH2B*（*RNASEH2BA*、*RNASEH2BC*）、*ADAR*、*IFIH1*、*TREX1*、*SAMHD1*、*DNASE1*、*DNASE1L3*
细胞凋亡	*FAS*、*FASL*、*PKCδ*
耐受	*RAG2*
补体系统	C1q 遗传缺陷
表观遗传学	
DNA 甲基化	*MX1*、*BST2*、*IFI44L*
乙酰化作用	H3 和 H4 乙酰化作用
非编码 RNAs	PTEN 的表达下降
氧化	T 细胞 PKCδ 催化活性降低、DNA 甲基转移酶抑制剂减少、DNA 脱甲基化
其他危险因素	
药物诱导	IFN-α、青霉胺、肼屈嗪、利福平、异烟肼、甲基多巴、奎尼丁、米诺环素、氯丙嗪、卡马西平、乙琥胺、丙硫氧嘧啶、柳氮磺吡啶、苯妥英、普鲁卡因胺、TNF 抑制剂
感染	EBV 和风疹
雌激素	避孕药
肠道微生物组	乳酸菌减少和毛螺菌增加，厚壁菌门和拟杆菌门减少
紫外线辐射	暴露于紫外线
吸烟	吸烟，包括电子烟
种族和民族	非洲裔和拉丁裔美国人的疾病严重程度较高，社会经济和健康水平差异

注：PKCδ，蛋白激酶 c-δ；EBV，EB 病毒。

组成的 DORIS 工作组最近发表了 SLE 缓解定义的建议，其中包括 SLE 疾病活动指数为 0 和医师整体评估 < 0.5 ［患者可以通过服用抗疟药、≤ 5 mg/d 的泼尼松（糖皮质激素）和（或）稳定的免疫抑制剂，包括生物制剂（实现 SLE 缓解）］。作为 MUSE 随机对照临床试验（anifrolumab 试验）析因分析的一部分，报告了一项更真实、更有参考价值的评估手段，验证了狼疮低疾病活动状态（lupus low disease activity state，LLDAS）作为临床改善或临床试验终点的测量标准[97]。

SLE 的研究正朝着更安全、更有效、受试者负担更小的试验方向发展。到目前为止，小型 SLE 表型

研究已经能够实现这一目标。另一种方法是通过序贯随机对照临床试验，利用一种自适应的方法来应对临床试验中可能出现的任何问题，包括违反协议和意外的不良事件。序贯随机对照临床试验是有益的，因为它们有助于节省时间和资源。为了更符合自适应设计的需求，必须将 SLAM、BILAG 和 SLE 疾病活动指数等顺序结果量表修改为区间结果量表。通过使用等宽间隔，就可以实现这一目标[98]。有些试验已经朝着这个方向迈出了一步，例如，贝利尤单抗试验将一个顺序量表简化为二元变量。我们希望试验继续采用这种研究设计，并摒弃顺序结果量表。

6.10 我们的未来目标

随着新的靶向治疗方法的出现，SLE 的治疗正从广谱的免疫抑制疗法向针对特定通路的疗法转换。在贝利尤单抗获得 FDA 批准用于治疗 SLE 的 10 年后，它又获得批准用于治疗狼疮肾炎。伏环孢素随后也用于狼疮肾炎的治疗，仅仅 12 个月内针对狼疮肾炎就获得了两项 FDA 资格认定。最近，阿尼鲁单抗获批用于治疗 SLE，进一步拓展了我们的药品目录。现在，除了多年来广泛使用的免疫抑制剂，还包括 B 细胞治疗、钙调磷酸酶抑制剂和干扰素靶向疗法。随着对 SLE 病理生理学和错综复杂的通路不断了解，未来可能需要针对多个通路的手段。

如前所述，加速药物伙伴关系的研究显示了不同种族间 SLE 临床和血清表型的个体化差异，强调了不仅在诊断方面，而且在治疗方面都需要个性化的医疗。通过对肾脏和皮肤活检进行生物标志物研究，我们离实现个体化的医学目标更近了一步，尿液蛋白质组学也为狼疮肾炎的诊断提供了一种潜在的替代方法（无须活检）。随着更多新生物标志物的出现，我们正逐渐接近一个未来治疗模式，即基于高度个体化的治疗决策和疾病活动监测将成为常态。

6.11 我们需要解决的问题

多年来，SLE 的研究一直被次优的临床试验设计所困扰，导致得出的结论可能在统计学上没有意义，但在临床上具有明确的相关性。随着 FDA 的指南不断增加，已经建立了用于指导这些试验的基准，强调需要一种安全的候选药物，能够改善临床指标和治疗反

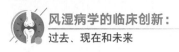

应，防止器官损伤，并提高患者的生活质量。因此，我们已经看到针对 SLE 的靶向治疗评估迅速增长的趋势。

50 多年来，糖皮质激素已广泛用于治疗 SLE。然而，我们越来越认识到长期使用的后果，并且仍然是临床试验中的一个障碍，即对于糖皮质激素的剂量和减量的决策，会影响证实候选药物减少糖皮质激素用量的能力。幸运的是，正在进行的研究已经证实候选药物有能力利用较低剂量的激素，同时仍能达到并保持较低的疾病活动度[99-101]。

在所有医学领域中，临床试验招募和足够的患者代表性仍然是一个持续存在的问题，但在 SLE 中尤为重要，因为少数族裔往往会发展成多器官受损的重症狼疮。随着解决这些障碍的资金增加，注册临床试验和研究项目已经改善了患者的代表性。

虽然已经克服了很多障碍，减少了糖皮质激素的剂量，相关治疗药物也得到了 FDA 的批准，但未来仍有许多工作有待完成。持续的协作将有助于在确定免疫抑制或非免疫抑制疗法的目标方面取得更大的进展。此外，靶向器官修复疗法及对疲劳、脑雾和其他 SLE 患者常见的对症治疗仍然是未来治疗狼疮的一个重要组成部分。

参考文献

第七章

干燥综合征

Ghaith Noaiseh and Alan N. Baer

何琦　薛秋倩译，于水莲　陈君立校

7.1 引言

1933 年，瑞典眼科医师 Henrik Sjögren 发表了他的博士论文，在这篇论文中，他对 19 例患有严重眼干燥症（dry eye disease，DED）的女性进行了全面分析，他将这种疾病称为"干燥性角结膜炎"[1]。这种疾病的特征是睑结膜和角膜被孟加拉红染色（孟加拉红可以使死亡和变性的细胞着色，但因其角膜毒性已不用于眼表层评估），以及通过 Schirmer 试验测量泪液流量的减少。此外，大多数患者还患有严重的口干症和唾液分泌不足。舌下腺和泪腺的组织检查显示有密集的淋巴细胞浸润。他的 12 例患者同时患有畸形性多关节炎，我们现在将其称为 RA。这种疾病后来被称为干燥综合征，曾一度被认为是 RA 的一种变体[2]。90 年后，干燥综合征被认为是一种独特的自身免疫性疾病，具有特征性的全身表现、组织病理学和血清学异常。虽然通常用术语"干燥综合征"来指代这种疾病，但笔者更倾向于使用"干燥病（sjögren's disease，SjD）"，以凸显其特征和发病机制[3]。

在本章中，笔者将简要概述该疾病、诊断和治疗方法，以及目前对发病机制的理解。随后，将着重介绍在实现三个研究目标方面取得的进展：识别疾病的生物标志物以辅助诊断、监测治疗效果和预测预后；基于病理生理学的定义来界定相关的疾病亚群；寻找安全有效的药物。

7.2 干燥综合征概述

干燥综合征是一种慢性全身性自身免疫性疾病，其特征是唾液腺和泪腺的淋巴细胞浸润，导致眼睛和口腔干燥的特征性症状和体征。大约 25% 的患者出现广泛的全身（或"腺外"）表现，从轻微到危及生命（表 7.1）。这些全身症状主要与靶向腺管上皮细胞的炎症（自身免疫性上皮炎）、淋巴细胞增生或免疫复合物沉积有关。对于某些其他症状，如疲劳，其病理生理学机制尚不明确[4-6]。大多数患者表现为眼部和（或）口腔干燥的症状，但也有部分患者表现为全身症状，如周围神经病变[7]。

高达 95% 的干燥综合征患者为女性[8-9]。男性患者的临床表现更严重，患有系统性疾病和淋巴瘤的风险更高[10-12]。发病的高峰期通常出现在 50～60 岁。

表 7.1 干燥综合征的全身表现

器官系统	表现
肌肉骨骼	关节痛； 非侵蚀性关节炎； 肌痛
网状内皮组织	无痛性淋巴结病； 脾大； 非霍奇金淋巴瘤
皮肤	皮肤干燥症； 环状红斑； 皮肤血管炎（紫癜、荨麻疹、溃疡）
肺部	慢性干咳； 小气道疾病； 支气管扩张症； 囊性肺部疾病； 间质性肺部疾病[非特异性间质性肺炎（NSIP）、寻常型间质性肺炎（UIP）、淋巴细胞型间质性肺炎（LIP）]； 隐源性机化性肺炎
心血管系统	雷诺现象
胃肠道系统	食管动力障碍； 胃痉挛； 自身免疫性肝炎
泌尿系统	肾小管间质性肾炎； 肾小管酸中毒（典型的是 Ⅰ 型，较少见的是 Ⅱ 型）； 肾小球肾炎（冷球蛋白介导的膜增生性肾小球肾炎）； 间质性膀胱炎
周围神经系统	轴突性感觉多神经病； 轴突性感觉运动性多神经病； 自主神经病变； 颅神经病变（Ⅱ、Ⅴ、Ⅶ和Ⅷ）； 血管炎性神经病（多发性单神经炎）； 小纤维感觉神经病变； 神经节病变
中枢神经系统	轻度认知功能障碍； 淋巴细胞性脑膜炎； 多发性硬化样表现； 视神经脊髓炎谱系疾病
血液系统	白细胞减少症[淋巴细胞减少症和（或）中性粒细胞减少症]； 血小板减少症； 单克隆丙种球蛋白病； 高或低丙种球蛋白血症； 低补体血症； 冷球蛋白血症
全身症状	乏力

然而，干燥综合征也可能在早期发病，甚至在儿童时期出现。这种情况常伴有唾液腺增大、复发性腮腺炎和全身受累[13]。高达 80% 的干燥综合征患者具有普遍存在的核糖核蛋白 SSA/Ro 和 SSB/La 抗体[8]，这些抗体的存在定义了一个亚群，其腺体功能障碍、血管炎、血细胞减少、类风湿因子和高丙种球蛋白血症的发生率更高[14]。某些其他自身抗体的存在也可以定义临床亚群。例如，约 6% 的患者存在抗着丝粒抗体，这与更容易出现雷诺现象、高龄和更严重的腺体功能障碍有关[15-17]。相比之下，缺乏抗 SSA/Ro 抗体的患者表现出独特的临床特征，包括更高的小纤维感觉神经病变的发生率和更严重的疼痛[18-20]。

该疾病可以单独发生（称为"原发性"干燥综合征），也可以与其他明确的自身免疫性疾病共存，如 RA、SLE 或硬皮病，此时可能会使用"继发性"这一术语，尽管这种命名方法受到质疑[21-22]。我们更喜欢用"相关"来描述干燥综合征与另一种系统性自身免疫性疾病重叠。由于其临床特征和自身抗体谱与其他疾病（如 SLE）有部分重叠，因此，很难区分这两种疾病[23]，而且这种重叠可能会混淆全身表现是否专属于干燥综合征[16, 24-25]。干燥综合征还常常与器官特异性自身免疫性疾病有关，如桥本甲状腺炎[26-27]。

由于分类标准和流行病学方法的不同，该病的患病率存在较大差异。在最近的基于人群的研究中，原发性干燥综合征的患病率为 0.01%[28] ~ 0.10%[29-31]。由于该疾病可在高达 30% 的 RA 患者中出现，其真实患病率可能更高[32]。

种族可能影响该病的临床和血清学特征。在东南亚[33] 和中国[34] 的患者队列中，观察到系统受累的频率非常高，而且需要免疫抑制治疗。在一项纳入 648 例干燥综合征患者的多中心横断面研究中，美国印第安人患者的疾病活动度高于欧洲裔美国人和非洲裔美国人[35]。在一项纳入 7700 多例干燥综合征患者的大型跨国研究中[36]，与南欧人相比，北欧人主观和客观的眼干燥症状较少出现，且抗核抗体和抗 SSA/Ro 抗体的阳性率较低；抗核抗体的阳性率从南美的 72%，到北亚的 92% 不等。

干燥综合征的自然病程往往比其他系统性自身免疫性风湿病（如 SLE）更为稳定，而 SLE 常常出现明显的疾病加重，通常需要调整治疗方案[37-40]。虽然干燥综合征患者通常会报告干燥、关节疼痛和疲劳的周期性波动症状，但这些症状一般可以在不改变处方

药治疗的情况下得到控制。与 SLE 相比，干燥综合征引发系统性表现（如关节炎、间质性肺炎和血管炎）的频率要低得多[41]。然而，干燥综合征患者的症状负担过重，包括疲劳和疼痛[42]、口腔[43] 和眼部干涩[44] 及性功能障碍[45]。事实上，从患者的角度来看，疲劳和眼睛干涩比全身症状更令人困扰[44]。与普通人群相比，干燥综合征患者的工作能力下降率更高，生活质量更低[46-50]。

7.3 目前的诊断方法

干燥综合征的诊断依赖于多项寻找唾液腺和泪腺自身免疫调节功能障碍的证据，目前尚无特异性的检测手段。同时，必须排除其他可能具有类似腺体功能障碍或自身抗体模式的疾病。例如，IgG4 相关疾病表现为唾液腺肿大，与干燥综合征相似，但具有不同的组织学特征和预后。

目前的诊断方法通常需要多学科的评估。眼科医师检查泪液、泪膜碎片、角膜细丝、眼表染色，并测量泪液流量（通常使用 Schirmer 试纸），偶尔检查泪液渗透压，以寻找缺水性眼干燥症的证据。口腔医学专家或牙医测量唾液流量并检查口腔唾液功能减退的迹象，包括牙根龋齿和切牙龋齿（相对于唾液功能减退）和慢性红斑型念珠菌病[51]。小涎腺活检（minor salivary gland biopsy，MSGB）为干燥综合征受累腺体提供了最直接的证据，发现了局灶性淋巴细胞性涎腺炎，其严重程度足以在每 4 mm^2 的腺组织内，至少出现一个淋巴细胞浸润灶（灶性指数 ≥ 1）。最后，风湿病专家评估全身表现，包括血清学异常和其他自身免疫性疾病的存在。诊断性评估的每一个要素都必须在其他要素的背景下进行解释，没有一种方法对诊断具有绝对的特异性。

在过去的 10 年中，干燥综合征的诊断方法取得了一些显著的进展，其中包括提高诊断评估的严谨性，制定的分类标准首次获得 ACR 和 EULAR 批准，到最后，采用唾液腺超声检查（salivary gland ultrasonography，SGUS）作为诊断工具。

7.3.1 诊断评估的严谨性

由于眼、口干涩是一般人群的常见症状，因此，必须有严格的标准来区分干燥综合征与非自身免疫性干燥症。研究人员开发并验证了眼部和口腔干燥的筛

查问题，以便在这方面有所帮助，并首次纳入 1993 年的欧美标准[52]。患者被询问是否持续超过 3 个月都有不适的眼干，眼睛是否有异物感，咀嚼和吞咽干食物时是否需要喝水，是否出现反复的唾液腺肿胀，以及每天是否需要使用人工泪液 4 次以上。在诊断评估中纳入了唾液流率测定（唾液测量）或影像学检查，以证明唾液腺的特征性结构或功能变化，并确保有口干症状（"口干症"）的患者确实存在唾液腺功能减退。泪液流量测量和眼表染色是干燥综合征使用的关键检查，但现在已经制定了眼科检查的序贯检查方案，并使用丽丝胺绿和荧光素代替孟加拉玫瑰红染色[53]。

对于缺乏抗 SSA/Ro 抗体的个体，小涎腺活检是诊断评估的关键因素，只有在活检呈阳性时才能确认干燥综合征的诊断。传统上，这些活检是根据 Chisholm 和 Mason 在 1970 年[54]所提出的分级方法，由 Greenspan 等在 1974 年[55]进行了改进。现在，活检阳性等同于 Greenspan 3 级或 4 级，即每 4 mm^2 的腺组织内至少有一个或多个紧密聚集的淋巴细胞病灶，每个病灶内至少有 50 个淋巴细胞（病灶评分为 1 分或更高）。对于干燥综合征的诊断而言，有效解读小涎腺活检结果需要正式测量腺体表面积，并且仅当淋巴细胞占优势且紧邻看似正常的黏液分泌腺泡时，才将其定义为淋巴细胞浸润灶[56-57]。此外，必须确保有足够数量的唾液组织样本，以避免病灶评分过高。如果忽略这些要素，可能导致对活检结果的错误解读[58]。在评估小涎腺活检时，观察者内部和观察者之间的一致性往往很低[59-60]。为了应对这些挑战，Fisher 等提出了一个标准化的共识指南，以指导如何解释和使用干燥综合征分类和临床试验中使用唇部唾液腺组织病理学[57]。这一共识规定只有当腺组织面积 ≥ 8 mm^2 时，才能计算出病灶分数。

7.3.2 分类标准的演变

在 1965 年至 2018 年期间，共发表 13 个干燥综合征分类标准[61]。分类标准的演变部分反映了诊断方法的改进和我们对疾病的理解不断加深。这些进展包括引入了更多客观的评估方法，如唾液测量、腮腺唾液造影、唾液腺显像和小唾液腺活检组织病理学的定量评估（不仅仅是"口干症"的主观感受）。通过纳入自身抗体，尤其是抗 SSA/Ro 抗体，为那些没有全身性风湿疾病的患者提供了更多证据。然而，这些标

准在敏感性和特异性方面存在差异。例如，1993 年的欧洲共同体分类标准允许仅根据干燥的主观和客观指标即可将患者分类为干燥综合征[52]。而 2002 年美国欧洲共识组（American European consensus group，AECG）的标准更严格，要求患者必须具备抗 SSA/Ro 和（或）抗 SSB/La 抗体或小唾液腺活检结果阳性（例如病灶评分为 1 分或更高），这增加了特异性但降低了敏感性[62-64]。2012 年 ACR 标准基于干燥综合征的国际临床合作联盟（sjögren's international collaborative clinical alliance，SICCA）的横断面数据，完全依赖于客观评估[22]。这个标准使用了一种定量的、简化的新方法来对干燥综合征患者的眼表染色进行分级。SICCA 眼染色评分（ocular staining score，OSS）分别使用丽丝胺绿和荧光素对球结膜和角膜进行染色[53]。2016 年 ACR/EULAR 标准（表 7.2）是首次由欧洲和美国社区联合批准的标准，主要用于临床试验和流行病学研究[65]。这些标准是根据 SICCA 和俄克拉荷马州医学研究基金会队列的现有数据，通过计算机辅助过程获得许多国际干燥综合征专家的认同[66]。抗 SSB/La 抗体已不再被纳入血清学标准中，因为单独的抗 SSB/La 抗体血清型与干燥综合征的关键表型特征之间

表 7.2 ACR/EULAR 原发性干燥综合征的分类标准

条目	得分
唇部唾液腺局灶性淋巴细胞性涎腺炎，病灶评分 ≥ 1 个病灶 /4 mm^2	3
抗 SSA/Ro 阳性	3
任意一只眼睛的 Schirmer 试验 ≤ 5 mm/5 min*	1
任意一只眼睛 Ocular Staining 评分 ≥ 5 或 van Bijsterveld 评分 ≥ 4*	1
自然唾液流率 ≤ 0.1 mL/min*	1

入组标准包括任何根据明显的干燥症状或腺外表现，并合理怀疑干燥综合征的患者。

ESSDAI 评分 ≥ 4 分的患者被分类为干燥综合征。

排除标准：PCR 证实的活动性丙型肝炎感染、既往头颈部放射治疗、获得性免疫缺陷综合征（艾滋病）、结节病、淀粉样变、移植物抗宿主病和 IgG4 相关疾病。

* 在进行客观干燥试验之前，必须停止服用具有抗胆碱能特性的药物，停药时间根据药物半衰期而定。

来源：Adapted from Shiboski,C.H. et al; 2016 American College of Rheumatology/European League Against Rheumatism Classification Criteria for Primary Sjögren's Syndrome: A Consensus and Data-Driven Methodology Involving Three International Patient Cohorts. Arthritis Rheumatol. 2017, 69, 1, 35-45.

的关联较小，与血清阴性（同时缺乏抗 SSA/Ro 和抗 SSB/La 抗体）的情况相似[67]。

ACR/EULAR 分类标准的确有一定的局限性。它们更偏向于那些症状更严重和腺体功能严重受损的患者，因此不适用于干燥综合征患儿，后者无法进行小涎腺活检，或者尚未出现腺体功能障碍[68]。此外，这些标准并未涵盖干燥综合征症状的整个病谱，也未能识别非典型表现者[69-71]。除非涎腺活检或抗 SSA 抗体呈阳性，否则无法将某些干燥综合征的亚群（如由抗着丝粒抗体定义）归类为患有干燥综合征。最后，这些标准并未纳入唾液腺成像方式（如超声检查）。

7.3.3　唾液腺超声检查（salivary gland ultrasonography，SGUS）

在过去的 10 年中，这种成像方法已经成为干燥综合征的重要诊断工具，尤其因其无辐射，而且正如超声用于肌肉骨骼检查那样，风湿病学家同样可用于诊断干燥综合征。唾液腺超声可以检测到腮腺和颌下腺的实质不均及其他异常，这些异常与某些表型特征相关，如 MSGB 阳性、唾液流量减少及抗 SSA/Ro 抗体，无论是否存在抗 SSB/La 抗体[72-73]。根据 EULAR 患者报告指数（EULAR patient reported index，ESSPRI），与唾液腺超声检查正常的患者相比，唾液腺超声异常的干燥综合征患者具有更明显的腺体功能障碍、疾病活动、损伤评分和异常的生物学参数，但疲劳和疼痛评分较低[74]。因此，它已成为一种重要的手段，以确定哪些患者具有较高的疾病活动度和系统性表现风险。在所有已鉴定的异常患者中，卵圆形实质低回声结构是最具特异性的干燥综合征异常[75]。唾液腺超声的结构变化往往发生在病程早期，平均在症状出现 2～3 年后发生[76]，并在 2 年后趋于稳定[77]。在一项基于临床前瞻性初始队列研究中，阳性的唾液腺超声评分结合阳性的抗 SSA/Ro 抗体，高度预测干燥综合征的分类[72]。此外，唾液腺超声可以很准确地预测小涎腺活检阳性结果[78-79]，可能避免进行活检[78]。在一项研究中，缺乏抗 SSA/Ro 抗体患者的正常唾液腺超声可有效排除干燥综合征诊断，从而无须进行小涎腺活检[79]。一些研究评估了唾液腺超声在干燥综合征中的诊断效能，无论是单独使用[80-81]，还是将其纳入分类标准[81]。采用 2019 年 OMERACT 评分系统，将唾液腺超声纳入 ACR/EULAR 和 2002 年 AECG 标准，提高了敏感性，并在特异性上稍有降低[81]，与以往的研究结果相似[82-83]。

干燥综合征是遗传和环境因素相互作用的结果，触发了先天和适应性免疫系统异常反应，介导自身免疫驱动外分泌腺损伤和随后导致功能障碍[84-85]。重要的是，免疫激活可能不是导致干燥综合征所有症状的原因。在过去的 10 年里，关于遗传易感性特征鉴定、表观遗传修饰、干扰素在疾病发病机制中的作用及淋巴瘤发生的危险因素等方面取得了重要进展。

7.4.1　遗传因素

HLA 基因对干燥综合征具有最强的遗传易感性[86]，特别是 DRB1 和 DQA1 基因位点[87-89]。两个非 HLA 基因（IRF5 和 STAT4）在多个种族中与干燥综合征显示出一致的相关性[87-89]。这两个基因参与 I 型干扰素信号传导和干扰素特征的过度表达，通常见于抗 SSA/Ro 和（或）抗 SSB/La 抗体的患者。它们在干燥综合征遗传易感性中的作用支持固有免疫系统失调作为一个关键的发病因素[87, 90-91]。干燥综合征的发病机制还涉及适应性免疫系统的失调，一些参与 B 细胞功能的基因与干燥综合征相关，包括编码 B 细胞活化因子（BAFF）的基因[92]。

干燥综合征中显著的女性易感性原因可能部分与 X 染色体的剂量效应有关[93]。Klinefelter 综合征（47，XXY）的男性患干燥综合征的风险与女性相当[94]。基因型为 47，XXX 的女性患干燥综合征的风险几乎是 46，XX 的 3 倍[93]。最后，干燥综合征与 Turner 综合征（45，X）并存是罕见的[86]。X 染色体含有最多的免疫相关基因[95]，因此，这种剂量效应不一定与性激素效应相关。然而，性激素在干燥综合征中的作用也很明显。在对 SICCA 登记的 1320 例女性干燥综合征患者与 1360 例女性对照组进行的横断面病例分析中，累积雌激素暴露与干燥综合征诊断之间呈负相关[96]，这表明女性性激素在干燥综合征中有保护作用。

表观遗传修饰是一种可以遗传的改变，在不改变 DNA 序列的情况下，通过改变调节基因的功能状态来影响表型[86, 97]。一些干燥综合征表观基因组关联研究（epigenome-wide association studies，EWAS）已经证实，干扰素诱导的基因在外周血细胞和唾液腺组织中具有低甲基化的现象，尤其是在抗 SSA/Ro 和（或）

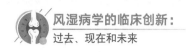

抗 SSB/La 抗体阳性的患者中[98-101]。Brække Norheim 等发现，干燥综合征患者全血 DNA 甲基化位点存在差异，这提示表观遗传变化可能在调节疲劳方面发挥作用[102]。

一些研究评估了非编码 RNA（noncoding RNA，ncRNAs）在干燥综合征中的作用，特别是微小 RNA（micro-RNAs，miRNAs）。miRNAs 是高度保守的单链小 RNA 分子，可以通过与 mRNA 结合来干扰转译[86]。在一项研究中，miRNA 表达与干燥综合征实验室参数之间存在相关性，包括血清 IgG 水平和抗 SSB/La 抗体的频率[103]。另一项研究表明，干燥综合征唇腺中 miRNA 200-5P 表达下调早于淋巴瘤的发生，这提示该 miRNA 有可能被用作淋巴瘤风险的生物标志物[104]。

7.4.2　环境因素

与干燥综合征相关的遗传变异不会显著增加疾病风险[87]，因此，环境因素在发病过程中必定发挥重要作用。大多数对环境因素在干燥综合征中作用的研究都是在流行病学调查中进行的，然而这些研究没有考虑症状出现前患者的暴露情况[105]。最为确凿的证据存在于传染病病因学中，特别是病毒。

EB 病毒是目前研究最多的干燥综合征病因。它是一种嗜 B 细胞和上皮细胞的人类双链 DNA 病毒。大多数人在幼年时受到感染，并在记忆 B 细胞中形成潜伏感染，在后期可能发生再激活[106]。研究发现，与对照组相比，干燥综合征患者的血液和唾液腺中存在 EB 病毒核酸，并且抗 EB 病毒抗体的血清滴度更高[107-111]。EB 病毒编码的小 RNA 与 SSB/La 抗原结合，形成由 EB 病毒感染细胞释放的免疫复合物，进而激活 Toll 样受体 3（TLR3），导致 I 型干扰素的产生[112]。干燥综合征患者的 B 细胞系产生 EB 病毒的频率和数量高于 RA 和 SLE 患者的 B 细胞系[113]。此外，与对照组相比，干燥综合征患者中抗 EB 病毒早期抗原的 IgG 抗体（反映过去暴露的标志物）发生率更高，并与抗 SSA /Ro 和抗 SSB /La 抗体相关[114]。尽管存在这些证据，EB 病毒和干燥综合征之间是否存在因果关系仍未定论。

其他被研究的病毒还包括巨细胞病毒、丙型肝炎病毒、人类嗜 T 淋巴细胞病毒 I 型和柯萨奇病毒[114-118]。这些病毒与干燥综合征的病因之间缺乏明确的联系。

流行病学研究提供了严重感染与干燥综合征发病之间存在关联的证据。在丹麦全国范围内的一项基于登记的研究发现，干燥综合征风险与以前感染相关的住院治疗有关，尤其是在干燥综合征诊断前不到一个月发生的感染。有一次以上感染患者的患病风险更高[119]。另一项瑞典的研究也发现，任何严重感染史都与干燥综合征风险增加相关[120]。有趣的是，与缺乏抗体的患者相比，具有抗 SSA/Ro 和（或）抗 SSB/La 的患者与感染关联更高。在这个亚组中，感染数量和干燥综合征风险之间存在剂量反应的关系。总之，多种不同类型的感染与干燥综合征的发病相关，这可能是因为它们创造了促炎微环境，从而诱发并持续推动自身免疫反应[105]。

口腔和肠道菌群的变化在干燥综合征中的作用也受到了关注[121-123]。在几项研究中，干燥综合征患者表现出微生物多样性的减少，即菌群失调。菌群失调和较高的疾病活动性之间也存在关联。

吸烟似乎对疾病的发展产生了负面影响。在几项研究中，干燥综合征患者中戒烟者的比例较高，而正在吸烟者中干燥综合征的患病率较低[124-126]。然而，这些研究没有涉及吸烟在疾病发展中的潜在影响。此外，这些观察结果受到以下因素的影响：干燥综合征症状，甚至在诊断前数年，都可能与吸烟产生的负面影响相混淆[105]。类似的发现包括酒精摄入量与干燥综合征病例的流行呈负相关[127]，但这些关联可能受到类似的混杂因素的影响。

7.4.3　干扰素的作用

干扰素是一组以抗病毒活性为特征的细胞因子[128]。人类的干扰素分为 3 种类型：I 型、II 型和 III 型，其中 I 型干扰素是最大的一类。干燥综合征中受到最广泛研究的是 I 型 IFN，包括 IFN-α 和 IFN-β 的多个亚型，而 IFN-γ 则是 II 型 IFN 类的唯一组成部分[129]。大多数有核细胞可以分泌 I 型 IFN，但浆细胞样树突状细胞是最重要的产生者[130]，而 IFN-γ 主要由自然杀伤细胞和活化的 T 细胞产生[129]。I 型和 II 型 IFN 都与干燥综合征的发病相关[131]。

高达 81% 的干燥综合征患者体内存在 IFN 诱导基因表达上调的现象，即 IFN 特征[132]。免疫复合物，包括抗 SSA/Ro 或抗 SSB/La 抗体及其相应抗原，可诱导 I 型 IFN 的产生[131-133]。与无 IFN 特征的患者相比，具有 IFN 特征的患者出现高球蛋白血症、类风湿因子、低 C_3 补体血症、白细胞减少[91]、唾液分布异常和高病灶评分[134] 的频率更高。然而，较高的疾病活动性是否与 IFN 特征相关尚存在争议[91, 131]。在干燥综合征中，有 3 种不同的干扰素基因表达模式：以 Ⅰ型为主、以 Ⅱ型为主及以混合型干扰素活性为主。除小涎腺活检病灶评分的差异外，这些亚组有相似的临床表现，这提示了分子层面的分析对个性化治疗选择的潜在重要性[134]。另一项研究根据 IFN 特征模式将干燥综合征患者分为 3 组：IFN 不活跃、Ⅰ型 IFN、Ⅰ型和Ⅱ型 IFN，在 EULAR 干燥综合征疾病活动指数（EULAR sjögren's syndrome disease activity index，ESSDAI）测量下，混合组具有更高的生物学活性，但临床表现上没有差异[131]。

在干燥综合征唾液腺浸润的 B 细胞和 T 细胞可以组织成异位淋巴结构（ectopic lymphoid structures，ELS），这些结构具有生发中心和周围的淋巴细胞和边缘区，类似次级淋巴器官。这些 ELS 表现出生发中心的抗原呈递和抗体产生的功能特征[135]。与 ELS 相关的 B 细胞和浆细胞经常表现出对疾病特异性自身抗原的自身反应性，从而有助于维持自身免疫的状态[136]。ELS 在导管周围形成，凸显了导管上皮细胞在干燥综合征（自身免疫性上皮炎）自身免疫的启动和延续中起着重要作用[137]。病灶评分 ≥ 1 分[138-143] 的干燥综合征患者中有 30% ~ 40% 存在 ELS，并与更严重的全身表现相关，包括更高频率的自身抗体和更严重的疾病程度[144-146]。在一些报告中观察到 B 细胞淋巴瘤的风险较高[142, 147]，然而其他研究中却未发现类似现象[148-150]。识别 ELS 的一个主要问题在于缺乏组织样本中标准化的检测方法。CD21 和 BCL6 是最常用的免疫组化染色方法[148, 151]。

除了免疫系统的激活，似乎还有其他机制介导着疲劳和疼痛等常见症状。在一项针对羟氯喹治疗干燥综合征的随机临床试验的事后分析中[152]，证明该药物可以降低 Ⅰ型 IFN 评分和血清 IgG 水平，但并不能改善临床结局，包括疲劳[153]。在这项试验中，具有干扰素特征的干燥综合征患者与没有干扰素特征的患者相比，其疼痛和疲劳评分也较低[153]。全身干扰素活性的干燥综合征患者中，疼痛评分有所降低[131]，多种促炎性细胞因子的血液水平，包括 TNF-α 和淋巴毒素 α，与疲劳的严重程度呈负相关[154-155]。最后，在一项 RNase Fc 融合蛋白的随机试验中，治疗组疲劳的改善与特定干扰素诱导基因表达的增加有关[156]。总体而言，这些新颖的观点表明，除降低干扰素活性外，还需要其他治疗策略来控制与干燥综合征相关的疲劳，以及可能的其他症状，如肢体疼痛等。

7.4.4 淋巴瘤的发生

在系统性自身免疫性疾病中，干燥综合征对非霍奇金淋巴瘤的发展具有最高风险[157]。大约 65% 的病例是黏膜相关淋巴组织（mucosa-associated lymphoid tissue，MALT）的边缘区淋巴瘤。15% 为弥漫大 B 细胞淋巴瘤（diffuse large B cell lymphomas，DLBCL），10% 为结节性边缘区 B 细胞淋巴瘤[158]。MALT 淋巴瘤通常发生在唾液腺，即该病的靶器官[159]。大多数病例是低或中级别的，并且以慢性进展、无 B 症状和良好的生存率为特点[160]。弥漫大 B 细胞淋巴瘤的复发率较高，5 年生存率较差，为 75%[158]。与干燥综合征淋巴瘤发生有关的风险因素见表 7.3。

干燥综合征中涉及的相同病理过程被认为可能驱动淋巴瘤的发生，并且观察到 ESSDAI 评分与淋巴瘤风险之间存在剂量反应关系[159]。淋巴瘤的发展涉及唾液腺中自身反应性 B 细胞的慢性抗原刺激，这些细胞通常具有类风湿因子活性的受体，并参与局部产生免疫复合物。此过程包括从多克隆增殖到寡克隆增殖，再到单克隆增殖，最终发展为恶性的多个阶段[6, 160]。唾液腺炎症微环境也富含细胞因子、趋化因子和生长因子，如 B 细胞活化因子（BAFF）、CXCL13 和 CCL11[161]，这些因子有助于恶性 B 细胞的扩增和存活，从而维持恶性 B 细胞的增殖和生存潜力扩展，形成 B 细胞寡克隆群体[6]。BAFF 由唾液腺上皮细胞和其他炎症细胞产生，并且在干燥综合征和那些目前或曾经有淋巴瘤病史的患者中，血清中的 BAFF 水平升高[162]。某些 BAFF 多态性也与淋巴瘤的发展有关[163-166]。在这种环境下，导致肿瘤抑制基因失活和（或）激活细胞周期调控相关的癌基因的遗传突变，可能是推动向恶性转化的最后一步[6]。

7.5 治疗

干燥综合征的管理必须同时关注腺体和全身性表现。不幸的是，目前可用的治疗方法对保护腺体功能和减少全身性疾病活动方面疗效有限[167]。在过去的

表 7.3　干燥综合征淋巴瘤的危险因素

临床表现	实验室检查	放射学	病理	新型生物标志物
腮腺肿胀	低 C4 和（或）C3	异常的唾液腺扫描图	唇腺活检中灶性指数（> 1.6 ~ 3.0）	Fms 样酪氨酸激酶 3 配体
紫癜	冷球蛋白		诊断活检中的类生发中心结构	CXCL13 和 CCL11 血清水平
淋巴结疾病	CD4⁻ 淋巴细胞减少症			BAFF 血清水平
脾大	白细胞减少症			TNF-α 诱导蛋白 3 基因突变
ESSDAI 评分较高	中性粒细胞减少症			小唾液腺 miR200b-5p 水平低
周围神经病变	类风湿因子			
皮肤溃疡	单克隆性丙种球蛋白病，特别是 IgM κ			
年轻发病的干燥综合征	高丙种球蛋白血症			
病程	抗 SSA 和（或）SSB 抗体			
雷诺综合征	抗着丝粒抗体 贫血 β₂ 微球蛋白			

10 年中，眼干燥症的管理方法已经取得了显著的进展，但对于唾液功能减退却没有明显的改善。

7.5.1　眼干燥症的管理

根据干燥综合征症状的严重程度和眼干涩的评估，建议采用循序渐进的方法来管理眼干燥症[168]。局部采用环孢素滴眼液最初于 2003 年获得批准，但现在已有了更新的配方（Cequa），并且普遍使用药物浓度更高的复合溶液。2016 年，基于 5 项随机临床试验的数据，5% 的利非斯特滴眼液获得了批准。它通过靶向淋巴细胞功能相关抗原 -1 来阻止 T 细胞的招募和激活[169]。自体血清泪液制剂可用于严重的眼干燥症。与人工泪液相比，这些制剂带来的缓解作用超过了润滑作用，尽管其疗效是短暂的[170]。一种鼻内催泪剂于 2017 年获得批准，然而，由于成本较高，它于 2020 年被撤出市场。TrueTear® 设备刺激筛前神经，促进泪液增加并改善症状[171]。除了泪液分泌不足，许多干燥综合征患者还伴有睑板腺功能障碍（meibomian gland dysfunction，MGD）[172]，这导致泪膜不稳定和蒸发泪液流失增加。睑板腺功能障碍的传统治疗方法包括眼睑卫生、局部使用非甾体类抗炎药和抗生素。较新的技术旨在降低睑板腺的黏度来改善睑板腺的分泌，这些方式包括电子加热装置、强脉冲光和热脉动疗法[173-174]。对于其他治疗方法无效的眼干燥症患者，巩膜镜片是一种选择，它们通过完全覆盖角膜，形成一种液体"绷带"，能够显著缓解症状[175]。

7.5.2　口干的管理

口干的治疗主要依靠非药物干预，旨在缓解口腔不适、促进进食，并预防龋齿。目前的实践指南强调氟化物作为龋齿预防策略的重要性，推荐使用中性 pH 制剂（包括漱口水、凝胶或喷雾剂）[167, 176-177]。促分泌剂毛果芸香碱和西维美林对具有腺功能储备的患者有益，但往往因副作用限制了其应用[178-181]。类固醇和（或）生理盐水冲洗的唾液腺内镜检查是干燥综合征相关唾液功能减退的新兴治疗选择。唾液内镜检查能带来许多好处，包括扩张狭窄的导管和去除阻塞导管碎片。一项系统综述纳入了 125 例干燥综合征患者和 25 例对照组的 6 项研究，并得出结论：在大多数病例中，唾液内镜至少能暂时改善症状[182]。然而，研究结果指标测量的异质性是本综述的局限性。目前尚未报告显著的不良结果。

7.5.3 全身性疾病的管理

近10年来，干燥综合征的临床试验数量急剧增加，包括由研究人员发起的试验和由制药公司赞助的试验。

羟氯喹通常用于治疗特定的干燥综合征表现，包括炎性肌肉骨骼疼痛、疲劳和自身免疫性皮疹[167, 183-184]。它通过干扰 Toll 样受体信号来抑制 I 型 IFN 通路[185]。然而，支持其在干燥综合征中使用的证据有限。JOQUER 研究是第一个评估羟氯喹在干燥综合征疗效的大型安慰剂对照试验[152]。这项为期 24 周的试验未达到主要终点，即在干燥、疼痛和疲劳的三个视觉模拟量表中有两个改善 30% 或更高。使用一种新的基于症状的患者聚类算法对数据进行事后再分析，表明羟氯喹在一个亚组[186]中具有潜在的益处。一项回顾性研究发现，使用羟氯喹的干燥综合征患者累积损伤明显减少[187]。

由于 B 细胞在干燥综合征病理生理中的关键作用，使用利妥昔单抗耗竭 B 细胞被认为是一种有前景的治疗方法，尤其是在早期研究证明疲劳和干燥的指标有一定改善之后[188-192]。然而，两项精心设计的 3 期研究 TEARS[193] 和 TRACTISS[194] 未能达到患者报告结果改善的主要终点。按症状分层的数据再分析表明，在一个确定的亚组中，利妥昔单抗的治疗有效[186]。利妥昔单抗仍然是干燥综合征中某些严重腺外表现（如冷球蛋白血症性血管炎[195]和淋巴瘤）的重要选择。

7.6 当前干燥综合征的研究重点

干燥综合征的主要研究重点包括寻找用于诊断的生物标志物，根据主要病理生理途径明确疾病亚群，预测结局和监测治疗。这些生物标志物有望促进疾病治疗方法的发展，这是一个巨大但仍未实现的需求。在实现这些目标方面已经取得了一些进展，下面将回顾一些重点内容。

7.6.1 诊断/生物标志物

由于缺乏特异性的检验，干燥综合征的诊断常常被延误。目前，研究人员正在寻找血清、唾液、泪液和唾液腺组织中的生物标志物，以区分干燥综合征病例与非自身免疫性疾病对照。一些生物标志物已经显示出初步的潜力，包括血清抗毒蕈碱 3 受体抗体[196]、唾液 β_2 微球蛋白[197]、泪液组织蛋白酶 S 活性[198-199]、

以及成对的大、小唾液腺转录组分析[200]。

7.6.2 异质性

从传统的临床观察和最近先进的实验室"组学"方法来看，干燥综合征的临床和病理生物学呈现出广泛的异质性。

7.6.2.1 传统的生物标志物

临床、血清学和影像学生物标志物可用于确定具有特定结果高风险的患者，如更严重的腺功能障碍、全身表现、淋巴瘤和死亡。

诊断时年龄越小，眼表损伤评分越高[201]。在韩国的一项队列研究显示，具有类风湿因子阳性和高滴度抗核抗体的干燥综合征患者，与阴性对照组相比，更有可能在两年后从正常进展到异常的 Schirmer 测试结果[202]。在一组干燥综合征患者中，超过 90% 的患者具有抗 SSA/Ro 抗体，同时出现抗 SSB/La 抗体阳性可预测一年后眼干燥症的进展[203]。严重的唾液腺功能障碍（通过闪烁显像测量诊断）与全身性表现、淋巴瘤和较差生存率的高风险相关[204]。基线 SGUS 评分异常与低非刺激唾液流和 MSGB 阳性[72-73]及全身性疾病（包括皮肤血管炎和唾液腺肿胀）较高相关[75]。根据 ESSDAI 评分[205-206]，基线时出现冷球蛋白血症和（或）低补体血症的患者具有最高的全身性疾病活动度。基线时类风湿因子和高丙种球蛋白血症可预测随后出现全身症状[207]。在一项回顾性研究中，病灶评分 ≥ 3 分与累积全身活动增加相关[208]，相比于淋巴瘤和病灶评分 < 4 分的患者，病灶评分 ≥ 4 分与淋巴瘤风险增加及干燥综合征诊断与淋巴瘤之间时间间隔缩短相关[209]。

某些全身性表现和淋巴瘤是干燥综合征预后的关键决定因素。全身表现，如周围神经病变，可在病程中出现或累积[7, 210]。高水平的全身性疾病活动（由 ESSDAI 测量）已被证明会增加淋巴瘤的风险[159]。在 10 项队列研究的荟萃分析中，未发现干燥综合征患者的总死亡率高于一般人群[211]。然而，已知某些患者亚群的死亡风险增加，其中包括血管炎、冷球蛋白血症、淋巴增生性疾病和明显的肺部受累[211-217]。男性和高疾病活动度（定义为 ESSDAI 评分 ≥ 14 分）也与高死亡率相关[218]。

7.6.2.2 由"组学"方法定义的生物标志物

用于测量小生物标本中的大量细胞、蛋白质、基

因和代谢物的多重检测方法，开创了识别生物标志物的"组学"方法时代。在分析干燥综合征和其他复杂风湿性疾病的临床和分子异质性方面，这些研究证明非常有价值。通过识别在临床表达和潜在病理生理学水平上日益同质的疾病亚群，可以开发和使用专门针对这些亚群丰富或独特的异常途径的疗法。

以下内容是将这种"组学"方法应用于疾病分层的一些示例。

Mingueneau 等使用质谱流式细胞技术进行免疫表型分型，鉴定了干燥综合征患者外周血中的 6 种细胞疾病特征，这种特征可以将干燥综合征患者与对照组区分开来，并将他们分为不同程度的疾病活动度的亚群[219]。这 6 种细胞特征包括 CD4+ T 细胞、记忆 B 淋巴细胞、浆细胞样树突状细胞、活化的 HLA-DR+、CD4+ 和 CD8+T 细胞及浆母细胞。这些血细胞成分与临床参数相关，综合起来可将患者分为具有不同疾病活动度和腺体炎症的亚群。

Martin-Gutierrez 等通过对 88 例干燥综合征、SLE 或 SLE/ 干燥综合征重叠患者的外周血中的 29 个免疫细胞亚群进行免疫分型，确定了 2 种以不同免疫细胞谱为特征的亚型，并发现每组患者均具有低疾病活动度或者缓解状态[220]。利用逻辑回归和机器学习模型，他们识别出了 8 种 T 细胞亚群的特征，可以高度准确地区分这两种类型。重要的是，这两种类型包括所有 3 种疾病类别的患者，表明致病途径的共性可能比传统疾病标签更重要。5 年的临床轨迹分析确定了 2 种类型之间的损伤评分和疾病活动度的差异，尽管基线时患者的疾病活动度较低或没有。欧洲 PRECISESADS 项目从 304 例干燥综合征患者[221]的血清、尿液和外周血细胞中收集了相关的多组学信息（基因组、表观遗传、转录组）、细胞因子表达和流式细胞术数据。利用转录组数据，他们确定了 4 个簇，其分化主要基于 IFN 信号、淋巴谱系通路、炎症和髓系细胞转录相关基因的表达。其中 1 个簇（C2）的转录特征与健康志愿者的没有差异。其余 3 个簇可通过表达失调的特定通路进一步区分。C1 簇主要富集于 IFN 相关通路，而另外 2 个簇则显示出适应性免疫相关生物网络的变化。除 C2 簇外，所有簇均与已知遗传风险等位基因相关，同样除了 C2 簇，外周血白细胞形态也在不同簇中有所不同。C1 簇的特征是主要影响 T 细胞的淋巴细胞减少，而 C3 簇的特征是单核细胞、淋巴细胞和 B 细胞出现的频率增加。最后，

C4 簇在其血细胞图谱上最具有明显特征，包括更高的中性粒细胞百分比和绝对数量。C1 和 C3 簇中的患者更常见高球蛋白血症，抗 SSA/Ro 抗体和循环游离轻链，而 C2 和 C4 簇中的患者更常出现小涎腺活检阳性和抗 SSA/Ro 抗体阴性。这项研究通过识别具有不同特征和预后的内型，完全取代传统的临床诊断[220-221]。

在一项对 918 例斯堪的纳维亚的干燥综合征患者和 1264 例对照组的临床和遗传数据的分析中，Thorlacius 等确定了 2 个患者亚组，最佳区分标准是是否存在抗 SSA/Ro 和（或）抗 SSB/La 抗体（血清阳性或阴性）[14]。血清阳性患者在发病和诊断时更年轻，具有更严重的疾病表现，特别是在全身表现方面。在血清阳性患者中，与 HLA-DQA1（MHC II类）区域中的单一变异相关性达到了 6.1 的优势比，这是迄今为止已知的 HLA 风险变异与干燥综合征临床表现之间最强的联系。观察到的第二种关联则是与 MHC I 类区域的 HLA 变异有关。血清阴性组无 HLA 相关性。本研究强调了 HLA 遗传风险变异与干燥综合征临床表现之间的联系。

Tarn 等根据患者报告的结果进行聚类分析，测量疲劳、疼痛、干燥、焦虑和抑郁严重程度，确定了干燥综合征患者的 4 个亚组[222]。这些亚组包括低症状负担、高症状负担、以疲劳为主的干燥和以疲劳为主的疼痛。这些亚组在生物标志物和基因表达方面表现出显著的差异。尽管 JOQUER[152] 和 TRACTISS[194] 试验的结果为阴性，但对 4 组数据分层的重新分析显示，羟氯喹在高症状负担亚组和利妥昔单抗在干燥伴疲劳亚组的治疗效果为阳性。一个重要的意义在于在未来试验中，主要终点的选择可能会因研究亚组的不同而异。

7.6.3 改善病情疗法

在过去的 10 年中，干燥综合征现有和新疗法的临床试验数量急剧增加。许多临床试验现在由制药公司赞助，从而能够在全球范围内进行大型临床试验，并在相对较短的时间内完成。这使得临床试验的设计得以快速推进，以克服早期试验的干扰因素。

在使用患者报告的症状（例如干燥、疼痛和疲劳）进行的多项关键试验未能达到主要终点后，ESSDAI 被广泛采用为临床试验的主要结局指标。使用 ESSDAI 作为主要结局的试验好坏参半，阿巴西普和托珠单抗的试验为阴性[223-224]，而来氟米特和羟氯

喹、伊利尤单抗和伊卡利单抗联合的初步试验结果为阳性[225-227]。ESSDAI 的一些重要局限性可以部分解释这些混杂的原因。有些领域是主观的，并且极大地依赖于检查者的评估，如腮腺大小和关节肿胀。鉴于干燥综合征滑膜炎相对较轻的特点，难以评估关节肿胀。某些变化可能与临床相关，但也容易被忽略。例如，在生物学领域，血清 IgG 从 3000 mg/dL 改善至 2100 mg/dL。最后，无论治疗方法如何，ESSDAI 往往随着时间的推移而降低[40]，这可能导致近期临床试验中安慰剂的反应率较高[223-224]。其他导致试验失败的因素包括疾病异质性、试验规模小和试验持续时间短[228]。

评估干燥综合征的治疗效果是一个挑战。疾病的复杂性使得很难设计出一种能够全面衡量疾病负担和活动情况的评估标准。干燥的症状和客观测量指标之间的差异是显而易见的。此外，患者报告的症状与全身性疾病活动的相关性不高，因此，需要对疾病的这两个独立方面进行测量，以获取疾病的全貌[229-230]。为了解决以上所存在的问题，开发了一个名为CRESS 的综合测量终点，其同时记录疾病的多个层面，包括全身病情活动、患者报告的症状、腺体功能的客观测量和血清学指标[231]。它正在临床试验中等待前瞻性验证，但事后应用该结果测量到阿巴西普试验显示了阳性结果。表 7.4 列出了干燥综合征中已完成的主要随机安慰剂对照试验。

表 7.4 干燥综合征的随机临床试验

药品	赞助商	数据发布的年份	受试者人数	药物靶点	主要终结点	持续时间（周）	主要终点达到
羟氯喹[152]	研究者发起项目	2014	120	巨噬细胞功能	2/3 VAS 评分改善 ≥ 30%	24	否
羟氯喹和来氟米特[227]	研究者发起项目	2018	29	巨噬细胞功能和嘧啶的合成	ESSDAI 的变化	24	是
Petesicatib（RO5459072）[232]	罗氏公司	2018	75	卡他霉素 S	ESSDAI 的变化	12	否
莱尼奥利斯[233]	诺华公司	2018	30	PI3Kδ 依赖的 B 细胞功能	ESSPRI	12	否
塞莱塔利司[234]	优时比制药	2019	27	PI3Kδ 依赖的 B 细胞功能	ESSDAI	12	早期终止
非戈替尼，lanraplenib，或 tirabrutinib[235]	吉利德科学公司	2019	152	JAK1、Syk 激酶、Bruton 酪氨酸激酶	生物学和患者报告结果的综合改善	12	否
依那西普[236]	研究者发起项目	2004	28	TNF 抑制剂	2/3 的改善率 ≥ 20%：SUBJ/OBJ 口腔干燥；干眼；IgG 或 ESR	12	否
英夫利西单抗[237]	先灵葆雅公司	2004	103	TNF 抑制剂	2/3 VAS 评分改善 ≥ 30%：关节疼痛、疲劳、干燥	22	否
依法利珠单抗[238]	研究者发起项目	2010	10	LFA-1/ICAM-1 相互作用	改善 2/3：泪水流量、唾液流量、焦点评分	12	早期终止
阿那白滞素[239]	研究者发起项目	2012	26	IL-1	疲劳评分	4	否
利妥昔单抗[193]	研究者发起项目	2014	122	B 细胞耗竭	4 个 VAS 评分中 ≥ 2 个下降 30 mm	24	否
利妥昔单抗[194]	研究者发起项目	2016	133	B 细胞耗竭	疲劳的 VAS 评分和口腔干燥	48	否
Baminercept[240]	研究者发起项目	2015	52	淋巴毒素 β	刺激性全唾液流率	24	否

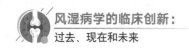

续表

药品	赞助商	数据发布的年份	受试者人数	药物靶点	主要终点	持续时间（周）	主要终点达到
伊斯卡利单抗（CFZ 533）[226]	诺华公司	2018	44	CD40	ESSDAI 的变化	12	是
伊那鲁单抗（VAY736）[241-242]	诺华公司	2019	190	BAFF 受体和 B 细胞	ESSDAI 的变化	24	是
伊那鲁单抗（VAY736）[225]	诺华公司	2019	27	BAFF 受体和 B 细胞	ESSDAI 的变化	24	否
RSLV-132[156]	Resolve Therapeutics	2019	30	酶 -Fc	血液中 IFN 诱导性基因表达的变化	14.1	未报告疲劳；参数改善
托西利珠单抗[223]	基因泰克	2019	110	IL-6 受体	ESSDAI 的变化	24	否
amg557/medi5872[243]	Medimmune	2019	32	ICOS 配体	ESSDAI 的变化	14.1	否
阿巴泰普[244]	研究者发起项目	2019	80	T 细胞激活	ESSDAI 的变化	24	否
阿巴泰普[224]	布里斯托尔 - 迈尔斯 - 施贵宝公司	2019	187	T 细胞激活	ESSDAI 的变化	24	否
贝利尤单抗和利妥昔单抗[245]	葛兰素史克公司	2021	86	B 细胞耗竭和 BAFF	安全性	68	是

注：VAS，疼痛视觉模拟量表。

7.7 干燥综合征的未来

我们的目标是治愈干燥综合征，至少要实现疾病缓解或长期稳定。这就需要在疾病的早期阶段（通常是无症状阶段）对其进行识别，以避免终末器官受损。为此，需要在诊断和治疗方面取得实质性进展。

7.7.1 干燥综合征诊断

分子特征和其他生物标志物的发现和验证将有助于更准确地诊断干燥综合征。在早期阶段识别干燥综合征将需要改变当前的疾病诊断方法，并在无症状个体中更广泛地应用检测手段。随着当前分子诊断领域的革新，我们可以合理地预测，即使患者感觉良好，他们也需要更常规地接受遗传危险因素和早期疾病生物标志物的检测，以作为综合医学评估的一部分。至少，应该对患有干燥综合征风险的个体进行检测，包括有自身免疫性疾病家族史或个人史、有眼干燥症和（或）口干症状，以及有干燥综合征潜在标志物的个体患者（如抗核抗体、白细胞减少症、高丙种球蛋白

血症和类风湿因子）。

与此同时，一些生物标志物的鉴定，特别是那些参与基因表达的生物标志物，将使我们不得不重新审视干燥综合征和其他系统性自身免疫性风湿病的定义。例如，分子分类法很可能根据共同的病理生理途径来定义疾病，而不是基于临床表型。因此，在一些患者中，干燥和腺体炎症在定义总体疾病时可能不如全身改变重要。对于无症状患者或仅有轻微或无终末器官功能障碍的患者，识别异常的分子特征将使我们面临定义"疾病"构成及这些特征是否总是预示最终会出现终末器官受累的挑战。为了便于高危人群疾病的早期识别，我们将需要更敏感的工具来检测腺体功能障碍。目前干燥综合征的诊断方法部分依赖于 Henrik Sjögren 本人使用的测试方法，包括 Schirmer 试验和活体染料眼表染色。在未来的 20 ~ 30 年里，有望开发出新的诊断工具，以测量眼泪和唾液的流量和质量及腺体炎症。

此外，我们希望生物标志物将能够更好地界定那些缺乏典型自身抗体（尤其是抗 SSA/Ro 和抗 SSB/

La 抗体）的疑似或已知干燥综合征患者。在所谓的"血清阴性"干燥综合征患者中，多数有小纤维感觉神经病和更严重的疼痛。更精确的诊断工具将能够确定这些患者是否具有潜在的自身免疫性疾病，并从免疫抑制疗法中受益，这通常是临床医师诊断的难题。利用现有技术改善干燥综合征诊断的近期且可实现的目标包括以下方面。

（1）采用统一的小涎腺活检解释方案，类似于红斑狼疮患者的肾活检分析中常规使用的方案。这些方案将包括一组核心免疫组化染色，测量腺体表面积，量化 B 细胞群、T 细胞群和浆细胞群，淋巴细胞病灶，腺淋巴细胞浸润的百分比，以及纤维化和脂肪替代的程度。

（2）制定和验证新的分类标准，如前所述，包括唾液腺超声检查，以替代唾液流量和更多的定量组织病理学分析。

（3）创建干燥综合征检测试剂盒，使眼科医师、牙医、风湿病学家，甚至患者自己能够进行更广泛的筛查。这些试剂盒可以包括用于唾液量测定的预称重小瓶，以及用于抗 SSA /Ro 抗体的手指采血器，患者可以将采集到的样本送回公司进行测试。此外，还可以结合使用手机应用程序（如 DryEyeRhythm™），测量用户在注视手机图像时不眨眼地保持眼睛睁开的时间。这将测量眨眼耐受时间，并筛查任何类型的眼干燥症[246]。另一种方法是再次通过手机应用程序评估长时间的默读速度[247]。

7.7.2 干燥综合征治疗

生物标志物有望确定病理生理学疾病亚群，并实现针对这些亚群中占主导地位或驱动疾病的特定病理生理途径的治疗。同时，多重检测的低成本将允许常规使用组学方法来监测临床中的疾病活动和治疗结果。大胆设想，治疗的目标是消除高活性疾病患者的干扰素基因特征。其他相关终点可能很容易涉及细胞或蛋白质组学特征。

在不久的将来，目前正在进行的干燥综合征临床试验活动有望发现能够改善干燥综合征全身疾病活动度的药物（以 ESSDAI 为衡量标准）。然而，目前尚不清楚这些药物是否会获得 FDA 和其他监管机构的批准，特别是当它们不能显著改善干燥综合征的主要症状或腺体功能时。因此，我们可以预测未来 10 年将使用现有的和新开发的评估工具来改进结局指标。

7.8 迈向治愈：挑战、启示和乐观的理由

干燥综合征面临着许多需要克服的挑战。如前所述，这些挑战围绕着改善诊断准确性、识别同质疾病亚群，并确定有效的疾病缓解疗法。与此同时，干燥综合征通常被认为是一种进展缓慢的疾病，这可能导致诊断延误，以及消极治疗。医师和患者都可能选择保守治疗，特别是在患者认为他们目前的症状可以用局部治疗（无论是否使用羟氯喹）就能控制，且医师没有证据表明更积极的干预会影响疾病的结局，包括淋巴瘤的风险。免疫抑制药物的成本和风险显然也是影响此类决策的重要因素。

因此，我们需要找到既能消除腺体炎症，又不会给患者带来不必要风险的药物。我们需要找到能够改善疲劳、疼痛和干燥症状的治疗手段，即使是那些成功治疗全身性疾病症状的患者。这可能会很具有挑战性，因为仅改善疾病活动度而没有同时改善症状的药物可能不足以获得 FDA 批准[248]。最后，生物制剂的费用相当昂贵，如果患者的症状对其生活质量没有明显影响，就可能不会选择这类有风险的、昂贵的药物。

我们有很多感到乐观的理由，包括狼疮在内的其他系统性自身免疫性风湿病的治疗已经取得了重大进展，从中吸取的经验教训可以轻松应用于干燥综合征。目前，存在大规模的跨国合作和大数据注册，诸如单细胞 RNA 测序、空间转录组学和多参数流式细胞术等变革性技术正在干燥综合征研究中应用，并可能改变我们对疾病评估、诊断和治疗的模式。将干燥综合征纳入美国国立卫生研究院加速药物合作伙伴的自身免疫和免疫介导疾病项目的研究尤其令人期待。类似于 RA 和 SLE 的研究方法，对涎腺活检样本进行综合分析，并结合新型生物技术与相关血液和唾液的分析，应该能够带来新的见解和发现，揭示不同的免疫细胞和组织驻留细胞网络如何相互作用，导致炎症、功能障碍、损伤和临床疾病。

参考文献

第八章

系统性硬化症

Julie J. Paik

杨明灿　赖楚儿译，刘东　郭奇虹校

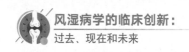
8.1 简介

系统性硬化症（systemic sclerosis，SSc）是一种累及多系统的自身免疫性疾病，具有 3 个主要的发病特征，即自身免疫、血管病变和纤维化。发病率因种族而异，为每 10 万人中 0.7 ~ 53 例。美国的发病率比欧洲或日本更高[1-2]。根据皮肤受累程度，SSc 可分为两种主要亚型：局限性皮肤 SSc（以远端皮肤变硬为特征）、弥漫性皮肤 SSc（以远端和近端连续皮肤增厚为特征）。虽然这种简单的二分法可使我们更容易理解 SSc 的临床异质性，但它并没有完全涵盖可能导致严重残疾甚至死亡的多器官表现。特别是 SSc 的心肺表现可能会影响患者的疾病进程，需要早期治疗和仔细筛查，以改善预后。

本章将详细讨论 SSc 的关键器官病变，因为这些病变在 SSc 的诊断和治疗方面取得了巨大进展。ACR/EULAR 在 2013 年更新了 SSc 的分类标准和自身抗体在疾病亚群中的作用。本章的重点尤其是 SSc 相关间质性肺疾病（包括最近 FDA 批准的两种药物）、肺动脉高压（pulmonary hypertention，PH）和早期弥漫性皮肤 SSc 的治疗。在这种复杂的自身免疫性疾病中，目前仍没有一种药物可以治疗 SSc 的所有器官病变，实际上，每个器官受累都需要不同的评估和治疗策略，这需要在临床实践中深思熟虑。

8.1.1 系统性硬化症的分类标准和疾病亚型

鉴于 SSc 中器官损害表现的异质性，有必要更新 1980 年的分类标准[3]，因为该标准未包含诸如自身抗体或甲襞毛细血管镜检查等重要的诊断进展。因此，在 2013 年，ACR/EULAR 的联合委员会发起了一项国际协作研究，旨在全面揭示 SSc 发病机制的 3 个特征：自身免疫（包括自身抗体）、皮肤和（或）内脏器官纤维化，以及血管病变的证据。针对每个关键临床表现，如皮肤增厚、指尖病变、毛细血管扩张、甲襞毛细血管异常、ILD 或肺动脉高压、雷诺现象和 SSc 相关的自身抗体，都以不同的权重被纳入分类标准中。双手手指的连续皮肤增厚延伸到掌指关节的近端，被视为将患者归类为患有 SSc。虽然与 1980 年的 ACR 标准（敏感度和特异度分别为 0.75 和 0.72）相比，2013 年标准的敏感度和特异度都很高，分别为 0.91 和 0.92，但该分类标准的一个主要缺陷是可

能会漏诊早期 SSc[3]。

如何诊断这种来自极早期 SSc 对于临床医师是一种挑战，这促使我们制定了一个极早期诊断 SSc（very early diagnosis of SSc，VEDOSS）的初步标准[4]。该初步标准中，早期 SSc 的主要临床特征包括雷诺现象、手指肿胀和抗核抗体阳性等。然而，应用 VEDOSS 标准的大型队列研究也表明，这些 SSc 患者可能已经存在指（趾）溃疡和早期内脏器官受累[5-6]。最近，一项对 102 例患者的研究也凸显了 VEDOSS 研究分类标准的局限性。该研究表明，高达 30% 的患者病程超过 10 年，表现为长期轻度症状[7]。因此，SSc 的 VEDOSS 标准也有局限性，需要进一步验证。

虽然更新和验证的 2013 年 SSc 分类标准极大地增强了该疾病关键临床特征的纳入，该方法还可促进不同中心之间进行更一致的比较，这对于研究至关重要。然而，为了确保其准确性和适用性，在其他人群中进行进一步验证是必要的，而不仅限于美国和欧洲。考虑到该方法在早期 SSc 诊断方面存在的局限性，它仅适用于分类研究，不宜作为诊断工具。

8.1.2 系统性硬化症的自身抗体

硬皮病特异性自身抗体与不同的临床表型密切相关，血清学检测有助于疾病的诊断和预后。目前发现 3 种硬皮病特异性的自身抗体，即抗着丝粒抗体、抗拓扑异构酶（抗 Scl-70）抗体和抗 RNA 聚合酶Ⅲ抗体。这 3 种自身抗体也是 2013 年 ACR/EULARSSc 分类标准中的一部分（表 8.1）。

一些典型的临床表现与这 3 种自身抗体相关。抗着丝粒抗体（抗中心抗体）阳性的 SSc 患者通常表现为局限性硬皮病或 CREST 综合征（钙化、雷诺现象、食道功能障碍、肢端硬化、毛细血管扩张）[8]。抗 Scl-70 抗体常见于弥漫性皮肤 SSc 患者，并伴有较高的 ILD 的发病率[9-10]。抗 RNA 聚合酶Ⅲ抗体与快速进展的弥漫性 SSc 和较高的硬皮病肾危象风险相关[11-12]。此外，这些患者可能也存在更高的癌症风险[13-14]。在 SSc 患者中还存在与肌炎重叠的其他自身抗体，如抗纤维素抗体（U3-RNP）、抗 PM-Scl、抗 Ku 抗体等[15-17]。

另外，还发现了一些新型自身抗体，如 B23 自身抗体（这是一种与肺动脉高压和肺部疾病密切相关的核仁蛋白）[18]。在过去 5 年中，在癌症和 SSc 相交

表 8.1　硬皮病自身抗体及其临床表型

自身抗体	疾病亚型	临床关联
最常见的硬皮病特异性自身抗体（以下这些包含在 2013 年 ACR/EULAR 分类标准中）		
抗着丝粒抗体	局限性硬皮病	肺动脉高压，通常发生在发病后的 7 ~ 10 年；食管运动障碍；可有严重的雷诺病伴指端溃疡
Scl-70（拓扑异构酶）	弥漫性硬皮病	肺纤维化；孤立的肺动脉高压可能性较小
RNA 聚合酶Ⅲ	弥漫性硬皮病	肾脏危象的高风险；快速进展的皮肤增厚；恶性肿瘤风险
硬皮病的其他血清自身抗体		
U3-RNP	弥漫性硬皮病	非洲裔美国人；肺动脉高压；肌炎；胃肠蠕动障碍
PM-Scl	硬皮病重叠综合征	肌炎
Th/To	局限性硬皮病	肺动脉高压
Ku	硬皮病重叠综合征	肌炎；炎症性关节炎；SLE 重叠

集的自身抗体方面也有重大的发现，如抗 RNPC3 抗体阳性的 SSc 患者起病 2 年内，癌症的风险增加了 4 倍以上[19-20]。虽然这些新型自身抗体的发现很重要，但这项研究也凸显了使用高通量方法，如噬菌体免疫沉淀测序（PhIP-Seq）在抗体表位发现方面的技术进步[19]。

自身抗体不仅有助于 SSc 的诊断和预后，还可以为深入了解疾病的发病机制提供线索。鉴于自身免疫是 SSc 发病机制的关键因素，随着技术的进步，未来可能发现更多新型的自身抗体，最终为我们揭开这种复杂疾病的神秘面纱。

8.1.3　系统性硬化症关键器官表现的研究进展

系统性硬化症的心肺表现

8.1.3.1.1　间质性肺疾病

心肺疾病，如 ILD、心脏疾病或肺动脉高压，是 SSc 相关死亡的主要原因之一[21]。ILD 是 SSc 最常见的并发症之一。根据用于描述 ILD 的不同定义，ILD 的发病率存在很大差异。例如，在早期的尸检研究中，人们注意到 100% 的肺组织病理标本表现出非特异性间质纤维化[22]。也有报告称，高达 90% 的患者在高分辨率 CT（HRCT）检查出间质异常，40% ~ 75% 的患者肺功能检查（pulmonary function tests，PFTs）提示下降[23-25]。SSc 最常见的 ILD 类型是非特异性间质性肺炎（nonspecific interstitial pneumonia，

NSIP），可通过影像学或组织病理学观察到。其他报告显示肺部受累类包括普通型间质性肺炎（usual interstitial pneumonia，UIP）、弥漫性肺泡出血、机化性肺炎和（或）淋巴细胞性间质性肺炎[26-27]。

在疾病病程早期诊断 SSc 相关的 ILD 对风湿病学家而言可能具有挑战性。患者可能无症状或仅有非特异性症状，如干咳或劳力性呼吸困难，这种情况并不罕见[28]。因此，早期发现 ILD 对于疾病的治疗或干预非常重要。在过去的 10 年中，越来越多的研究表明 HRCT 应该作为诊断 ILD 的参考标准。尽管肺功能检查在筛查 SSc 患者的 ILD 方面仍被广泛使用，但据报告，仅依靠肺功能检查 ILD 的假阴性率较高。例如，在一项对 64 例 HRCT 发现患有 ILD 的 SSc 患者进行前瞻性研究时，其中 40 例（62.5%）患者的用力肺活量（forced vital capacity，FVC）正常[29]。同样，在一项对 265 例 SSc 患者进行的研究中，188 例（71%）放射学上显示 ILD，59 例（31%）具有正常 FVC（定义为＞80% 的预测值），而在 151 例中，65 例（43%）DLCO 正常（＞60% 的预测值）。因此，得出结论，尽管肺功能检查"正常"，但放射学上的 ILD 在 SSc 中普遍存在[30]。总体而言，在基线上，胸部 HRCT 和肺功能检查的组合将能够最准确地评估 SSc-ILD 的疾病严重程度和功能影响。需要注意的是，肺功能检查是通过评估限制性肺部疾病来衡量 ILD 的替代指标，因此，ILD 作为一个影像学和（或）组织病理学诊断，需要影像学证据。通过结合 HRCT 和纵向肺

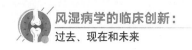

功能检查数据来获取疾病的严重程度进行风险分层，比单独使用一种方法能更好地确定患者的病情发展趋势。

SSc-ILD 的发病机制尚不完全清楚，研究者认为可能是由于内皮细胞和上皮细胞损伤引起的。这导致固有免疫和适应性免疫系统的激活，成纤维细胞的聚集和活化，以及成纤维细胞分化为肌成纤维细胞[31]。肌成纤维细胞被认为是持续存在于受累的肺组织中的关键促纤维化细胞，因为它们激活了过量细胞外基质的沉积。重要的细胞因子，如 IL-12、IL-4 和 Th-2 淋巴细胞可直接影响成纤维细胞，并诱导替代性促纤维化 M2 巨噬细胞的激活，据报告这些巨噬细胞可产生高水平的 TGF-B、PDGF 和来自成纤维细胞生长因子家族的因子，有利于肌成纤维细胞的激活[32]。此外，随着单细胞 RNA 测序的广泛应用，最新数据表明，在 SSc-ILD 和健康肺组织中，成纤维细胞都存在未被认识到的异质性，并且在 SSc-ILD 中，肌成纤维细胞经历了最大的表型变化，胶原蛋白和纤维化基因显著上调[33]。最近的研究利用来自 faSScinate 临床试验的 RNA 测序分析表明，急性期的反应物，如 IL-6，可以影响肌成纤维细胞的激活[34]。这些关于 SSc-ILD 发病机制的关键见解强调了直接抑制肌成纤维细胞激活和其他导致肌成纤维细胞活化关键介质的重要性。

在过去的 10 年中，SSc-ILD 的治疗取得不断发展，而过去 2 年 FDA 新批准了两种药物，我们有必要了解硬皮病肺部研究（scleroderma lung study，SLS）的最新进展。2006 年，一项随机、双盲、安慰剂对照试验（SLS I）对 145 例患者口服环磷酰胺或安慰剂进行了比较。主要结局为校正后 12 个月 FVC（预测值百分比）的平均绝对差值，而这项关键研究证实了环磷酰胺的效果更优，其平均差值为 2.53%（P < 0.03）[35]。（SLS II）于 2009 年至 2013 年进行，共有 142 例患者接受 2 年的霉酚酸酯或 1 年的环磷酰胺治疗。主要终点也是 24 个月内 FVC 的变化（预测值百分比）。两组间 FVC（预测值百分比）在病程中比较无显著差异[36]。SLS II 还强调，霉酚酸酯的毒性较低，耐受性优于环磷酰胺。基于 SLS II 的结果，霉酚酸酯被认为是治疗 SSc-ILD 的一线药物。

2019 年，SENSCIS 研究（一项 3 期随机对照试验）评价了尼达尼布相较于安慰剂治疗 SSc-ILD 的疗效和安全性，主要终点是在 52 周期间评估的 FVC 年下降率。允许在随机分组前接受稳定剂量的霉酚酸酯或甲

氨蝶呤治疗至少 6 个月的患者入组。共纳入 576 例患者。在主要终点分析中，尼达尼布组校正的 FVC 年变化率为 –52.4 mL/ 年，安慰剂组为 –93.3 mL/ 年（差异为 41.0 mL/ 年；95%CI：2.9 ~ 79.0，P=0.04）[37]。在基线时使用霉酚酸酯的患者中，尼达尼布对 FVC 年变化率的治疗作用低于未使用霉酚酸酯的患者，但无统计学意义。事后分析显示，尼达尼布对于不论基线是否服用霉酚酸酯的患者都能减缓 ILD 的进展[38]。因此，需要更多的数据来明确初始联合治疗与序贯治疗 SSc-ILD 的益处。SENSCIS 试验具有历史意义，它为 FDA 批准尼达尼布奠定了基础，使其于 2019 年9 月 6 日成为 FDA 首个批准治疗 SSc-ILD 的药物。

FDA 还于 2020 年 3 月 4 日批准了第二个用于治疗 SSc-ILD 的药物——托珠单抗。值得关注的是，批准并非基于 3 期随机、双盲、安慰剂对照研究（focuSSced 试验）的主要结局［改良的 Rodnan 皮肤 评 分（modified Rod nan skin score，mRSS）］，而是基于次要结局［FVC（预测值百分比）较基线的变化］。在 focuSSced 3 期试验中，SSc-ILD 患者的 FVC（预测值百分比）最小二乘均值差显示，安慰剂组较基线变化为 -6.4%，托珠单抗组为 +0.1［组间最小二乘均值差为 6.5%（95%CI：3.4 ~ 9.5）］，P < 0.0001[39]。在 2 期 faSScinate 试验中，FVC 变化的次要结局的进一步支持性证据也表明，托珠单抗治疗患者的 FVC 自基线至 24 周的降幅较小（最小二乘均值差为 136 mL，95%CI: 9 ~ 264；P=0.04），在第 48 周也观察到了这种效果（最小二乘平均差为120 mL，95%CI: –23 ~ 262，P=0.009）[40]。根据 HRCT 定量评分的肺部受累程度进行 3 期试验的事后分析显示，托珠单抗治疗早期 SSc-ILD 伴有进展性皮肤病的患者，在 48 周内稳定了 FVC（预测值百分比），且与放射学上定量的 ILD 程度无关[41]（表 8.2）。

8.1.3.1.2　肺动脉高压

在不同的队列中，肺动脉高压在 SSc 中的患病率为 7% ~ 19%，它是导致患者死亡的主要原因[42-45]。肺动脉高压的定义：平均肺动脉压（mean pulmonary pressure，mPAP）至少为 25 mmHg，肺动脉楔压（pulmonary artery wedge pressure，PAWP）为 15 mmHg 或以下，肺血管阻力（pulmonary vascular resistance，PVR）超过 3 Wood 单位（wood units，WU），同时没有肺实质疾病、慢性血栓栓塞性疾病或其他罕见疾病[46-47]。目前的筛查指南建议对 SSc 患者每年进

表 8.2　治疗 SSc-ILD 的 3 期临床试验

试验	药品	主要结局	结论
SLS I	环磷酰胺（N=79）vs. 安慰剂（N=79），不允许进行背景治疗	12 个月时据基线值的 FVC（预测值百分比）情况	校正后 12 个月 FVC 的平均绝对差为 2.53%（95% CI：0.28 ~ 4.79）
SLS II	霉酚酸酯（N=69）vs. 环磷酰胺（N=73），不允许进行背景治疗	从 3 个月到 24 个月的 FVC 变化进程（预测值百分比）	霉酚酸酯非劣效，两组间 FVC 的变化进程无明显差异
SENECIS*	尼达尼布（N=288）vs. 安慰剂（N=288）	52 周内 FVC 年递减率（mL/年）	与安慰剂组每年 -93.3 mL 相比，尼达尼布组校正后的年变化率较低，为 -52.4 mL
focuSSed**	托珠单抗（N=105）vs. 安慰剂（N=107），不允许进行背景治疗	FVC（预测值百分比）从基线到第 48 周变化分布的差异	FVC 的最小二乘平均差（预测值百分比）显示安慰剂组与基线相比，变化为 -6.4%，托珠单抗组为 +0.1

注：FVC，用力肺活量。* 接受稳定霉酚酸酯 / 甲氨蝶呤背景治疗＞ 6 个月的患者。** 用于美国 FDA 批准的次要结局。

行经胸超声心动图和具有单次一氧化碳弥散量的肺功能检查[48]。在过去的 10 年中，研究者开发出了 DETECT 算法，用于筛查 SSc 患者的肺动脉高压[42]。在一项针对 466 例肺动脉高压风险上升的 SSc 患者的国际研究中，发现这种新型的 DETECT 算法是一种敏感、无创的工具，可以识别较轻的疾病，最大限度地减少了肺动脉高压的漏诊。该算法包括结合临床、实验室、肺功能检查和超声心动图，以及特殊的超声心动图参数，如右心房大小和三尖瓣反流速度，以确定是否需要进一步行右心导管检查（right heart catheterization，RHC）。该算法能够为 62% 的队列病例推荐进行右心导管检查，并且仅漏诊 4% 的病例。最近的一项前瞻性研究中，将 DETECT 算法应用于 SSc 队列，发现 DETECT 算法可能比目前欧洲心脏病学会（European Society of Cardiology，ESC）/ 欧洲呼吸学会（European Respi Ratory Society，ERS）的 RHC 指南标准更敏感[49-50]，但其广泛应用需要两个可能无法常规测量的超声心动图参数。

在过去的 10 年里，SSc 的运动性肺动脉高压备受关注，因为它可能被认为代表早期肺血管疾病的病变。肺血管功能障碍通常先于肺动脉高压的临床症状和体征出现。这很重要，因为大多数患者在检测到肺动脉高压之前就出现了肺血管功能障碍，据估计 50% ~ 75% 的肺血管受到影响或阻塞时才会出现静息平均肺动脉压升高[51]。因此，最好在肺血管疾病引起静息肺动脉压力升高之前识别病变，这将对改变患者结局产生重大影响。据报告，与特发性肺动脉高压（idiopathic pulmonary arterial hypertension，IPAH）相比，SSc 相关肺动脉高压（SSc-PAH）的右心室收缩力储备受到抑制，而且还与右心室扩张有关[52]。此外，运动时右心室扩张的存在预示着肺动脉高压患者的心室 / 血管耦合不良，从而凸显了运动诱发肺动脉高压检测的重要性。最近，进一步的支持性证据表明，在一组 80 例静息平均肺动脉压正常（＜ 25 mmHg）的 SSc 患者中，运动肺阻力，尤其是运动峰值时的 PVR 和全肺阻力（TPR）与死亡率相关 [风险比（HR）：2.20；95%CI：1.26 ~ 3.87，P=0.006]，而静息 PVR 和 TPR 则与之无关（HR：2.27；95%CI：0.89 ~ 5.83，P=0.087）[53]。尽管有这些发现，但目前还不清楚对那些有运动性肺动脉高压或运动性肺阻力增加的人用肺动脉高压特定疗法治疗是否有益。

在过去的 10 年中，SSc 相关肺动脉高压的治疗取得了重大进展，特别是最近关于肺动脉高压治疗的临床试验，改变了 SSc 相关肺动脉高压患者的临床管理模式。AMBITION 研究（安立生坦联合他达拉非在肺动脉高压中的初步应用）对 500 例未经治疗的肺动脉高压患者进行了研究，结果显示与单药相比，联合治疗组在临床恶化时间上减少了 50% 以上[54]。在对 AMBITION 试验中 118 例 SSc 相关肺动脉高压患者的事后分析表明，与接受单药治疗的患者相比，最初的联合治疗降低了临床失败的风险，联合治疗组的临床恶化时间减少了 60% 以上[55]。一项针对 SSc 相关肺动脉高压患者的多中心观察性研究——安立生坦联合他达拉非治疗 SSc 相关肺动脉高压研究（ambrisentan and tadalafil in pulmonary arterial hypertension in scleroderma study，ATPAHSS）进一步证实了这种联合治疗的益处。这项为期 36 周针对未经治疗 SSc 合并肺动脉高压患者的研究表明，通过心脏 MRI 和超声心动图检查，前期联合治疗可显著改善血流动力学、右心室结构和功能 [56]。因此，基于这些开创性的研究，在过去的 5 ~ 10 年里，临床上对 SSc 相关肺动脉高压的患者采用了安立生坦和他达拉非的初始联合治疗。

SSc 患者中肺动脉高压管理的另一个主要变化是抗凝剂的应用。虽然口服抗凝剂因显示出较低的死亡率而被推荐作为特发性肺动脉高压患者的辅助治疗，但在 SSc 相关肺动脉高压中没有明确的数据。尽管如此，共识指南推荐使用华法林治疗肺动脉高压，包括 SSc 相关肺动脉高压 [57]。2015 年，两项重要的注册研究显示，口服抗凝剂与 SSc 相关肺动脉高压患者的死亡风险增加有关 [58-59]，并最终导致了治疗指南的改变，建议 SSc 相关肺动脉高压患者无须进行常规抗凝治疗 [46]。

8.1.4 早期弥漫性皮肤系统性硬化症

皮肤受累在 SSc 中几乎普遍存在，过去，根据皮肤受累的程度将患者分为局限性 SSc 和弥漫性 SSc。弥漫性 SSc 患者的手和（或）足会出现连续的皮肤增厚现象，且这种增厚会延伸到肘部或膝部以上。相反，局限性 SSc 患者的皮肤增厚在肘部和膝部远端以下，大多数患者的皮肤受累部位仅限于四肢远端。在多项研究中发现，严重的皮肤病，特别是那些弥漫性 SSc，与严重残疾有关 [60-62]。最近，一项前瞻性研究表明，mRSS 恶化也与残疾增加相关，而且只出现在早期弥漫性 SSc 患者中 [63]，这凸显了在疾病过程中早期积极治疗皮肤病变的重要性。

硬皮病肺部疾病的主要发病机制也被认为与皮肤病中的病变相似。SSc 的发病机制三要素包括自身免疫、纤维化和血管病变。在过去的 5 ~ 10 年中，人们对这三要素各部分的发病机制都有了更深入的理解。既往人们认为炎症和纤维化主要是由细胞因子 TGF-β 介导。在 SSc 患者的皮肤和血液中应用高通量基因测序和转录组学方法揭示了影响炎症和纤维化的一系列基因表达差异和信号通路 [64]。特别是在 SSc 患者的皮肤和血液中观察到 I 型干扰素（包括 IFN-α 和 IFN-β）的过度表达 [65]。另外，在疾病的极早期阶段，甚至在明显的皮肤纤维化之前，就能观察到 I 型 IFN 特征 [66]。与健康对照组相比，SSc 患者的血浆和

血清样本中 IFN 诱导的趋化因子增加，这也进一步证实了 SSc 中 IFN 上调。皮肤活检基因表达研究也证明了 SSc 患者皮肤中干扰素信号的上调。此外，对上调的基因进行通路分析，发现 I 型 IFN 和 STAT 家族成员是最主要的上游调节因子 [67]。

皮肤中的 IL-13 通路也参与了弥漫性 SSc 的致病。一篇开创性的论文报告了人类和小鼠硬皮病的研究，证明 IL-13 和 CCL2 是疾病特异性的靶点 [68]。趋化因子基因 CCL2 的水平与 mRSS 和 IL-13 水平高度相关。

除了在 SSc 发病机制中已确定的这些新通路，最近的一项研究表明，与病程较长者相比，早期弥漫性 SSc 的皮肤具有明显的固有免疫和适应性免疫细胞特征 [69]。临床观察发现，早期弥漫性 SSc 患者首先出现水肿、炎症期，继而为纤维化阶段，这与本研究的结果一致。事实上，在早期弥漫性 SSc 中 M1 和（或）M2 型巨噬细胞标志物上调。此外，更多的炎性细胞因子在驱动早期炎症阶段中发挥了显著的作用，而 TGF-β 在晚期阶段中的作用更为突出。这凸显了巨噬细胞在发现固有刺激及产生促炎和促纤维化细胞因子方面的潜在作用，包括一些与 SSc 发病机制有关的 IL-6 和 TGF-β 等。

8.1.4.1 早期弥漫性系统性硬化症的治疗

麦考酚酯包括霉酚酸酯和麦考酚钠，由于毒性低和耐受性好，是活动性皮肤病变常用的一线治疗药物 [70]。20 多年前，在一项早期研究中，首次报告了早期弥漫性 SSc 患者使用抗胸腺细胞球蛋白诱导治疗，然后用霉酚酸酯以 2 g/d 的剂量维持治疗 12 个月，这些患者的皮肤评分有所改善，平均 mRSS 从基线时的 28 下降到 17（$P < 0.01$）[71]。mRSS 是衡量皮肤厚度的指标，尽管有其局限性，但在涉及弥漫性 SSc 的试验中经常被用作主要结局指标。在另一项前瞻性观察研究中，对 25 例近期发病未接受治疗（< 24 个月）的弥漫性 SSc 患者进行了霉酚酸酯单药治疗，在（18.2+8.73）个月内，mRSS 从（24.65+8.62）分改善到（14.52+10.9）分（$P=0.000\ 04$）[72]。同样，在一项更大型的回顾性观察性研究中，将中位病程为 12.5 个月的 98 例弥漫性 SSc 患者与历史对照进行了比较，发现这些患者早在 3 个月时就观察到了 mRSS 的改善，并在 12 个月时，mRSS 显著低于历史对照组（$P < 0.001$；历史对照组：D- 青霉胺，胶原蛋白，$P=0.02$）[73]。最近，在 SLS II

（采用环磷酰胺治疗 12 个月，随后采用安慰剂治疗 12 个月，与采用霉酚酸酯治疗 24 个月相比）中，两组均观察到 mRSS 的变化约为 5 分[36]。在比较 SLS Ⅱ 的霉酚酸酯组与 SLS Ⅰ 的安慰剂组的事后分析中，霉酚酸酯组患者的 mRSS 降幅更大，高达 6.3 分，而安慰剂组仅下降了 3.9 分[74]。

尽管该数据支持使用霉酚酸酯治疗弥漫性 SSc，但 EULAR 和欧洲硬皮症试验和研究工作组推荐甲氨蝶呤用于治疗早期弥漫性 SSc 的皮肤表现[75]。这主要是基于两项多中心、随机、安慰剂对照研究，该研究证明了甲氨蝶呤治疗早期弥漫性 SSc 的疗效。两项研究均在 20 多年前完成，Pope 等特别研究了 71 例病程 < 3 年的弥漫性 SSc 患者，并使用安慰剂或甲氨蝶呤治疗 12 个月。甲氨蝶呤组和安慰剂组的 mRSS 变化分别为 −4.3 和 +1.8（$P < 0.0009$），然而医师总体评估评分无显著性变化[76]。在一项较小的研究中，29 例患者每周注射 15 mg 的甲氨蝶呤或安慰剂 24 周，无应答者在观察性试验中剂量递增至每周 25 mg，持续 24 周。甲氨蝶呤组的皮肤总评分相比安慰剂组呈改善趋势（$P=0.06$）[77]。在一项关于 EULAR/EUSTAR SSc 管理建议的专家共识研究中，研究人员发现 62% 的 SSc 专家使用甲氨蝶呤作为弥漫性皮肤增厚的一线治疗[78]。在早期 SSc 前瞻性登记（prospective registry of early systemic sclerosis，PRESS）研究者的治疗建议中，也建议在无肺病的情况下使用甲氨蝶呤治疗皮肤增厚[79]。根据伴随的器官受累（如弥漫性 SSc-ILD）情况，如果无肌肉骨骼受累证据（如炎症性关节炎），霉酚酸酯仍将作为一线治疗药物。

在 SLS Ⅰ 中，已报告环磷酰胺可有效治疗硬皮病肺疾病（口服环磷酰胺 12 个月 vs. 口服安慰剂 12 个月）。在这项随机对照试验中还发现，接受环磷酰胺治疗的弥漫性 SSc 患者在 12 个月时的 mRSS 改善了 −5.3，而仅接受安慰剂的患者在 12 个月时的 mRSS 改善了 −1.7（$P=0.008$）[35]。还有其他研究中心评估了环磷酰胺的疗效，但侧重于作为主要结局的肺部疾病，与 SLS Ⅰ 的结果相似。

一些研究显示，静脉注射免疫球蛋白（intravenous immunoglobulin，IVIG）可以改善弥漫性 SSc 的皮肤增厚。IVIG 是一种免疫调节剂，而不是免疫抑制剂，当患者需要联合免疫抑制治疗时，使用 IVIG 会降低感染的风险。在一项针对 10 例弥漫性和 5 例局限性 SSc 患者的开放性研究中，IVIG 以 2 g/kg 的剂量在 5 天内给药，每 4 周 1 次，持续 6 个月，患者的 mRSS 得到改善［平均降低（10 ± 5.9），$P < 0.001$］[80]。在一项纳入 30 例难治性、活动性、弥漫性 SSc 患者的大型回顾性队列研究中，与接受 D- 青霉胺和胶原蛋白的 SSc 患者的历史对照组相比，辅助 IVIG 治疗在 12 个月时降低了 mRSS（$−8 \pm 8.3$）[81]。日本一项针对 63 例弥漫性 SSc 患者的双盲、安慰剂对照的多中心试验表明，单疗程 IVIG［400 mg/（kg·d），连续 5 天］与安慰剂相比，12 周后的 mRSS 变化相似。然而，与安慰剂组相比，接受 2 个疗程 IVIG 治疗的患者，其 mRSS 得到了明显的改善（$P=0.0040$）[82]。鉴于 IVIG 可能大有前景，2 个评估 IVIG 的 2 期试验（NCT04137224 和 NC01785056）已经完成，但尚未发表。

在过去的 5 年里，ASTIS 和 SCOT 试验也对弥漫性 SSc 患者进行了造血干细胞移植的疗效研究[83-84]。这种通过骨髓清除性化疗进行的积极免疫抑制，然后进行补救性造血干细胞移植（HSCT）的方法，明显改善了严重 SSc 患者的存活率。在 ASTIS 试验中，主要终点是无不良事件生存期，定义为从入组后到死亡或持续性主要器官衰竭发生的时间，并允许在 2 年的治疗后从环磷酰胺组交叉到造血干细胞移植组。2 年后，造血干细胞移植组的 mRSS、FVC 和总肺活量都有所改善。另外，SCOT 试验并不允许交叉治疗。值得注意的是，SCOT 试验在 2010 年将其主要终点变更为非临床结局，即总体等级综合评分（global rank composite score，GRCS），这一评分从未用于 SSc 试验。造血干细胞移植组和环磷酰胺试验组的无事件生存期在 54 个月时无显著差异，但在 72 个月时，造血干细胞移植组的数据显著优于环磷酰胺组。这种强化免疫抑制的安全性一直是造血干细胞移植研究所关注的问题，事实上，在 ASTIS 试验中，移植相关的死亡率为 10%，主要与 SSc 相关的心脏功能障碍有关[85-86]。有趣的是，由于使用低剂量的环磷酰胺，SCOT 试验受心脏相关毒性的影响较小。自关于造血干细胞移植用于弥漫性 SSc 的开创性研究首次发表以来，欧洲血液和骨髓移植协会自身免疫性疾病工作组在建议中特别指出，在移植前需要行右心导管检查以排除肺动脉高压患者的重要性，同时需要行心脏 MRI 排除心功能不全患者，以将死亡风险降至最低[87]。

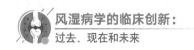

8.1.4.2 早期弥漫性皮肤系统性硬化症的临床试验

开发针对硬皮病临床试验的新综合评价标准

在过去的两年里，与 SSc-ILD 试验结果促成 FDA 批准了两种治疗方法，与此相反，目前还没有 FDA 批准的药物用于治疗 SSc 的早期弥漫性皮肤病。在许多早期弥漫性 SSc 患者的 2 期试验中，主要终点是 mRSS，由于其未反映 SSc 的复杂性，因此被视为较差的结局指标。最重要的是，mRSS 的自然史导致至少一半的弥漫性皮肤 SSc 病例在发病后的前 3 ～ 5 年有显著改善，这增加了临床试验的复杂性和混淆因素[88]。

由于单一终点（如 mRSS）的局限性，SSc 专家开发了一种综合反应指数，并由 ACR 和早期弥漫性皮肤 SSc 临床试验的复合应答指数（ACR-CRISS）进行验证[89]。ACR-CRISS 评分是通过收集 150 例弥漫性 SSc 患者的数据和标准化临床结局测量指标来制定的。基于专家共识，在 CRISS 评分的最终版本中选择了 5 个变量：mRSS、预测 FVC 百分比、患者和医师总体评估及健康评估问卷残疾指数（health assessment questionnaire disability index，HAQ-DI）。根据 5 个变量中每个变量相对于基线的变化，采用 0 ～ 1 分的尺度进行评分。CRISS 评分 ≥ 0.6 分表明患者在治疗期间可能有所改善。值得注意的是，无论其他核心项目是否改善，肾脏或心肺受累明显恶化的受试者评分为无改善。最近一年中，有人提出了修订的 CRISS，将 CRISS 改善的标准修改为在 5 个核心指标中 ≥ 3 个指标出现一定比例的改善[90]。随着 SSc 中 CRISS 等综合反应指数的开发，为未来临床试验奠定了基础，可能会出现更多 FDA 批准的药物。

8.1.4.3 前景广阔的早期弥漫性皮肤系统性硬化症 2 期临床试验

应用若奇单抗（Romilkimab）阻断 IL-4 和 IL-13

IL-4 和 IL-13 均为重要的 Th2 细胞因子，它们有助于巨噬细胞极化为促纤维化的 M2 型巨噬细胞，并参与了 SSc 中成纤维细胞增殖的下游调节路径[91-92]。若奇单抗（SAR156597）是一种工程化人源化双靶点免疫球蛋白 G4 抗体，可结合并中和 IL-4/IL-13[93]。在一项对 97 例弥漫性皮肤 SSc 患者进行的概念验证、随机、双盲、安慰剂对照 2 期研究中，主要终点为

mRSS，在 24 周时显示出明显的改善。其中 48 例患者接受活性药物治疗，48 例患者接受安慰剂治疗，若奇单抗组 mRSS 的最小二乘变化为 -4.76（0.86），安慰剂组为 -2.45（0.85）。虽然欧洲生活质量评估有显著改善，但 ACR-CRISS 无差异［安慰剂组和若奇单抗组分别为 0.3811（0.4372）和 0.4245（0.4266）]（P=0.27）]。

本研究强调，使用免疫抑制药物（如霉酚酸酯）联合具有抗纤维化特性的药物（如若奇单抗）治疗早期弥漫性 SSc 患者可能是未来可行的方法。然而，需要注意的是，这一概念验证研究包括了应用不同背景的免疫抑制药物的患者，如甲氨蝶呤、霉酚酸酯和硫唑嘌呤，因此，很难了解它是否单独发挥了治疗作用。尽管如此，未来治疗早期弥漫性 SSc 可能是"多管齐下"，联合使用针对炎症和纤维化途径的药物。

8.1.4.4 阿巴西普阻断共刺激信号来抑制 T 细胞活化

最近的研究表明，此前较少研究的辅助性 T 细胞亚群、细胞毒性 CD4+T 细胞和疾病特异性活化 B 细胞亚群浸润炎症组织，并诱导组织纤维化[94]。事实上，在 35 例未经治疗的早期弥漫性皮肤 SSc 患者的皮肤活检中，血管周围浸润的炎性细胞主要由 CD4+T 和 CD8+T 细胞组成，但代谢活性最强的是循环效应细胞毒性 CD4 细胞群[95]。此外，SSc 组织中存在凋亡细胞蓄积，表明反复发生的细胞死亡可能导致组织损伤和重塑。2021 年，另一项研究支持这些发现，证明与健康对照相比，早期弥漫性皮肤 SSc 患者血液中 CD319 阳性的寡克隆 CD4+T 细胞亚群发生扩增[96]。基于这些对 T 细胞群在弥漫性 SSc 发病机制中的研究积累，利用药物抑制 T 细胞活化的这一机制进行靶向治疗有望被进一步研发。

目前 FDA 批准阿巴西普用于治疗中重度 RA、多关节型幼年特发性关节炎和活动性银屑病关节炎。在 SSc 小鼠模型中，阿巴西普也显示可预防实验性皮肤纤维化，并诱导已建立的被炎症驱动的纤维化消退[97]。在慢性移植物抗宿主病和 SSc 的临床前小鼠模型中，阿巴西普显著降低了 T 细胞增殖和 M1/M2 型巨噬细胞浸润，并限制了 B 细胞浸润[98]。基于该临床前数据，阿巴西普治疗 SSc（abatacept systemic sclerosis trial，ASSET）试验的完成也在预料之中，这是一项旨在评估阿巴西普在早期弥漫性皮肤 SSc 患者

中的安全性和疗效的 2 期随机对照试验[99]。尽管该试验未达到主要终点，即 12 个月时 mRSS 相对于基线的变化，但 mRSS 的数值变化结果支持其潜在疗效。18 个月的开放性数据显示，阿巴西普治疗组和安慰剂组的 mRSS 和 FVC 的改善都有临床意义，但 mRSS 的改善略高[100]。总体而言，这些研究（包括 ASSET 试验）强调了在早期弥漫性 SSc 中进行更大型的 3 期随机对照试验的必要性。

8.1.4.5　抑制 RhoA/ROCK 和 LPA1 通路

RhoA/ROCK 通路在肌成纤维细胞的激活中很重要，通过 STAT3 磷酸化导致基质硬化[101-102]。同样，溶血磷脂酸（lysophosphatidic acid，LPA）受体家族也能激活 RhoA/ROCK 通路并诱导成纤维细胞的分化[103]。在博莱霉素诱导的 SSc 小鼠模型中，在纤维化出现之前或之后启动治疗，一种新型的自体免疫抑制剂 PAT-048 明显地减弱了皮肤纤维化[104]。这项研究还凸显了 autotaxin（自毒素）在 SSc 纤维化的致病中有着重要作用，包括 LPA 和 IL-6，以增强彼此的产生。

在一个双盲、随机、为期 8 周的安慰剂对照研究后，进行了为期 16 周的开放标签延长研究，以评估溶血磷脂酸受体 1 拮抗剂 SAR100842 在弥漫性皮肤硬化患者中的安全性和有效性[105]。共有 32 例患者参加了研究，其中 17 例接受安慰剂治疗，15 例接受活性药物治疗。主要重点是安全性，并发现其耐受性良好。次要探索性终点为第 8 周的 mRSS，结果支持积极治疗［SAR100842 组为 –3.57（4.18），而安慰剂组为 –2.76（4.85）］，但没有统计学意义（$P=0.46$）。目前，有两项随机对照临床试验注册研究，以评估 KD025（贝鲁舒地尔）抑制 ROCK-2 对弥漫性皮肤 SSc 的安全性和有效性（NCT 04680975 和 NCT 03919799）。

8.1.4.6　抑制 JAK/STAT 通路

鉴于之前强调的 I 型和 II 型 IFN 在 SSc 发病机制中发挥着重要作用，JAK 抑制剂被用于治疗弥漫性皮肤 SSc 就不会令人意外。在 SSc 小鼠模型中，JAK 抑制剂，如鲁索利替尼（ruxolitinib）或托法替布，被认为是泛 JAK 抑制剂，研究发现它们通过影响巨噬细胞极化和成纤维细胞激活来预防皮肤和肺部纤维化的发生[106-107]。

在一项针对 15 例弥漫性 SSc 患者使用托法替布治疗的 1/2 期随机、双盲、安慰剂对照试验中，托法替布组显示出与基线对比 mRSS 有所变化，并且使用 ACR-CRISS 评分更加支持托法替布的疗效[108]。最近的研究指出，一种更具选择性的 JAK-1 抑制剂——伊布替尼能显著改善患者主要终点的 mRSS 值，提示其能够治疗早期弥漫性皮肤 SSc（NCT04789850）。

8.1.4.7　B 细胞消耗疗法

自身免疫是 SSc 发病机制的特征之一。早期的研究表明，SSc 自身抗体可能具有功能特性，如抗 PDGF-R 抗体的促纤维化作用[109]。据报告，SSc 患者的 B 淋巴细胞反应缺陷可能会促进关键细胞因子的产生，如 IL-6 和 IL-8[110]。血清中 B 细胞活化因子的水平，已知 B 细胞活化因子是 B 细胞成熟的介质，研究还发现 SSc 患者血清中 B 细胞活化因子升高[111]。

在最近的一项研究中，一个观察性的 EUSTAR 队列比较了 254 例接受利妥昔单抗治疗的患者和 9575 例未接受利妥昔单抗治疗的匹配 SSc 对照组进行了比较。研究显示，利妥昔单抗具有良好的安全性，可明显改善皮肤纤维化，但对肺部纤维化没有影响[112]。在最近的一个纳入 20 项研究的荟萃分析显示，利妥昔单抗治疗 SSc-ILD，在治疗的第一年，FVC 和 DLCO 都有明显改善[113]。关于贝利尤单抗对 B 细胞活化因子的抑制作用，一项针对 20 例最近开始服用霉酚酸酯的患者进行的单中心、双盲、安慰剂对照的试验研究表明，贝利尤单抗具有良好的耐受性，贝利尤单抗组的 mRSS 变化高于安慰剂组，但没有统计学意义[114]。目前有一项 2 期试验，正在评估利妥昔单抗或贝利尤单抗与霉酚酸酯联合治疗早期弥漫性皮肤 SSc 的综合效果（NCT03844061，表 8.3）。

8.2　系统性硬化症的管理和治疗的前景

在未来的 20 ~ 30 年里，SSc 的管理和治疗有望进一步发展。在过去的两年中，我们收获颇丰，FDA 批准了两种治疗 SSc-ILD 的药物，而展望未来，那些尚待揭晓的发现和洞见，无疑将为我们带来更多激动人心的时刻。

对于 SSc 的心肺表现，联合疗法似乎更推荐用于 SSc-ILD，无论在早期还是在晚期。在 SSc-ILD 的研究中，曾使用他达拉非、安立生坦联合治疗肺动脉高压，最近又批准了霉酚酸酯联合尼达尼布治疗该病。因此，我们应该期待更多的试验和观察性队列研究来观察联合治疗的安全性和有效性。越来越多地使用联

表 8.3 治疗弥漫性皮肤 SSc 的有前景的 2 期临床试验

药品	作用机制	2 期临床试验	结果
阿巴西普	减少 SSC 中 M1/M2 型巨噬细胞浸润的 T 细胞增殖，限制 B 细胞浸润	ASSET 试验（阿巴西普系统性硬化试验）——随机、双盲、安慰剂对照试验	没有达到 12 个月时 mRSS 从基线变化的主要结局。然而，mRSS 的数值变化支持积极治疗
SAR100842（溶血磷脂酸受体 1 拮抗剂）	选择性口服 LPA1 拮抗剂并抑制肌成纤维细胞的激活	随机、双盲、为期 8 周的安慰剂试验，后延长至 16 周	安全性是主要结局，并且其耐受性良好。次要探索性终点 mRSS 在第 8 周支持积极治疗
托法替布（泛 JAK 抑制剂）	抑制 JAK/STAT 通路和下调 I 型和 II 型 IFN 通路。	15 例患者的 1/2 期双盲、随机、安慰剂对照试验	主要结局显示，mRSS 和 ACR-CRISS 发生变化，变化趋势支持 6 个月的治疗有效
若奇单抗	中和 IL-4 和 IL-13 两种细胞因子，这两种细胞因子有促进巨噬细胞极化为促纤维化的活化巨噬细胞。	对 97 例患者进行概念验证、随机、双盲、安慰剂对照试验	主要结局是 mRSS 的变化，并在 24 周时显示出有疗效的变化

合疗法治疗 SSc 将成为主流。我们同样认识到，通过使用筛查工具（如 DETECT 算法）检测早期肺动脉高压可以改善预后，风湿科和呼吸科专家应比以往更主动、更积极地进行早期筛查肺动脉高压。

SSc 中另一个重要的致残和发病因素是皮肤增厚和紧缩的严重程度，这在早期弥漫性皮肤 SSc 患者中可能会迅速恶化。虽然一线治疗的选择包括霉酚酸酯和甲氨蝶呤，但对于皮肤病变的管理仍需要更多的发展。随着 SSc 试验中经验证的综合终点的发展，在 2 期和 3 期试验中能够区分安慰剂和有效治疗的能力，将比使用单一终点（如 mRSS）更有前景。此外，利用大量基因测序工具进行分析，SSc 患者皮肤活检中的内在基因表达已经确定了 3 种患者亚组：炎症型、增生型和正常型[99]。这种基于初始转录组特征的分类可能有助于根据患者的潜在治疗反应对其进行分层，这种分类方法可能为完善随机对照试验的纳入标准铺平道路。

8.3 结论

在过去的 10 年中，SSc 在管理和治疗方面取得了重大进展。FDA 批准了尼达尼布和托珠单抗这两种药物用于治疗 SSc-ILD，这是一个重大突破，因为过去还没有一种治疗方法获得批准。尼达尼布将与霉酚酸酯联合使用作为抗纤维化治疗方案，以防止 SSc-ILD 进一步发展。托珠单抗可用于 ILD 的早期治疗，特别是对那些具有高风险进展且实验室指标显示炎症标志物升高的患者。在过去的 5 年中，已经进行了多项针对弥漫性硬皮病的随机临床试验，以及即将展开的多项类似试验，为有效治疗这种复杂的自身免疫性疾病提供了希望。硬皮病的未来管理比以往任何时候都更加光明。

参考文献

第九章

肌炎

Rasha Shahin and Eleni Tiniakou

杨海梅　王海艳 译，卢俊光　赖楚儿 校

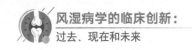
9.1 概述

特发性炎性肌病（idiopathic inflammatory myopathies，IIM）是一组极为异质的自身免疫性肌肉疾病。IIM 最初的分类仅包括两类：多发性肌炎（polymyositis，PM）和皮肌炎（dermatomyositis，DM），两者仅通过有无皮疹来区分[1-2]。然而，后来在肌肉活检中发现多种不同的肌肉损伤模式，并且还发现与特定临床特征相关的肌炎特异性抗体（myositis specific autoantibodies，MSAs），这进一步突出了对新分类标准的必要性。因此，出现了新的诊断病种，如包涵体肌炎（inclusion body myositis，IBM）、免疫介导的坏死性肌病（immune-mediated necrotizing myopathy，IMNM）和抗合成酶综合征（antisynthetase syndrome，ASS），而单纯的多发性肌炎则成为一个罕见的病种[3-4]。

9.2 分类标准

虽然分类标准主要用于临床试验，以支持实现不同中心和研究者之间统一入组的目标，但这些标准也可作为典型患者临床特征的指南用于临床实践。历史上使用最广泛的标准是 Bohan 和 Peter 标准[1-2]，该标准于 1975 年制定，依靠临床、实验室、肌电图和活检数据来定义 IIM 的两个类别，即多发性肌炎和皮肌炎。然而，这些标准在区分 IIM 与模拟病症的能力方面有局限性，也不能识别具有类似临床特征 IIM 的不同亚类。因此，ACR 和 EULAR 于 2017年共同修订了较新的标准[5]。ACR/EULAR 标准认识到了前几十年公认的 IIM 的细微差别，并将 IIM 的类别扩展为以下几种：多发性肌炎、IMNM、IBM、无肌病皮肌炎（amyopathic DM，ADM）、皮肌炎和幼年皮肌炎。这些标准依赖于与 Bohan 和 Peter 标准相似的信息，但也包括特定的活检特征及肌无力模式、明确的皮疹（基于皮肌炎特异性的决策树加权）和抗Jo-1 自身抗体阳性。基于这些特征的存在，每个患者都被分配了一个加权分数，表示患有特定类型 IIM 的概率。虽然这些标准是一种改进，但它们仍需要进行肌肉活检(一种侵入性的手术)，以提高诊断的准确性。ACR/EULAR 标准也有可能对特定肌炎特异性抗体的患者进行错误的分类，例如，仅以肌炎特异性抗体的存在就定义 IIM-ILD 的患者[6-7]。这个问题引发了将肌炎特异性抗体作为分类标准的建议。例如，根据无监督聚类分析，建议将患者分为皮肌炎（抗 MDA5、抗 TIF1γ、抗 Mi-2）、IBM、IMNM（抗 HMGCR、抗 SRP）和抗合成酶综合征（抗 Jo-1、抗 PL-7）[4]。

在制定这些标准的同时，ACR/EULAR 就有意义的治疗反应达成共识，其中包括医师、患者和非肌肉全身疾病活动评估、肌肉力量、健康评估问卷和肌酶的综合变化[8]。这些反应标准有望提高 IIM 临床试验成功的可能性，因为迄今为止许多此类试验均为阴性，而这可能是由于缺乏一个充分记录从基线开始真实变化的系统。类似测量皮肌炎皮肤评分的方案，如皮肌炎疾病面积和严重指数（the cutaneous dermatomyositis disease area and severity index，CDASI），不仅在临床试验中有所助益，而且在临床实践中也作为一种简便的工具，有助于客观衡量皮肤疾病的程度和治疗后的变化[9]。

9.3 肌炎特异性抗体

MSAs 的发现在 IIM 的诊断、分类、预后和治疗方面彻底改变了我们处理这类疾病的方法。MSAs 只在临床确诊 IIM 的患者中出现，通常只会产生一种MSA。由于 MSAs 具有高度特异性，并与不同临床特征密切相关，在疾病早期就能识别特定表型的亚群，有助于指导预后和治疗决策[5]。然而，应该注意的是，对于如何在临床上使用 MSAs 来指导治疗，目前还没有明确的指南。ACR/EULAR 在最近的分类方案中纳入的唯一 MSA 是抗 Jo-1，主要是由于许多诊所和医疗中心无法检测 MSAs[6]。限制 MSAs 有效使用的其他原因是用于检测和解释的实验室技术之间的差异，并且检验结果回报周期过长，需要数周至数月之久[7]。表 9.1 为 MSAs 的综合列表。

9.4 成像

MRI 是诊断 IIM 的有效工具。可用于评估疾病分布，并在亚临床阶段就能发现炎症，有助于监测疾病进展和对治疗的反应[8-9]。此外，不同的模式和器官受累可以区分不同的肌病[10-11]。MRI 表现为弥漫性、周围性（肌筋膜），伴或不伴肌肉受累，或斑块状/结节状[12]。MRI 还可检出皮肌炎特有的皮肤表现，如皮肤水肿和皮下钙化[13]。在某些情况下，筋

表 9.1 肌炎特异性抗体综合列表

抗体	抗原	患病率（%）	相关临床特征
抗 Mi-2	核小体重构、去乙酰化酶复合物	2% ~ 38%	典型的皮肤表现、肌无力、ILD 的发生率降低、恶性肿瘤，预后良好，治疗反应良好
抗 SAE1/2	小的泛素样修饰激活酶	1% ~ 10%	典型的皮肤表现、肌无力、吞咽困难，恶性肿瘤的发生率较高
抗 MDA5	黑色素瘤分化相关蛋白	0 ~ 37%	无肌病性皮肌炎、ILD 的高风险、快速进展性 ILD、皮肤溃疡
抗 TIF1	转录介导因子 1c	白种人（41%）比亚洲人（17%）的发生率更高	恶性肿瘤的发生率增加
抗 NXP-2	核基质蛋白 NXP-2	1% ~ 30%	恶性肿瘤的发生率高、皮肤钙质沉着症、严重的肌肉疾病、近端和远端无力、严重的吞咽困难、外周水肿加重
抗氨基酰基转移 RNA 合成酶（ARS）抗体（抗 Jo-1、抗 OJ、抗 EJ、抗 KS、抗 Zo、抗 Ha/YRS、抗 PL-12、抗 PL-7、抗 SC、抗 JS）	分别是组氨酸、异亮氨酸、甘氨酸、天冬酰胺基、苯丙氨酸、抗苏氨酰基、丙酰、苏氨酰基、赖氨酸、谷氨酰胺	抗 Jo-1 是最常见的，发生率高达 20%	抗合成酶综合征因抗 ARS 抗体而异，ILD、关节炎、发热、腹腔积液、雷诺现象、技工手
抗 SRP	信号识别颗粒	5% ~ 10%	严重的肌肉无力、CPK 明显升高、心脏受累、吞咽困难
抗 HMGCR	3- 羟基 -3- 甲基戊二酰辅酶 A 还原酶	1% ~ 10%	严重肌肉无力、CPK 显著升高、他汀类药物暴露

膜炎患者仅有肌肉症状，但病理活检为阴性[14]，这凸出了 MRI 在指导靶向活检中的作用及在活检前获得 MRI 的重要性[15]。对治疗有反应的患者 MRI 信号强度将恢复正常[14]。

超声波正在成为诊断和监测 IIM 的另一种有用工具。超声波是一种廉价的技术，可在床边实时使用，而且没有禁忌证。最近的研究利用了超声技术，根据潜在的回声来区分肌肉的各种病理状态[10]。这在 IBM 中尤为明显，因为超声显示指深屈肌的选择性受累可将 IBM 与其他病症区分开来[11]。随着新型超声设备分辨率的不断提高及机器学习技术的应用，医师无须对图像进行主观判读，这有望进一步推动该领域的进展。

9.5 癌症

众所周知，IIM 患者（尤其是皮肌炎，其次是 IMNM）罹患癌症的风险会增加[16]。恶性肿瘤的风险在诊断后第一年最高，皮肌炎的相对危险度为 4.66[17]。

虽然风险随着时间的推移而降低，但仍然高于普通人群，特别是在皮肌炎诊断后的第 2 ~ 5 年[17]。某些 MSAs 的癌症风险明显增高，特别是抗 TIF1γ、抗 NXP-2 和抗 HMGCR 等[16]。据报告，与皮肌炎相关的常见恶性肿瘤是肺癌、卵巢癌、乳腺癌、胃癌、结直肠癌、宫颈癌、膀胱癌、鼻咽癌、食管癌、胰腺癌、结肠癌和肾癌[18]。对 IIM 患者恶性肿瘤的研究显示，不同的地区结果存在差异，如鼻咽癌是亚洲人中最常见的与 IIM 相关的恶性肿瘤[19]。

鉴于并发恶性肿瘤的高风险，对确诊 IIM 的患者进行癌症筛查显得非常重要。然而，目前尚无正式的指南对癌症筛查和监测的时间、频率和方法提出建议，因此，这已成为全球多个研究小组关注的重点，希望制定相关的指南。随着时间的推移，癌症的风险持续存在，因此有必要考虑全程进行癌症监测。鉴于与 MSAs 相关的高风险，这些抗体有可能被用于指导监测策略。83% 的癌症相关皮肌炎患者检出了抗 NXP-2 和 TIF1，表明这些抗体可以作为识别癌症高风险患者的重要工具[20]。

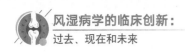

传统上，医师使用胸部 / 腹部 CT、乳房 X 线检查、妇科检查、盆腔超声和肿瘤标志物进行癌症筛查[16]。当这些方法与 PET 扫描（通常作为肿瘤学中恶性肿瘤的敏感检测器）进行比较时，发现它们在检测癌症病变方面的能力相当[21-22]。关于癌症筛查特征方面，还需额外考虑患者的地理位置[23]。

9.6 心脏受累

研究表明，高达 70% 的患者存在心脏受累，尽管大多数情况下属于亚临床[24-25]。慢性炎症可引起冠状血管、心肌细胞和传导系统受累，致其变性和纤维化。这些病变导致的心脏临床表现为从孤立的心电图异常到严重的心律失常（如室性心动过速和传导异常，包括房室传导阻滞）、心包病变、舒张性心力衰竭、冠状动脉疾病和心肌炎等[26-27]。心脏受累是导致 IIM 死亡的主要预后不良因素之一[28]。因此，无论是否有明显的临床表现，筛查心脏受累都非常重要。医师应该对提示存在心脏受累的症状和体征保持警惕。心电图和超声心动图可进一步用于评估心脏损伤[29]。心肌酶也很重要，cTnI 最具特异性，因为 CK-MB 和骨骼 TnT 水平可能因骨骼肌损伤而升高[30-31]。心脏 MRI 对检测心肌炎和心肌纤维化非常敏感，被认为是评估心脏受累的最佳无创成像检查[32]。

9.7 间质性肺疾病

鉴于肌炎患者可能出现 ILD，应定期筛查患者的肺部症状，并建议在诊断时使用具有弥散功能的肺功能检查进行评估[33-34]。如果肺功能检查异常，应进行高分辨率胸部 CT，尽管这通常是为了同时筛查恶性肿瘤。所有特发性炎症性疾病患者应每 6 ~ 12 个月重复一次肺功能检查，在疾病早期和高危患者中，高危患者包括那些抗体与 ILD 关联度最高的患者（如抗 MDA5、抗氨基酰 -tRNA 合成酶抗体阳性）[35-36]，检查频率应更高[34-36]。

9.8 皮肌炎

皮肌炎的特点是明显的皮肤表现和（或）近端肌肉无力。该病有不同程度的全身受累（尽管关节炎和肺部受累是最常见的），并且与恶性肿瘤的风险增加相关。在皮肌炎中发现的一些典型的皮肤表现包括 Gottron 征、向阳疹、"V 字征"及"披肩征"和甲襞毛细血管改变。皮肌炎是最常见的肌病（31%），在美国的发病率和流行率分别为每 10 万人中有 1.3 例和 5.9 例患者[37-39]。女性居多，女性与男性的比例为 2：1，发病高峰期为 40 ~ 60 岁。尽管皮肌炎有其经典定义，但仍有一部分患者（约 20%）以皮肤表型为主，无或仅有亚临床肌肉受累，这些患者可被单独归类为临床无肌病性皮肌炎（clinically amyopathic DM，CADM）[39-40]。

9.8.1 遗传、环境、种族和民族因素在皮肌炎中的个体影响

一般认为，皮肌炎与 HLA Ⅱ 类等位基因的遗传关系最为密切，在白种人中为 HLADRB1*0301 和 DQA1*0501，亚洲人为 HLA-B7[41]。HLA 以外的基因也有关联，特别是导致产生促炎性细胞因子的基因。例如，6 号染色体上的 TNF-α-308A/G 多态性，它可以刺激 TNF-α 的产生，以及 PTPN22 基因，它编码一种酪氨酸磷酸酶，可选择性地促进 Ⅰ 型 IFN 反应[42-44]。

在遗传易感人群中，皮肌炎可由环境因素引发[45]。这一观点得到了某些类型的皮肌炎呈季节性变化的证据及许多肌炎特异性自身抗原参与抗病毒免疫反应的证据所支持[46]。然而，迄今为止，还没有确切的证据表明任何特定的病毒参与了皮肌炎的发病机制[47]。众所周知，皮肌炎相关的皮疹会因阳光照射而加重，在紫外线辐射较强的地区，皮肌炎的发病率较高[48]。药物和毒素也可能诱发皮肌炎。一些罕见的皮肌炎病例可归因于使用 TNF 抑制剂（可引起 IFN 反应的上调），以及由于检查点抑制剂的治疗[49]。其他被报告为可能的诱发因素是草药补充剂、减肥药粉和污染[50-52]。此外，还发现吸烟与抗 Jo-1 抗体之间存在关联，后者只发生于 HLA-DRB1*03 阳性的患者中[53]。

9.8.2 皮肌炎的发病机制

皮肌炎中启动和延续肌肉炎症的确切途径尚不完全清楚，并且产生了不同的假说[45, 49]。皮肌炎的肌肉活检似乎是确定疾病发病机制中潜在免疫机制的关键。活检的特征为血管周围萎缩、血管周围炎症（CD4+T 细胞、B 细胞、巨噬细胞和浆细胞树突状细

胞）和血管病变（肌肉毛细血管血栓形成、肌内膜毛细血管减少，以及补体沉积）[54]。此外，补体在非坏死肌纤维中的沉积被视为疾病发病机制的早期病变，为此提出了皮肌炎主要由体液免疫驱动的假说。自身免疫反应的启动被认为继发于各种诱因（如紫外线或感染），这些诱因导致自身抗原暴露，或者在再生纤维中过度表达，或者释放到细胞外空间[55]。如前所述，自身抗体的产生反过来又沉积在肌肉的微血管中，导致补体沉积并造成血管病变[12]。另外，膜攻击复合物（membrane attack complex，MAC）的激活可导致促炎性细胞因子的分泌，后者可吸引 CD4+T 细胞、B 细胞和浆细胞树突状细胞，从而促进自身抗体的产生和局部炎症[13]。虽然这一模型在解释活检结果时显得很有说服力，但几乎没有证据表明补体介导的毛细血管损伤是对肌肉的主要侵害[56]。

越来越多的证据表明干扰素在皮肌炎发病机制中的重要作用。研究表明，干扰素通路上调，受累肌肉中 I 型干扰素诱导的 mRNA 转录也上调[14-15]，干扰素诱导的蛋白（如黏病毒抗性蛋白 A[16-17]）在肌肉中过度表达，并且血液、肌肉和皮肤损伤中 I 型干扰素通路的特征性生物标志物之间存在很强的相关性，而 INF-b 是这一病理过程的驱动因素[57-59]。

鉴于与癌症在时间上的相关性，皮肌炎也经常被称为副肿瘤综合征。越来越多的证据支持另外一种假说，其描述了像皮肌炎这样的自身免疫性疾病可能作为机体自身对正在酝酿中的癌症免疫应答所产生的意外后果。这主要是基于抗 RNA 聚合酶Ⅲ阳性 SSc 的关键研究，该病是另一种与癌症有显著关联的自身免疫性疾病。在这些患者的癌症组织中发现了 POLR3 基因（编码相关的自身抗原）的遗传改变，以及针对野生型（原始型或无变异型）和变异型 POLR3 的不同 CD4+T 细胞组[18]。同样，针对一组 TIF1 基因也检测到了遗传变异，这暗示针对这一变异的抗肿瘤免疫应答随后可能实现多样化，包括野生型蛋白[19-21]。

9.9　抗合成酶综合征

20 世纪 90 年代初，氨基酸 tRNA 合成酶自身抗体首次与一组独特的临床特征联系在一起，从而使人们认识到抗合成酶综合征[60-61]。2010 年，Connors 等提出了第一个抗合成酶综合征的正式诊断标准[62]，随后在 2011 年提出了 Solomon 等的标准[35]。抗合成酶综合征的特点是存在氨基酸转移酶抗体，并伴有 ILD、关节炎、肌炎、雷诺现象、不明原因的发热和（或）技工手等临床特征。与其他类型的疾病患者相比，抗合成酶综合征患者有更高的发病率和更典型的重症 ILD 特征，并且肌肉或肺部疾病耐皮质类固醇的概率也很高，通常需要多种免疫抑制剂联合治疗。进展性 ILD 尤其与抗 PL7/PL12 自身抗体相关[63-64]。值得注意的是，不同抗合成酶综合征的临床表现因不同的抗 ARS 抗体而异，患者可能表现出非典型的 IIM 临床表现。因此，医师在评估特发性 ILD 患者时，应高度怀疑抗合成酶综合征。与 I 型干扰素通路上调相关的皮肌炎不同，Ⅱ型干扰素通路的上调被确定与抗合成酶综合征的发病机制有关[65-66]，这就提示与皮肌炎患者相比，抗合成酶综合征可能需要一种不同的治疗策略。此外，肺部被认为是触发自身免疫过程的器官部位，因为在抗 Jo-1 综合征和 ILD 患者的肺部发现了一种可被颗粒酶 B 裂解的 Jo-1 自身抗原[67]。

9.9.1　治疗

鉴于现有临床试验数量有限且结果不明确，IIM 的治疗方案主要基于病例系列和专家共识。虽然不同类型的 IIM 之间采用阶梯治疗的方法是相似的，但较新的证据表明，这可以根据不同 IIM 的类型和抗体而定，我们将在本章的不同部分加以详述。多发性肌炎 / 皮肌炎的一线治疗方案通常是大剂量糖皮质激素，既往是甲泼尼龙脉冲静脉治疗，特别是在严重的病例中（通常有吞咽困难或呼吸衰竭时）[68]。将糖皮质激素与二线治疗药物，如甲氨蝶呤、硫唑嘌呤或霉酚酸酯联用可降低复发率，并更易糖皮质激素减量[69-71]。钙调磷酸酶抑制剂（他克莫司和环孢素）可作为激素助减剂与糖皮质激素共同作为一线治疗药物，也可考虑标准联合治疗反应不足和复发时作为二线治疗药物。钙调磷酸酶抑制剂，特别是他克莫司和环磷酰胺在肌炎相关的 ILD 治疗中非常有效[72-77]。IVIG 可以减少 IIM 的复发并改善长期预后[78-79]。虽然 IVIG 可以作一线治疗，但其成本和药物可及性限制了它只用于类固醇抵抗的病例、ILD 或吞咽困难的病例[78, 80-82]。在多系统受累的情况下，如有心脏、关节和肺部疾病的患者，也可以考虑使用利妥昔单抗[83]。对于 Mi-2 或 Jo-1 抗体阳性的患者，它们的疗效似乎为最佳[84]。

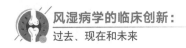

治疗快速进展的 ILD 时，应该开始使用大剂量糖皮质激素和他克莫司的强化免疫抑制剂方案[85]，而对于难治的病例，可并用 IVIG[75, 86-87]。以 JAK 抑制剂为基础的疗法目前被用于以极高死亡率而闻名的 MDA5 阳性皮肌炎合并 ILD。该方案显示，病程早期启动治疗时，生存率有所提高，并且具有良好的安全性[88]。对于难治性病例，也可以考虑使用利妥昔单抗。接受大剂量糖皮质激素和（或）免疫抑制剂的 ILD 患者是罹患肺孢子菌肺炎的高危人群，因此，应进行预防治疗[89]。

直到最近，只有一种药物被 FDA 批准用于皮肌炎 / 多发性肌炎的一线治疗：H.P. Acthar Gel [注射用贮库型促肾上腺皮质激素（RCI）]，该药物在 1952 年基于有限的证据获得批准。直到 2017 年，一项针对 11 例受试者参加的开放标签临床试验才根据 IMACS 的改善定义确认了 Acthar 的疗效，并能够减少同时使用类固醇所需的剂量[90]。然而，由于成本过高，Acthar 的使用仍然受到限制。2021 年 7 月，IVIG 是 FDA 批准用于皮肌炎治疗的第二个药物。虽然 IVIG 已经在适应证外使用并取得了巨大成功，但文献中缺乏临床对照试验来证明其疗效。较早的一项研究显示，两轮 IVIG 治疗后，12 例患者中有 9 例皮疹、肌肉力量和肌酸激酶得到了改善[78]。随后是 ProDERM（肌炎进展）试验[91]，该研究旨在使用新制定的 ACR/EULAR 肌炎反应标准，对 10 个国家 55 个地区的 94 例成年患者在使用 Octagam 10%（IVIG 品牌）24 周后评估其疗效和安全性[92]。

9.9.2　前景广阔的未来治疗模式

Lenabasum/ajulemic acid（CB2 激动剂、IL-1β 抑制剂）是一种人工合成的、选择性大麻素受体 2 型激动剂，在一项 2 期临床试验中显示，其可以显著降低 INF 和 TNF 的产生[93]，抑制 IL-4 和 IL-31[94]，并取得了良好的效果[95]。随后，一项 3 期双盲、随机、安慰剂对照研究评估了 lenabasum 的疗效和安全性。尽管最初对该药寄予厚望，但 2021 年 6 月宣告该研究未能在第 28 周达到总改善评分（TIS）的主要终点。lenabasum 组的 TIS 为 28.3 分，与安慰剂组的平均分 26.7 分相比，差异没有统计学意义。然而，亚组分析显示，患有活动性皮肤病和肌力正常的患者 CDASI 活动评分下降幅度更大，这可能促使该药物获得批准

用于特定适应证。

阿普斯特（PDE 抑制剂）是一种磷酸二酯酶 -4 酶抑制剂，已被 FDA 批准用于其他炎症性疾病（银屑病、银屑病关节炎、白塞病）。少数病例报告表明该药对难治性皮肌炎有效[96]。鉴于这些数据，正在进行一项开放标签的单臂临床试验，以评估其对难治性皮肌炎的安全性和有效性，其结果预计将很快公布。

托法替布是一种 Janus 激酶抑制剂，已用于治疗炎症性关节炎（RA、银屑病关节炎）和溃疡性结肠炎。已有实验和临床数据证实 JAK-STAT 抑制剂通过靶向 IFN 途径发挥作用[97]，尤其是在难治性抗 MDA5 合并 ILD 病例中[86, 98]。一项针对 10 例难治性皮肌炎患者的试点、开放标签、单中心临床试验已经完成，所有患者都达到了主要结局[99]。目前，一项单臂、开放标签的试点研究正在中国招募抗 MDA5 合并皮肌炎的患者，重点关注肺部疾病的结局；法国的一项多中心、3 期、双盲、随机、安慰剂对照的试验将评估巴瑞替尼（JAK1 抑制剂）的疗效。

阿巴西普是一种细胞毒性 T 淋巴细胞蛋白 4（CTLA4）激动剂，可阻断 T 细胞共刺激并降低肌细胞的抗原呈递能力，可能具有中断皮肌炎发病机制的作用[100]。在多个难治性多发性肌炎 / 皮肌炎的病例中报告了其疗效[101-102]。此外，一项随机、开放标签的试验表明，研究中纳入的一半患者获得了有益应答[103]。这些阳性结果促使了一项正在进行的 3 期、随机、双盲试验，评估阿巴西普对肌炎和 IIM 相关 ILD 的有效性和安全性。

西法木单抗是一种抗 INF-α 拮抗剂，在 1b 期安慰剂对照试验中，IIM 患者使用 Sifalimumab 治疗后，临床和实验室数据均有改善[104]。在一项成功的 1 期临床研究中，抗 IFN-β 单克隆抗体（PF-06823859）是一种值得关注的干预药物，研究人员正在为 2 期试验招募人员，评估应用这种药物后 CDASI 活动评分的变化。

托珠单抗是一种 IL-6 拮抗剂，目前被批准用于 RA 患者。由于有证据表明 IL-6 的血清水平和皮肌炎活动之间存在相关性[105]，IL-6 拮抗剂治疗作为一种潜在的皮肌炎治疗方法具有生物学上的合理性。IL-6 拮抗剂对难治性多发性肌炎和 ASS 小鼠模型的研究显示出良好的效果[106-107]，这促使了托珠单抗在难治性皮肌炎 / 多发性肌炎患者中的随机、安慰剂对照试验。然而，托珠单抗治疗并没有达到主要或次要的疗

效结局[22]。

多个小型研究对 TNF 抑制剂在 IIM 中的疗效进行了评估，结果各不相同[108-110]。因此，目前不推荐 TNF 抑制剂用于治疗肌炎。

免疫蛋白酶体抑制剂选择性地靶向免疫效应细胞中发现的蛋白酶体，从而减少细胞因子的释放[111]。数据显示，通过 KZR-616 选择性抑制免疫蛋白酶体亚基具有良好的抗炎作用[112-113]。因此，KZR-616 的治疗效果正在多项试验中进行研究。其中一项研究是 PRESIDIO 试验，这是一项针对活动性多发性肌炎和皮肌炎患者的 2 期随机、安慰剂对照研究，该试验已经完成，目前正在等待结果的公布。

临床试验中正在研究的其他治疗方案有乌司奴单抗（一种抗 IL-12/IL-23 单克隆抗体）、补体抑制剂（雷夫利珠单抗）、皮下注射 Ig 和静脉输注异体脐带血干细胞（ULSC）等。

9.10 免疫介导的坏死性肌病

9.10.1 IMNM 的诊断

虽然 IMNM 患者最初被诊断为多发性肌炎，但这一亚组患者因组织病理学上炎症细胞较少而与其他肌炎截然不同[23]。此外，这些患者具有相似的临床表现，特别是肌酸激酶水平显著升高、缺乏肌肉外受累及顽固的疾病进程[13]。我们推测这个亚组可能存在不同的发病机制，对治疗反应也可能不同，因此，有必要确认一个单独的疾病诊断分类。基于这些考量，2023 年，我们根据欧洲神经肌肉中心（ENMC）的标准将 IMNM 确立为一个独立的临床病种[24]。

同时，基于对 IMNM 患者肌病病理学特征的详细观察，发现了两种主要存在于坏死性疾病患者中的 MSAs：抗 SRP 和抗 HMGCR 抗体。抗 SRP 抗体最初于 1985 年被发现[25]，这些抗体出现在一组亚型患者中，他们有严重的坏死性肌病、快速进展性肌无力、肌酸激酶明显升高，并经常出现吞咽困难[26-30]。患者肌肉萎缩的速度很快[33]，并可出现心脏受累[29, 34]。发病率为 5% ~ 15%[30, 35]，女性比男性更容易受影响[31-32]。

尽管文献中曾报告了一种与暴露于他汀类药物有关的具有自身免疫特征的坏死性肌病[36-40, 60-65]，但直到 2010 年，这种与这类坏死性肌病相关的自身抗

体才被发现[66]。这些患者近端肌无力，肌电图上有应激性肌病，肌酸激酶水平明显升高，而且大多暴露于他汀类药物。随后证实，这种自身抗体被确认为 HMGCR 酶——他汀类药物的药理靶点，提示与该病的发生有关[67]。尽管这种类型的 IMNM 与他汀类药物有关联，但仍有一些患者从未接触过该类药物。后者发病年龄较小，更常见于亚洲人群，病情也更为顽固[41-44]。

鉴于这些自身抗体的高度相关性，欧洲神经肌肉疾病中心的标准[45] 已被修订，以整合肌炎特异性抗体的检测。事实上，最新的 IMNM 分类包括 3 个亚群：抗 HMGCR 抗体阳性 IMNM、抗 SRP 抗体阳性 IMNM 和血清阴性 IMNM[46]。这次修订允许我们在正确的临床背景下仅凭肌炎特异性抗体就能诊断 IMNM，从而避免了有创性肌肉活检的需要。

IMNM 也可能与恶性肿瘤或其他结缔组织疾病（如硬皮病或混合性结缔组织病）相关[47-49]。

9.10.2 IMNM 的发病机制

近年来，由于对抗 SRP 抗体阳性和抗 HMGCR 抗体阳性 IMNM 的平行临床观察引发了人们对血清阳性 IMNM 发病机制的极大兴趣。抗 HMGCR 抗体阳性 IMNM 是风湿病中最显著的免疫遗传风险因素之一；HLA 等位基因 *DRB1*11:01* 在白种人中的优势比为 24.5，在非裔美国人中为 56.5[50]，这种关联同样出现在其他种族和族裔群体的队列中[51-53]。此外，*DRB1*07:01* 已被确定为儿科患者的风险因素[54]。除了 *DRB1*08:03* 和 *DRB1*14:03* 等位基因分别存在于日本和韩国患者中，在抗 SRP 抗体阳性 IMNM 中尚未发现这种强关联[52, 55]。这些观察表明，HMGCR 或 SRP 肽通过这些 HLA 分子呈递给抗原特异性 CD4⁺T 细胞，从而启动自身免疫反应和产生自身抗体。同时，抗 SRP 抗体阳性和抗 HMGCR 抗体阳性的自身抗体滴度与肌酸激酶水平相关，与肌力成反比[44, 56]，表明了这些抗体的致病作用。这很可能是通过经典的补体途径激活而介导的结果，表现为肌纤维膜补体沉积和肌肉纤维上缺乏炎症细胞的巨噬细胞[57-58]。

基于这些临床观察，人们一直在努力阐明抗体在 IMNM 中的确切作用。在肌肉培养物中加入抗 HRP 和抗 HMGCR 抗体，通过分泌炎性细胞因子导致肌肉萎缩和肌管形成减少[59]，被动转运抗 HMGCR 或

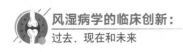
抗 HRP 抗体阳性 IMNM 患者的血清到小鼠体内，通过补体激活引起肌肉无力[68]。

综上所述，有强而有力的证据表明抗体的致病作用。然而，即使在疾病静止期，抗体滴度仍持续存在[44]，这表明免疫系统的其他因素也可能参与其中。

9.10.3 遗传、环境、种族和民族因素与 IMNM 的相关性

在所有风湿疾病中，HMGCR IMNM 的一个独特特征之一就是药物（他汀类）的高度相关性。当这种新的自身抗体在 2010 年首次被报告时，确切的靶向自身抗原并不为人所知[66]。然而，绝大多数患者都服用过他汀类药物，从而发现 HMGCR（他汀类药物自身靶标）是该抗体的靶点[67]。目前尚不清楚他汀类药物暴露如何触发和介导这种类型肌炎的，但有研究推测他汀类药物可能通过上调肌肉中的 HMGCR，或与酶结合改变 HMGCR 加工和提呈给 CD4[+] T 细胞的过程而诱发该疾病。与此同时，并非所有患者都有他汀类药物使用史，确切的比例取决于每个队列的地理位置和年龄分布[69]。这确实引发了一个问题，即是否可能还有其他环境因素与余下的患者相关？无论他汀类药物暴露与疾病之间的确切关系如何，HMGCR 患者重新使用该类药物都可能导致旧病复发[45, 70-71]。相反，采用前蛋白转化酶枯草溶菌素 9（PCSK9）抑制剂[72-73]来降低 HMGCR 水平似乎是一种安全有效的降脂策略，甚至可能对 HMGCR IMNM 有益[74]。

9.10.4 IMNM 的治疗

IMNM 是一种进展性肌炎，会导致早期肌肉萎缩，通常难以治疗。只有不到一半的抗 HMGCR 抗体阳性 IMNM 患者在治疗后 2 年内能够完全恢复体力，在抗 SRP 抗体阳性肌炎患者中也有类似的比例[44, 75]。此外，更令人担忧的是，这种类型的 IMNM，年轻患者预后更差，很可能更顽固[29, 44, 75]。治疗基于病例系列和专家共识[46]。大多数病例需要联合治疗，而且复发率很高[27, 29, 44, 48, 65, 76]。在选择一线治疗时，与其他类型的肌炎相比，有一些细微的差别。即使是单药治疗，抗 HMGCR 抗体阳性 IMNM 患者也对 IVIG 反应良好，而抗 SRP 抗体阳性 IMNM 患者往往对利妥昔单抗反应更好[44, 46, 75, 77-78]。令人意外的是，尽管这两种类型的自身抗体有相似之处，但

抗 HMGCR 抗体阳性 IMNM 患者对利妥昔单抗没有相同的治疗反应[70-71, 79]。

有数据支持这样的假说：IMNM 确实是一种通过补体途径由抗体介导的疾病，而且有初步资料显示，在 IMNM 的被动转移模型中，给予补体抑制剂可以预防疾病[80]。这些发现促成了一项 Zilucoplan（补体 5 抑制剂）的临床试验，遗憾的是，结果是阴性的。

9.11 包涵体肌炎

IBM 是 50 岁以上人群中最常见的 IIM 类型。据报告，其发病率为（24.8 ~ 45.6）/1 000 000[81]。尽管有炎症的性质，但 IBM 对免疫疗法没有反应，并在疾病晚期可导致严重的残疾[82]。IBM 往往是隐匿起病，并在数年内恶化。肌无力通常是不对称的，早期可累及远端肌肉。躯干肌肉也可受累，可能导致驼背或头部下垂[13]。其他常见的受累肌肉包括肱二头肌、肱三头肌及小腿前部、面部和吞咽肌，大约一半的 IBM 患者有吞咽困难[13]。

9.11.1 包涵体肌炎的诊断

在专家意见和共识小组的基础上，已经提出了几种 IBM 的诊断标准，但由于敏感性低，在临床实践中的应用受到了限制。最初由 Griggs 等提出的 IBM 标准主要侧重于炎症侵袭、空泡、细胞内淀粉样蛋白或管状纤维沉积等病理发现[83]。然而，很快有证据表明，即使在晚期病例中，也并非所有的病理改变都会出现。因此，在第 188 届欧洲神经肌肉疾病中心研讨会上，除了临床病理明确的 IBM，还另外补充了两个类别，即临床确诊的和可能的 IBM。典型的 IBM 表现为进展性的隐性肌无力，通常不对称，主要影响股四头肌和（或）指屈肌。虽然孤立的临床表现在 IBM 中不具有特异性，但出现伸膝无力超过屈髋无力和（或）屈指无力超过肩外展无力，应强烈怀疑这种疾病。虽然这些标准有很高的特异度（98% ~ 100%），但敏感度不高（11% ~ 84%）[84]。为了简化日常临床实践中的 IBM 诊断，Lloyd 等使用机器学习技术客观推理出新标准，其敏感度为 90%，特异度为 96%，这是一项重大进步。这些标准是临床和病理标准的结合（指屈肌或股四头肌无力、肌内膜炎症、非坏死肌纤维的受累、远端肌病）[84]。尽管如此，IBM 与出现远端肌病的遗传性肌病的鉴别仍有困难。在这些病例

中，需要评估额外的病理、免疫组化和遗传特征以资鉴别诊断。

血清学检测可出现抗核抗体、抗 Ro 和抗 La 抗体及类风湿因子阳性，这些检验结果增加了 IBM 与引起肌病的其他风湿病相鉴别的难度[85]。值得注意的是，高达 1/4 的 IBM 患者可能并发一种风湿病，10% ~ 12% 的 IBM 患者有干燥综合征的证据[85-87]。现在有一种有助于诊断 IBM 并将这种疾病与其他类别的肌炎鉴别的新抗体[83-84]。这种抗体的诊断敏感度为 37% ~ 76%，其取决于每个实验室使用的测试方法，在解释这种血清学标志物的诊断效能时，还需要考虑到其在干燥综合征和 SLE 中也较高的发生率[90]。

9.11.2 包涵体肌炎的发病机制

由于存在炎症和退变，IBM 的发病机制很复杂。在炎症方面，炎症渗出物主要位于肌内膜，炎症细胞包围并侵入非坏死肌纤维里面。这些细胞大部分是细胞毒性 CD8+T 细胞，它们累及健康的肌肉纤维并连接异常表达的 MHC- I 类，形成 IBM 特有的 CD8/MHC- I 类复合物[91-93]。这些 CD8+T 细胞高度分化，其特点是 CD28 丢失，CD57 增加，杀伤细胞凝集素样受体 G1 表达增加，导致分泌颗粒酶、穿孔蛋白和 IFN-γ[93-95]。浸润的 CD8+T 细胞的克隆增殖还提示抗原驱动的 T 细胞反应[96]。一些趋化因子和细胞因子（IL-6、IL-8 和 IL-10，单核细胞螯合蛋白 1，巨噬胞炎症蛋白 1α，或 IP-10，CXCL9，CCL5）及其受体在肌层中的存在进一步证实了上述观点，这可能会增强白细胞的募集和活化[97-99]。

虽然在 IBM 患者的肌肉活检中只检测到少量的肌内膜 B 细胞，但意外地发现了 B 细胞激活和克隆增殖，这提示抗原驱动的抗体产生[14, 100-101]。这因胞质 5'- 核苷酸酶 1A 自身抗体的存在获得支持，该自身抗体直接针对参与 RNA 加工的 cN1A 核蛋白[88]。这些抗体没有致病性或 IBM 特异性，而仅仅表示 IBM 肌肉中的自身免疫失调。在 IBM 患者的肌内膜浸润中也可发现浆细胞、巨噬细胞和骨髓树突状细胞（强效抗原呈递细胞），但其意义仍不清楚[100]。

IBM 的退变成分可以通过边缘空泡、细胞质蛋白聚集、肌核变性和线粒体异常来识别[102-104]。蛋白聚集体由一些纤维内的嗜酸性淀粉样沉积物组成，这些沉积物可能位于泡内或泡外，并可能引发

免疫反应[105]。内质网应激产生的退行性标志物，如 p62、LC3 和 TDP-43，导致了未折叠蛋白反应和自噬[90, 105]。有趣的是，这些蛋白质聚集体和标志物也见于其他空泡性及炎症性肌病。然而，目前仍不清楚这些蛋白质是如何聚集并诱发炎症反应的[13]，这引出了一个疑问：IBM 是否有真正的退变成分，或者可能只是一个强烈的自身免疫反应的形式？此外，病变的纤维中发现有上调的干扰素受体[106]，它与其他应激源和促炎性细胞因子共同导致进一步的纤维退变，并引起错误折叠蛋白的积聚。

9.11.3 包涵体肌炎与遗传、环境、种族和民族因素的相关性

遗传分析显示，IBM 与 HLA-DRB1*03:01 和 HLA-B*08:01 的单倍型之间有明显的相关性[107-110]。最近一项大规模的遗传研究验证了这种相关性，该研究证实 HLA-DRB1*03:01、HLA-DRB1*03:0101:01 和 HLA-DRB1*03:0113:01 是该病的危险因素[111]，这进一步支持了 IBM 的自身免疫性发病机制。然而，正如所预期的那样，没有发现本病与抗 NT5c1A 自身抗体有关联[111]。

已在相当数量的 IBM 患者中发现了白血病，特别是大颗粒淋巴细胞白血病（large granular lymphocytic leukemia，LGLL）[112]，这引发了人们对肌肉活检中发现的浸润性 CD8+T 细胞与恶性 T 细胞是否具有同一性质及相似性的疑问。

IBM 的一个有趣的方面是将病毒（HIV 和 HTLV-1）识别为潜在的诱因[113-116]。这些患者中的一小部分可能在免疫抑制治疗时显示出近端肌肉力量的改善，但这些患者最终往往以 IBM 的典型方式进展。

9.11.4 包涵体肌炎的治疗

目前，没有任何免疫抑制治疗被证明能有效地逆转甚至减慢 IBM 的进展。多项临床试验未能达到其终点，有观点认为免疫抑制治疗实际上可能有反作用并导致疾病轻度恶化[117]，但由于该研究的回顾性观察性质，这很难评估。同时，还有相当一部分的患者伴有自身免疫性疾病[86]，在经过谨慎挑选的人群中可能值得尝试免疫抑制治疗。这一建议是基于个体评估，应该在权衡干预风险和至少有短暂潜在收益后，与患者一起决策。

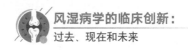

主要的治疗措施是支持疗法，目标是保持肌肉力量，并防止误吸或跌倒[13, 118]。越来越多的证据支持将运动作为保持肌肉力量和功能的手段[119-122]。虽然IBM本身并不影响生存[117]，但IBM的并发症，如因股四头肌无力而跌倒和因吞咽困难而吸入，可增加死亡率。患者教育、物理治疗师对家庭环境的评估和言语治疗对患者有益。吞咽困难可以在必要时通过咽喉食管扩张术或环咽肌切开术进行治疗[123]。

鉴于IBM的高发病率和缺乏有效的治疗手段，要逆转现有的发病机制或至少阻止该疾病的进展，仍然任重道远。阿立莫洛莫（Arimoclomol）可导致热休克反应的上调，被认为可通过逆转肌肉细胞中的蛋白质失衡和改善该病的退行性成分而获益[124]。我们进行了一项大规模、多中心的2/3期研究，纳入了150例患者。受试者接受阿立莫洛莫或安慰剂治疗20个月，研究以IBM功能评分量表为主要终点。遗憾的是，该药物未能达到主要和次要的终点。

在临床前期动物和人体肌肉培养IBM模型研究中，糖原合酶激酶（glycogen synthase kinase，GSK）-3β的抑制剂（锂）已被证明可减少淀粉样蛋白-β前体蛋白[125-126]。在完成研究的9例患者中，没有证据表明肌力有所改善[127]。尚无进一步的临床试验研究将锂作为IBM的潜在治疗方法，需要更多的研究以探索其潜在的疗效。

Bimagrumab是一种针对Ⅱ型激活素受体的单克隆抗体，可刺激蛋白质合成、肌肉生长和增强肌肉力量。尽管有观点认为Bimagrumab会促进肌肉生长，从而超过IBM的肌肉损失速度，但一项该药物的大型、随机、双盲2b期试验未能显示出对IBM的疗效[128-129]。

激活素结合蛋白（follistatin）是一种基因疗法，可促进肌肉生长。在6例患者身上进行了一项小型的1期研究，显示改善6 min步行测试结果，肌肉活检的纤维化程度有所下降[130]。然而，这项研究有很大的局限性[131]。

吡格列酮（Pioglitazone）是一种降糖药，同时也是过氧化物酶体增殖物激活受体-γ（PPAR-γ）有效激动剂，可显著改善糖尿病患者的线粒体功能[132]。因此，目前正在进行一项该药的1期研究，以核实IBM患者肌肉中PPAR-γ基因表达的增加情况。结果尚待公布。

上述试验侧重于IBM退行性方面的研究。另一种观点重点关注IBM的自身免疫方面，特别是与L-GLG的巧合和相似之处[94, 112]。沿着这条思路，我们开发出了一种针对杀伤细胞凝集素样受体G1的抗体药物，它可以选择性地靶向对当前免疫抑制疗法不敏感的细胞毒性T细胞。目前正在进行一项试验，以评估这种抗体在IBM中的疗效。

西罗莫司（Rapamycin）是一种mTOR抑制剂，可抑制T细胞的活化和增殖，由于具有抑制IL-2信号传导的作用，可在器官移植后使用。然而，它在IBM中的潜在应用是基于其恢复IBM肌肉中明显异常自噬（蛋白质降解）途径的能力。最近在法国进行了一项随机、双盲、安慰剂对照的2b期试验，虽然它未能证明股四头肌力量的改善（此为主要终点），但在MRI上脂肪组织替代减少，而且西罗莫司组与安慰剂组相比，6 min步行距离有所改善[133]。目前正在进行一项双盲、随机、对照3期试验，旨在探究西罗莫司对IBM患者的治疗效果[134]。

9.12 特发性炎性肌病的未来展望

未来对IIM的研究和治疗主要有以下几个方面：个性化医疗的影响、改进与肌炎特异性抗体和其他数据相关的表型分析、临床试验的优化，以及针对恶性肿瘤筛查的改进。

精准或个体化医疗是风湿病学的未来方向，预计数年后将对IIM领域产生巨大影响。能够收集和分析庞大数据点的技术进步将在IIM的诊断、治疗和监测方面带来极大帮助。

虽然肌肉活检在IIM中细分不同类型（皮肌炎、多发性肌炎、IMNM、IBM）方面很有用，但我们仍然无法清晰地了解导致疾病发生和发展的潜在免疫病理学机制。有迹象表明，基于肌炎特异性抗体潜在病理是多样化的，这种亚分类将使我们更好地深入探讨不同患者群体的发病机制，如抗MDA5阳性皮肌炎具有季节性，提示疾病可能与病毒的触发相关。此外，抗MDA5阳性的皮肌炎在亚洲人群中更为严重，这一事实或有助于发现与抗MDA5自身免疫反应发展相关的特定遗传背景。

鉴于肌炎特异性抗体对IIM有高度的特异性，我们预测这些抗体将越来越多地被用于早期诊断，甚至在患者表现出全部临床表现之前。疾病的早期诊断不仅有可能实现更有效的治疗，而且还可能有助于疾病发病机制的深入了解。

未来，我们预计肌炎特异性抗体的应用将使临床试验中的患者分组更加可靠且严谨，从而使研究人群更加同质化。这将使临床试验更容易证实（或否定）不同药物的疗效，而每次试验所需的患者样本量更少，如在血清中发现不同的干扰素信号（皮肌炎中的 I 型干扰素和抗合成酶综合征及 IBM 中的 II 型干扰素），可以对肌炎亚型进行分层，并作为特定临床试验的纳入标准[133]。此外，更好地了解细胞因子和炎症介质及其在 IIM 中的发病机制，将使研究人员能够识别与关于疾病表型分析、疾病活动监测及新型治疗靶点探索方面有价值的生物标志物和通路。

尽管目前的临床实践是基于医师的个人经验和患者的偏好开始使用激素助减剂，但这导致了一种试错的治疗模式，往往比较耗时、令人沮丧且效果不佳。系列病例中积累的经验表明，根据抗体谱等特征，针对性的靶点药物可能更适合于特定的患者亚群。因此，与其采用"一药治百病"的模式，不如更深入地理解 IIM 的每个亚组，制订针对性和个体化的治疗方案。

有针对性的恶性肿瘤筛查是另一个热点课题，在筛查哪些患者、频率、方式等方面，循证指导将使我们受益匪浅。我们预测，将肌炎特异性抗体与其他生物标志物联合使用，将有助于识别恶性肿瘤筛查对哪些患者有更高的价值，这些数据将有助于建立这种筛查的风险-效益比。

在从治疗学进步中受益最大的 IIM 类型中，IBM 位居榜首。我们希望通过深入地了解这些患者的发病机制，开发出更有效的治疗手段。过去，关于 IBM 治疗的研究侧重于免疫抑制疗法，目的是延缓疾病的进展，但这些尝试并不成功（但我们应该注意到，疾病的进展是异质性的，这可能是迄今为止试验失败的一个原因）。因此，工作的重点应转向逆转该疾病的退行性成分，类似用于治疗阿尔茨海默病的方法。然而，较新的证据表明，IBM 确实是免疫介导的疾病，可能需要不同的免疫抑制疗法，如同用于 LGL 的疗法一样。鉴于 IBM 和 LGL 的免疫应答相似，可以从 LGL 的治疗中汲取经验，为 IBM 的管理提供参考，并为这种灾难性疾病创造成功的结局。

9.13　结论

在过去几十年里，IIM 领域取得了重大进展。虽然最初对疾病的认识是基于皮肌炎与多发性肌炎的简化二分法，但现在我们已经能够辨别出许多不同的亚型，从而对患者进行分组。影像学技术的进步和越来越多自身抗体的使用使我们对肌活检的需求明显下降。临床试验中使用的诊断、分类和监测工具的改进，以及新发现的疾病治疗分子靶点，都有助于促进 IIM 诊治领域的进步，使我们对特发性炎症性疾病患者未来的诊治充满信心和希望。

参考文献

第十章

血管炎

Michelle L. Robinette, Eli Miloslavsky, and Zachary S. Wallace

陈君立　孙雨若 译，于水莲　郑宝林 校

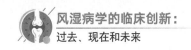

10.1 引言

系统性血管炎是一组以血管炎症与坏死为主要病理改变的异质性疾病，其特点是血管完整性丧失（致出血）及管腔塌陷，可能导致下游组织缺血和坏死。临床表现因受累血管的大小、类型、部位及病理特点不同而异，因其常常累及血流丰富的肺部、肾脏、神经系统、主动脉及其主要分支等，从而导致严重症状。组织损伤通常由于缺血、梗死和（或）出血而发生，可能是灾难性的。根据主要受累血管的大小，血管炎可分为小血管炎、中血管炎、大血管炎（large-vessel vasculitides，LVV）及变异性血管炎，正如 Chapel Hill 分类标准[1]所定义的（表 10.1）。

长期以来，人们已经认识到不同大小的血管炎存在共同的病理相关性。大血管炎包括巨细胞动脉炎（GCA）和大动脉炎（TAK），它们的共同表现为形成多核巨细胞和肉芽肿性炎性病变，不伴或仅伴有不

表 10.1　Chapel Hill 血管炎的分类标准

大血管炎
大动脉炎
巨细胞动脉炎
中血管炎
结节性多动脉炎
川崎病
小血管炎
免疫复合物
（1）冷球蛋白血症性血管炎
（2）IgA 血管炎
（3）荨麻疹性血管炎
抗中性粒细胞胞质抗体相关性血管炎（AAV）
（1）肉芽肿性多血管炎（GPA）/PR3-ANCA 阳性 AAV*
（2）显微镜下多血管炎（MPA）/MPO-ANCA 阳性 AAV*
（3）嗜酸性肉芽肿性多血管炎（EGPA）
变异性血管炎
贝赫切特病
Cogan 综合征

注：MPO，髓过氧化物酶；PR3，蛋白酶 3。*PR3-ANCA 阳性疾病常以肉芽肿性多血管炎为特征，而 MPO-ANCA+AAV 常以显微镜下多血管炎为特征，尽管这两种分类有一些重叠。

明显的纤维素样坏死，极少有成熟中性粒细胞的浸润。反之，坏死性动脉炎伴有可反映中性粒细胞炎症的纤维素样坏死，是其他类型血管炎的共同特征，尤其是小血管炎。过去，小血管炎的分型是根据血管壁上是否有免疫复合物的沉积来确定的。典型的血管壁有免疫复合物沉积的血管炎包括冷球蛋白血症性血管炎、IgA 血管炎、荨麻疹性血管炎和其他类型的血管炎。相比之下，所谓的"寡免疫沉积"血管炎通常与抗中性粒细胞胞质抗体相关，免疫复合物的沉积很少或几乎没有。过去，根据临床病理表型，ANCA 相关性血管炎（ANCA-associated vasculitis，AAV）进一步分类为 3 种亚型：GPA、显微镜下多血管炎（microscopic polyangiitis，MPA）和嗜酸性肉芽肿性多血管炎（eosinophilic GPA，EGPA）。过去 10 年来，血管炎领域所取得的一系列重要进展扩展了我们对系统性血管炎亚型之间共同和不同病理特征的理解。确实，这些进展为新型治疗、诊断和治疗策略奠定了基础。

过去，多种类型的血管炎都与不良结局相关，包括早逝和其他并发症。然而，在过去的 20 年里，随着对疾病发病机制、生物标志物和诊断方法的理解不断深入，以及确定了更加有效且耐受性良好的治疗方法，患者的临床结局得到改善。例如，与过去几十年相比，AAV 导致死亡的风险与普通人群相比有所改善[2]。尽管取得了这些进展，我们仍有巨大的空间进一步优化系统性血管炎患者的治疗。事实上，AAV 和其他类型的血管炎仍然与过高的死亡率和发病风险（包括终末期肾脏病、感染和心血管疾病）相关[2-8]。我们预测未来几十年，在血管炎治疗方面将出现实质性的创新，进一步改善这些不良结局。

在本章中，我们将回顾过去 10 年里系统性血管炎研究和治疗方面的进展。尽管存在许多不同类型的血管炎，每种类型都有许多内容值得探讨，但我们专注探讨血管炎的临床进展这一主题。本章的第一部分将讨论我们对血管炎的理解和不同亚型血管炎中 4 个特定领域所取得的实质性进展：①血管炎的遗传学和免疫学；②减少激素疗法和靶向治疗；③使用先进的影像技术来进行血管炎的诊断和监测；④生物标志物和预测模型在识别高风险患者不良结局方面的作用。在本章的第二部分，我们将讨论系统性血管炎治疗和研究的前景，并回顾该领域中可能影响未来创新的潜在困难。

10.2 遗传学与免疫学进展

在过去的 10 年中，血管炎的遗传学研究已经取得了显著进展，这些研究证实了免疫失调在疾病发病机制中的关键作用[9]。大多数研究聚焦于特定血管炎亚型的候选基因研究或全基因组关联研究，采用表型为中心的方法鉴定共享 SNPs。与许多其他自身免疫性疾病一样，全基因组关联研究揭示了与 HLA 最强的关联。唯一例外是川崎病（Kawasaki's disease，KD），在不同族群中，其保守的 HLA 关联性并没有得到一致的重复。

MHC Ⅱ类关联广泛出现在血管炎中，特别是与 HLA-DQ 和 HLA-DRB1 相关（表 10.2）。相比之下，通过主要 MHC Ⅰ类关联的直接细胞毒性更局限于大血管炎和变异性血管炎，其中 HLA-B 与白塞病、大动脉炎有关，且在较小程度上也与巨细胞动脉炎关联（表 10.2）。有趣的是，MHC Ⅱ类关联在遗传上区分了蛋白酶 3（PR3）-ANCA 阳性和髓过氧化物酶（MPO）-ANCA 阳性的 AAV，因为 HLA-DPB1 与 PR3+AAV 之间存在独特的关联。这种联系似乎在功能上具有相关性。从功能学角度来看，体外研究亦发现了 PR3 肽，尤其是位于 PR3 C 端的前肽（"cPR3"）作为自身抗原可诱导健康对照组患者的 T 细胞产生高水平 IFN-γ[10-11]。此外，编码中性粒细胞丝氨酸蛋白酶

PR3（及 cPR3）的 PRTN3 变异体也与 PR3+AAV 存在独特的共享关联[11-13]。

虽然遗传学研究已经验证了临床实践和研究中通常使用的基于表型的血管炎定义，但许多问题仍悬而未决。事实上，许多与疾病相关的 HLA 变异体发生在肽结合槽中，表明存在共同的抗原驱动因子，但除了 PR3 和 MPO-ANCA 相关的 AAV，其他潜在的候选自身抗原仍未知晓。其他基因与每种不同类型的血管炎都存在关联，也引起了学术界的兴趣。最近，一些学者对这些问题进行了回顾。然而，与观察到的 HLA 关联相比，这些关联性不太稳定，需要进行功能验证[14-15]。

通过鉴定几个种系的单基因综合征，我们对血管炎的发病机制也有了其他的认识。这类综合征也称为伴有血管炎的自身炎症性疾病，其中血管炎是比较严重的表型之一，主要累及中小型血管（表 10.3）。腺苷脱氨酶 2 缺乏症（deficiency of adenosine deaminase 2，DADA2）于 2014 年被首次报告，是一种由编码 ADA2 的 CECR1 基因发生功能突变所致的单基因遗传性疾病[34]。该疾病的血管病变主要累及中小动脉，为非肉芽肿性坏死性血管炎，其血管炎表现类似于结节性多动脉炎（polyarteritis nodosa，PAN），皮肤和神经血管病变是最常见的表现[34]。因此，在认识到 DADA2 之前，常常将具有这些特征的患者误诊为结节性多动脉炎。实际上，对血管炎临床研究联盟（VCRC）队列中的患者进行基因分型时，发现 7.6%

表 10.2 已报告的 HLA 与血管炎的关联

疾病	Ⅱ类连锁基因			Ⅰ类连锁基因
	HLA-DR	*HLA-DQ*	*HLA-DP*	
巨细胞动脉炎[16-19]	*HLA-DRB1*04:04*, *HLA-DRB1*04:01**	HLA-DQB1*03:02		HLA-B
大动脉炎[20-23]	HLA-DRB1*04:05, HLA-DRB1*15:02			*HLA-B*52:01*, HLA-B*12:02, HLA-B*39
白塞病[24-28]				HLA-B15, HLA-B*57
HCV 相关冷球蛋白血症性血管炎[29]	HLA-DRB1/DQA1			
HSP[30-31]	HLA-DRB1*O1, HLA-DRB1*07,11			
PR3-ANCA+AAV[11, 13, 32]		HLA-DQA1	*HLA-DPB1* 0401*[32], HLA-DPA1	
MPO-ANCA+AAV[11, 13, 33]		HLA-DQA2, *HLA-DQB1*		

注：关联最常在祖系之中重现，用粗体表示。

表 10.3　单基因性血管炎患者的其他特征

基因/综合征	血清学	器官表现	免疫系统	血液系统	神经系统	治疗
ADA2/DADA2[34, 41-46]	一过性APL（+）	高血压、关节痛＞关节炎、腹痛、牙龈炎	发热、低丙种球蛋白血症、复发性感染	细胞减少（白细胞减少症，贫血，包括溶血性和纯红细胞再生障碍性贫血、中性粒细胞减少症、血小板减少症），淋巴细胞增生，骨髓衰竭	缺血性＞出血性脑卒中、动脉瘤、周围神经病变、脑神经麻痹、CSF淋巴细胞增多	TNF抑制剂、骨髓移植
TMEM173/SAVI[47-48]	ANA、RF、ANCA、一过性APL（+）、一过性dsDNA（+）	ILD、黏膜溃疡、破坏性关节炎、甲床营养不良、鼻穿孔	发热、丙种球蛋白血症、轻度T细胞淋巴细胞减少症、复发性感染	NA	罕见基底节钙化和CSF淋巴细胞增多	激素、JAK抑制剂、肺移植
COPA/COPA[39, 49-50]	ANA、ANCA（MPO和PR3）、RF、CCP	ILD、关节炎、肾小球性肾病	Th17增加	NA	NA	激素、利妥昔单抗、CYC、JAK抑制剂、肺移植
TREX1*/FCL AGS	+/-ANA	冷敏感性冻疮、关节痛	+/- 冷沉淀纤维蛋白原	NA	NA	JAK抑制剂
RCVL[40, 51-54]	+/-ANA	冷敏感性冻疮（少于家族性冻疮样红斑狼疮）、肝功能升高	NA	婴儿先天性感染的血小板减少和肝脾大、贫血	进行性脑病、肌张力障碍、张力减退、基底神经节钙化、CSF淋巴细胞增多	NA
	NA	肾小动脉硬化、肝功能升高、高血压	NA	贫血	成年人视网膜病变、进行性白质脑病、脑卒中、偏头痛、癫痫发作	视网膜激光治疗
UBA1/VEXAS（体细胞）[55]	NA	肺浸润、耳鼻软骨炎、嗜中性皮肤病、巩膜外层炎	发热	骨髓空洞、大细胞性贫血、静脉血栓形成、血小板减少症、骨髓增生异常综合征、多发性骨髓瘤或MGUS	NA	激素

注：APL，抗磷脂抗体；RF，类风湿因子；CYC，环磷酰胺；FCL，家族性冻疮样狼疮；RCVL，视网膜血管病伴脑白质营养不良；AGS，Aicardi-Goutières 综合征；MGUS，意义未明单克隆丙种球蛋白血症。TREX1 突变也与系统性红斑狼疮有关。

被归类为结节性多动脉炎的患者携带胚系的 ADA2 突变。而该队列中 GPA 患者没有发现 ADA2 突变[35]。

其他伴有血管炎的单基因综合征/自身炎症性疾病包括干扰素病、炎症小体病和"Relopathies"病（又称 NF-κB 相关自身炎症性疾病）[15]。在这些疾病中，干扰素病的血管炎发生率最高。尽管这些疾病在机制上存在共同点，即 I 型干扰素标记信号增加，但其表型上可能存在差异[36-38]。例如，TMEM173 的功能获得性杂合突变编码 STING 位于几种细胞质 DNA 感受器下游。这种突变导致幼年起病的 STING 相关血管病变（STING-associated vasculopathy with onset in infancy，SAVI），表现为早发性皮肤白细胞破碎性小血管炎。在 COPA 综合征中，常染色体显性突变导致衣壳蛋白复合物亚单位 α（COPA）长时间激活 STING 功能。然而，这种综合征呈现出与 SAVI 不同的血管表型，其特点是小儿发病的肺毛细血管炎，类似于孤立的肺 AAV，以及青少年发病的多种组织病理亚型的肾小球疾病[39]。此外，DNA 外切酶 TREX1 中存在多种与疾病相关的突变，可引起皮肤血管病变，令人联想到 SAVI 和 DADA2 或中枢神经系统血管病，这 4 种疾病在临床上存在差异，但具备重叠的表型和遗传模式[40]。

某些种系单基因综合征的患者与新发血管炎的患者有着共同异常的固有免疫激活。事实上，在多种类型的血管炎中，可以观察到循环单核细胞的扩增和转录激活。在人体循环血液中有 3 种单核细胞群，它们通过模式识别受体 CD14 和低亲和力的 Fcγ 受体 CD16 的表达来进行鉴定，在外周血中依次生成：$CD14^+CD16^-$ 经典单核细胞、$CD14^{dim}CD16^+$ 中间单核细胞，以及 $CD14^-CD16^+$ 非经典单核细胞[56]。有趣的是，转录激活的单核细胞扩增亚群在不同类型的血管炎之间似乎存在差异。巨细胞动脉炎表现为经典型单核增多，AAV、白塞病和 SAVI 则表现为中间型单核增多，而 DADA2 和 SAVI 则表现为非经典型单核增多[38, 57-59]。然而，这不是一种普遍的发病机制，因为成年人的 IgA 血管炎中并不存在单核细胞增多[57]。这些发现可能具有病理学意义，正如在 MPO+AAV 中观察到的那样，MPO 抗体直接刺激 MPO+ 中间单核细胞，导致促炎性细胞因子的表达增加[58]。

其他情况下的单核细胞激活机制尚不太清楚，但可能与 NETs 有关。NETs 是由基因组 DNA（genomic DNA，gDNA）和多种抗菌颗粒成分（包括 MPO 和 PR3）组成的胞外纤维。最初将 NETs 与血管炎关联起来是因为在活动性 AAV 患者的肾脏活检中，NETs 存在于嗜中性粒细胞浸润病灶旁[60]。NETs 的产生依赖于中性粒细胞的氧化爆发，而在缺乏这种机制的慢性肉芽肿病患者中不会发生[61]。有趣的是，氧化爆发导致外源性释放的 gDNA 羟基化，从而引发依赖 STING 的人类单核细胞产生的 I 型干扰素增加，而羟基化的 gDNA 则被 TREX1 降解[62]。在 DADA2 患者中，腺苷水平增加可以直接激活 NETosis 中性粒细胞的炎性细胞死亡，从而引起巨噬细胞产生促炎性细胞因子（包括 IL-6 和 TNF-α）[63]。因此，单核细胞和中性粒细胞的活化在单基因和新发血管炎中协同产

生炎症。事实上，受髓系生长因子 G-CSF 诱导的医源性血管炎已逐渐得到认识[64]。

成年人发病的体细胞突变尤其值得关注，因为它可能是血管炎的潜在原因之一。采用基因型优先的方法，在患有严重的成年人发病的自身炎症综合征（VEXAS 综合征）的男性患者中，发现了具有高变异等位基因频率的 UBA1 的新型体细胞限制性突变（表 10.2）[55]。其他表现包括血液系统恶性肿瘤，以及通常描述为结节性多动脉炎或巨细胞动脉炎的血管炎。在机制上，UBA1 突变导致泛素化失调。而泛素化在细胞生物学中起着关键作用，包括调控先天免疫信号传导，导致促炎性细胞因子、细胞应激和未折叠蛋白应答（UPR）的过度产生[55]。类似的机制也与单基因遗传性血管炎有关，包括 DADA2、COPA 和 SAVI[65-66]。最近，与干燥综合征相关的冷球蛋白血症性血管炎中也发现了体细胞突变，在良性类风湿因子向致病性冷球蛋白类风湿因子转变的 B 细胞谱系中鉴定出多个淋巴瘤驱动基因突变[67]。

总体而言，通过采用表型优先和基因型优先方法在遗传学方面取得的进展为血管炎机制提供了新的认识，揭示了几个共同的途径。然而，体细胞突变是否对所有血管炎患者的普遍适用性尚不确定，因为除了与干燥综合征相关的冷球蛋白血症性血管炎，结节性多动脉炎和巨细胞动脉炎也被认为与骨髓增生异常综合征和淋巴瘤的流行病学相关[68-69]。

10.3 减少激素疗法／靶向治疗进展

血管炎治疗领域的最新进展预示着未来几年将继续迎来革命性的变化。治疗模式已经从潜在毒性较高的广泛免疫抑制疗法转向更少的糖皮质激素暴露和较低毒性的更具针对性的治疗方法。虽然是罕见病，但目前观念也在逐步更新，认识到在这类疾病中进行大型国际随机临床试验是可行的。

20 世纪的治疗方案依赖于高剂量的糖皮质激素，通常与环磷酰胺联合使用。然而，现在几乎每种血管炎都有更针对性的治疗方法，其中大部分的进展发生在过去的 10 年中。由于认识到 ANCA 和 B 细胞的致病作用，利妥昔单抗（一种针对 CD20 的单克隆抗体）于 2011 年获得监管部门批准用于治疗 AAV，并成功应用于冷球蛋白血症性血管炎[70-71]。随后，靶向治疗几乎成为各种血管炎治疗模式的基石。与糖皮质

激素单药治疗相比，托珠单抗抑制 IL-6 受体（IL-6R）已被证明可以减少巨细胞动脉炎的复发和不良事件，并于 2017 年获得监管部门批准[72]。对于另外一种与巨细胞动脉炎相似，但存在重要区别的大血管炎，IL-6R 抑制剂仍然是一个值得关注的领域[73]。虽然尚未获得美国 FDA 的批准，但 TNF 抑制剂在大动脉炎中的应用越来越成功[74]。由于嗜酸性粒细胞被认为是 EGPA 的一个关键效应细胞，因此，IL-5 抑制剂美泊利单抗（mepolizumab）在 2017 年获得批准。研究发现，与常规治疗相比，该药物能够更长时间地维持疾病缓解状态，并减少糖皮质激素的用量[75]。在白塞病中，TNF 抑制剂在很大程度上取代了环磷酰胺对重症患者的治疗。同时一种降低多种促炎性细胞因子产生的 PDE-4 抑制剂（apremilast）已获 FDA 批准用于治疗白塞病相关的口腔溃疡，其疗效在大型随机临床试验中得到确认[76-77]。

在高度关注有效靶向治疗的同时，人们也重新考量如何限制系统性血管炎的糖皮质激素治疗剂量和时间。确实，长期服用糖皮质激素因其毒性而广为人知。这导致了与系统性血管炎相关的生活质量大幅下降。为减少糖皮质激素的用量，目前已有 3 种不同的方案，首先，几项 AAV 的研究表明，在标准治疗（如利妥昔单抗或环磷酰胺）的基础上，降低糖皮质激素的剂量甚至逐渐停用方案可以达到与标准高剂量方案相似的治疗效果[78-79]。尤其值得注意的是，迄今为止最大的 AAV 研究（PEXIVAS）表明，减少 50% 的糖皮质激素用量的治疗方案并不逊于标准方案[78]。并且在 AAV 中进行的几项非随机研究中，尝试联合使用利妥昔单抗和环磷酰胺（标准诱导药物），旨在限制糖皮质激素的使用，但这些方法仍然处于实验性阶段，相关的毒性尚未明确[80-81]。另外，正在研究新的治疗药物作为糖皮质激素的替代物，旨在大幅减少甚至完全替代糖皮质激素的使用，这可能是一个令人兴奋的进展。

GiACTA 是最早验证新型药物是否能够大幅减少糖皮质激素的使用这一假设的研究之一。在 GiACTA 研究中，托珠单抗联合 6 个月的泼尼松逐渐减量组，优于 12 个月的泼尼松单药治疗方案，而后者是该研究试验设计时的标准方案[72]。最近，人们认识到补体替代途径在 AAV 中起着重要的致病作用，因此，开始研究新型 C5a 抑制剂阿伐可泮，以诱导病情缓解[82]。3 期 ADVOCATE 研究表明，将 avacopan 与利妥昔单抗或环磷酰胺联合使用，并且在第 4 周后不按试验方案使用糖皮质激素时，在缓解率方面并不劣于标准诱导方案（为期 20 周的泼尼松逐渐减量）[83]。此外，根据糖皮质激素毒性指数(glucocorticoid toxicity index，GTI) 的变化显示，avacopan 还与显著降低的糖皮质激素毒性相关。GTI 是由国际亚专科专家小组研发的，作为面向临床医师的临床试验结果衡量标准，用于标准化、经过验证的评估糖皮质激素毒性的工具。展望未来，GTI 有可能全面量化新型药物对糖皮质激素相关发病率的影响[84]。大幅减少甚至完全停止系统性血管炎中糖皮质激素的使用，还有可能彻底改变我们对诱导治疗和维持缓解方法的理念。与专注于早期识别和快速治疗复发的策略相比，安全、不含糖皮质激素的快速治疗方案，有望改变慢性维持治疗中的风险 – 效益比。

10.4 影像学的进展

在过去的 10 年中，随着技术的进步，特别是在大血管炎的诊断和治疗方面，影像学在血管炎管理中的作用日益重要。在本节中，我们将重点讨论血管成像方面的进展。

超声波、CT、MRI 和功能成像技术［如正电子发射断层扫描（PET）］目前已经广泛应用于大动脉炎和 GCA 的诊断和疾病活动监测[85]。最近的一个重要进展是对超声检查在评估疑似巨细胞动脉炎患者中应用范围的认识和扩展，其中包括对腋动脉、锁骨下动脉、颞动脉及其他颅内动脉的检查[86]。尽管超声检查无创且成本较低，但其结果仍高度依赖于操作者的经验，并且像颞动脉活检一样容易受到糖皮质激素的影响，这限制了该技术的应用。尽管超声检查很有前景，但颞动脉活检仍然是诊断巨细胞动脉炎的"金标准"，尤其是在美国[87]。随着超声技术和培训的改进，其敏感性和特异性提高，超声检查有可能成为诊断巨细胞动脉炎的主要方法。目前，超声在监测大血管炎方面的作用并不突出，部分原因是一些经常受大血管炎影响的血管不太适合进行超声成像。

近年来，随着 CTA 和 MRA 的分辨率不断提高，使血管壁的可视化增强。例如，MRA 现在已能够可视化颅内血管，从而可能成为诊断巨细胞动脉炎的工具，尽管其可用性和成本存在一定的限制[88]。在 CT 或 MR 成像中，血管壁增厚和周围组织脂肪浸润的显示是支持血管炎诊断的关键发现之一[86]。最新研究表明，功能成像技术［如氟脱氧葡萄糖（FDG）-PET］可以提供比传统成像模式更多的临床相关信息。与 CT 或 MR 上的发现（如血管壁增厚或水肿）相比，FDG-PET 可能对活动性炎症更具特异性，因为 FDG 在受到炎症影响的组织中被优先代谢。实际上，将 FDG-PET 与 CT 或 MR 相结合，可能为评估大血管炎的疾病活动程度和损伤范围提供最有用的信息。虽然成像技术主要用于大血管炎的诊断，但 CTA、MRA 和常规血管造影在伴有内脏受累的结节性多动脉炎的诊断中也起到一定作用，因为这些影像学检查可以观察到中等大小的血管[89]。然而，需要注意的是，尽管技术进步了，但许多中等大小的血管仍然无法达到常规血管造影的分辨率水平。常规血管造影是这 3 种模式中分辨率最高的一种。因此，未来提高分辨率有可能扩大成像技术在大血管炎以外的血管炎诊断中的应用。

由于成像技术的进步，大血管成像在监测大血管炎的疾病活动方面正发挥着核心作用。然而，仍然存在诸多挑战，因为影像学结果及其随时间变化的意义未确定。例如，在已接受治疗的巨细胞动脉炎患者中，持续的大血管壁增厚可能反映活动的炎症或既往疾病活动引起的纤维化。同样，在 MRI 上可见的血管壁水肿，可能代表疾病活动，但也可能反映治疗过程中的血管愈合。即使在看似处于临床缓解的患者中，FDG 的摄取仍经常持续存在。事实上，多个纵向研究表明，MRA 和 PET-CTA 的疾病活动结果之间存在明显的不一致性[90-92]。此外，成像结果、炎症标志物和疾病活动性的临床评估之间的相关性有限。总而言之，这些研究表明，关于大血管成像能否作为疾病活动性的标志物仍然模糊不清[93]。

10.5 血管炎中的生物标志物和预测工具

生物标志物在血管炎患者的治疗中有两个重要作用。首先，系统性血管炎的诊断在非专业中心较为困难，他们可能对这些罕见疾病不太熟悉。通过识别血管炎特异性生物标志物，可以提高我们诊断这类疾病的能力，并减少系统性血管炎常见的治疗延误。用类似于急性冠脉综合征干预紧迫性的格言："时间就是生命。"在许多类别的血管炎中也是如此，特别是那些影响肾脏、心脏、神经和其他重要器官的血管炎，

若不进行及时治疗，炎症持续时间越长，不可逆性器官损伤和潜在的衰竭风险就越大。其次，各种类型的血管炎都有多样化的症状和表现，并且很难区分活动性疾病的特征与不可逆损伤的表现。下文将讨论最近在识别可能对血管炎诊疗有用的生物标志物方面的进展。在本节中，将生物标志物定义为可在血液或尿液中检测到的能反映疾病活动性的标志物，影像学生物标志物将在本章其他部分中讨论。

炎症标志物，如红细胞沉降率和 C- 反应蛋白，常被用作血管炎患者治疗的生物标志物，然而它们对疾病活动度的特异性和敏感性都不高。此外，靶向治疗的最新进展表明，一些炎症标志物在作为疾病活动的生物标志物方面存在困难。例如，在受到受体阻断的情况下，IL-6 的水平会显著提高[94]，因此阻断 IL-6 受体会使测定 IL-6 的作用受到限制，因为在受体阻断的情况下，其水平可能会变得相当高。同样，IL-6 在肝脏中负责 C- 反应蛋白的合成，这也使正确解读 C- 反应蛋白浓度的临床意义变得困难。确实，一些数据表明，虽然通过 IL-6 受体抑制治疗使疾病得到临床控制，但巨细胞动脉炎的疾病活动可能仍在大血管中持续存在。但大血管持续变化的意义还不清楚[95]。虽然认识到 IL-6 受体抑制剂是有效的巨细胞动脉炎治疗方法，但也在疾病监测方面带来了新的挑战，成为当前积极研究的热点领域。在某些类型的血管炎（如冷球蛋白血症性血管炎）中，一些经典的生物标志物（如血液中的冷球蛋白或补体水平）仍被用来监测疾病的活动度，但在其他方面并无太大的进展。尽管补体替代途径被确定为 AAN 发病机制的一个重要部分，但血液中循环补体水平作为疾病活动标志物的作用仍然有待阐明[96-97]。

尽管血管与血液系统直接相连，理应非常适合发现生物标志物，但临床上普遍缺乏针对血管炎的有用标志物。血管炎中研究最充分、应用最广泛的疾病特异性生物标志物是 AAV 中的 ANCA。ANCA 最早在 20 世纪 80 年代被发现，随着 ANCA 检测的广泛应用，使得 ANCA 相关的血管炎患者获得了早期诊断和治疗[98]。特别是近年来，利用酶联免疫吸附试验（ELISAs）检测针对 MPO 或 PR3 的 ANCA 已经基本取代了免疫荧光法（如核周或细胞质染色）[99-100]。这种转变减少了 ANCA 检测中观察者之间差异的影响，总体上提高了性能，这在最近的研究中已有详述。

除了在诊断 AAV 方面的作用，最近的研究还揭

示了抗 PR3 或抗 MPO ANCA 抗体阳性的预后意义。首先，PR3-ANCA（＋）患者的旧病复发风险比 MPO-ANCA（＋）患者高约 2 倍。这可能会影响 AAV 缓解维持策略的选择和诱导缓解后的监测[101-104]。其次，在 RAVE 试验中，将患者随机分为利妥昔单抗组或环磷酰胺组进行诱导缓解。该试验表明，PR3-ANCA（＋）患者使用利妥昔单抗比环磷酰胺组更容易获得缓解，而 MPO-ANCA（＋）患者对利妥昔单抗或环磷酰胺的反应相似[105]。这些差异可能会指导 PR3-ANCA（＋）患者的缓解诱导选择。值得注意的是，尚无一致证据支持特定的 ANCA 与终末期肾脏病或死亡的高风险有密切联系。

虽然 ANCA 作为支持 AAV 诊断和预后的实用生物标志物，但在过去的 10 年中，一些观察性研究和临床试验也探讨了连续的 ANCA 检测是否可用于疾病活动的监测[106]。RAVE 试验的事后分析发现，在接受利妥昔单抗治疗的 PR3-ANCA+AAN 患者中，ANCA 滴度翻倍与 1 年内严重复发的风险增加相关，尤其是基线时有弥漫性肺泡出血或肾脏受累的患者。而用环磷酰胺治疗的患者并无类似情况[107]。相反，在一项 WGET 的事后分析发现，ANCA 滴度的升高与复发的风险之间无明显关联。在该研究中，所有患者都接受环磷酰胺治疗，而且大多数是 PR3-ANCA（＋）[108]。在一项日本的队列研究中发现，在 MPO-ANCA 滴度未达到可检测水平的患者中，MPO-ANCA 滴度再次呈阳性与复发相关[109]。这些发现表明，连续的 ANCA 检测在某些临床情况下可能有益处，这取决于患者的治疗方案和 ANCA 类型。

此外，临床医师需要知道权衡旧病复发和感染风险的利弊，并根据 ANCA 滴度进行治疗是否会给（AAV）患者带来更好的结果。为了深入研究连续 ANCA 检测的效用，一项随机对照试验（MAINRITSAN 2）比较了两种利妥昔单抗（Rituximab）再治疗方案：一种是根据 ANCA 滴度上升或 CD19B 细胞重新增殖（个性化治疗）来指导的再治疗，另一种则是固定剂量的再治疗[110]。在这项试验中，随机接受个体化治疗的患者复发率更高（17% *vs.* 10%），但至少出现一次严重感染的患者较少（20% *vs.* 11%）。这项研究提出了一种更为个体化治疗 AAV 的方法，其中生物标志物如 ANCA 和 B 细胞浓度，可以指导利妥昔单抗的给药时机。鉴于感染是 AAN 患者死亡的主要原因，所以在观察到两

组患者之间的感染率存在差异的情况下，这一点尤为引人注目。然而，AAV 的个体化治疗领域仍处于起步阶段，需要更多的数据来指导决策。

除生物标志物外，临床预测工具在血管炎治疗中也具有重要作用，因为它们可以帮助识别哪些患者会从更少或更积极的治疗或不同的监测疾病活动方法中获益。鉴于免疫抑制是血管炎治疗的基石，而感染则是死亡的主要原因，因此这一点尤为重要。为了探讨临床预测工具在血管炎中的相关性，我们回到心血管疾病管理中的一个类似情况，即使用风险预测模型来识别个体的风险水平，然后根据这个风险评估做出治疗决策。血管炎风险预测因子的识别仍处于新兴阶段，但在实现血管炎的个体化治疗方面具备类似的潜力。接下来，我们将讨论最近在血管炎领域中开发的风险预测工具。

五因素评分（five factor score，FFS，一个评分系统）最初于 1996 年开发，用于根据死亡风险对系统性血管炎患者进行分层，并在过去 10 年中不断完善[111]。最初的 FFS 是为 EGPA、结节性多动脉炎和显微镜下多血管炎设计的，对蛋白尿、肾功能不全、心肌病、严重的胃肠道表现和中枢神经系统受累增加分数，患者的分数越高，死亡风险越大。后来，GPA 的患者也被纳入 2009 年更新的评分中[112]。更新后的 FFS 为年龄超过 65 岁、心功能不全、肾功能不全和胃肠道受累分配了分数，而不再考虑耳鼻喉表现，因为有耳鼻喉受累与更好的预后相关。FFS 评分为 0 分、1 分和 2 分，分别与 5 年内 9%、21% 和 40% 的死亡风险相关。在某些情况下，FFS 可用于指导治疗决策。当 FFS 评分 ≥1 分时，更高强度的诱导方案可能为首选，而如果 FFS 评分为 0 分，则可以优先尝试较低强度的方案。最近的一项观察性研究发现，2009 年更新的 FFS 对死亡风险的预测优于1996 年的版本，而且接受环磷酰胺治疗的高 FFS 患者的预后优于未接受环磷酰胺治疗的患者[113]。尽管这些分析存在一定的局限性，但与关于 ANCA 作为生物标志物的观察结果相结合，都凸显了过去 10 年来该领域的发展方向，即采取更加个体化的方法治疗血管炎，而不是千篇一律的方案。然而，还需要进行更多的试验来确定 FFS 的最佳用途，并优化其在临床实践中的效能，特别是在个体化治疗背景下。

除了死亡，另一个重要的并发症和亟须干预的目标是血管炎导致的肾脏损伤，特别是 AAN 引起的

终末期肾病。与 FFS 一样，识别终末期肾病高风险患者的风险预测因子可以指导早期治疗决策。例如，具有终末期肾病高风险的患者可能会从更积极的诱导治疗或不同的维持缓解方案和疾病活动监测手段中获益。在 AAN 中，已经有几种评分系统被开发出来用于评估个体的终末期肾脏病的风险。最近由 Brix[114] 和 Berden 等 [115] 开发的两种方法依靠肾脏活检结果（如肾小球的正常程度、纤维化程度、硬化肾小球的百分比）来估计个体风险。虽然这些预测工具在研究中表现出色，但其临床应用仍然有局限性。因为这些预测工具过于依赖活检结果，而越来越多的患者出现 ANCA 阳性和典型 AAV 临床特征时并不进行肾脏活检。

10.6 展望未来

过去 10 年中，血管炎领域取得了显著的进步，通过确定新的治疗靶点、减少治疗方案的毒性，并改进我们对疾病的诊断和监测方法来改善了患者的预后。这里所回顾的诸多进展在很大程度上得益于全球研究人员之间通力合作，共同组建大型队列研究及进行临床试验。在未来的几十年里，我们展望利用先进的方法和技术来进一步确定血管炎的发病机制，通过更具个体化的疗法来完善治疗模式、预测临床过程，并改善疾病的管理（表 10.4）。

10.6.1 未来的免疫学和遗传学

随着测序技术成本的逐步降低，从 SNP 芯片向全外显子或全基因组测序的转变，这无疑将有助于识别更多的血管炎遗传因素。我们预测这些将包括其他的罕见遗传变异，例如，已知和新变异的未被识别的镶嵌体，以及最有可能在与血液恶性肿瘤和衰老相关的血管炎中富集的体细胞突变，特别是结节性多动脉炎、巨细胞动脉炎和迟发型白塞病[68]。在某些情况下，这些可能以低变异等位基因频率出现，正如最近在由 TLR8（INFLTR8）综合征引起的炎症、中性粒细胞减少症、骨髓衰竭和淋巴增生中所描述的那样[116]。类似于已知的单基因突变，采用"遗传学优先"的方法，可能会有助于识别那些与血管大小或病理特征无关，但包括可作为血管炎表现之一的基因变异，同时还包括其他非典型临床特征，如骨髓衰竭综合征和难治性。尽管遗传变异已经并将继续为疾病的发病机制

表 10.4 血管炎研究和管理的未来

免疫学和遗传学
使用全外显子组或全基因组测序鉴定血管炎的其他遗传原因
利用高分辨率免疫分型技术阐明骨髓细胞和淋巴细胞亚群在疾病发病机制中的作用
减少激素疗法和靶向治疗
新的治疗类别（如巨细胞动脉炎中抗 GM-CSF 受体治疗）
扩大利用现有的治疗方法（如巨细胞动脉炎中应用 JAK 抑制剂）
优化现有疗法的使用策略（如 B 细胞清除的时机和深度）
血管成像
结合成像、免疫表型和遗传学研究，实现大血管炎的临床影像评估
运用先进的成像方法和新型的 PET 示踪剂，提升小血管的分辨率
生物标志物和预测因子
利用遗传分析和外周生物标志物，识别有血管炎风险的患者，并促进早期诊断
制定新的方法，利用电子健康记录被动地识别或提醒临床医师潜在的 AAN 病例，以便进一步评估
开发高效的预测工具，用于对旧病复发、感染、终末期肾病和死亡的个体风险进行分层

提供洞见，但我们推测罕见变异只能解释少部分血管炎的发病机制。然而，罕见变异患者发生血管炎的途径可能在非变异相关的血管炎类型中也较为常见，并可能受到各种因素刺激而触发。因此，通过网络医学方法整合队列中的基因组和转录组数据，有望预测更多的致病节点，并确定新的治疗靶点[117]。

我们预计未来几年的研究将继续包括探讨骨髓细胞活化在血管炎发病机制中的作用。然而，我们也期待能够对淋巴细胞亚群在疾病发病机制中的作用有更深入的认识。随着组织免疫表型分辨率的提升，如单细胞 RNA 测序（scRNAseq）、组织转录组学和其他高分辨率技术，将有助于人类样本的研究，包括以前由于样本量小或档案处理问题而难以调查的样本。组合式 V（D）J 富集技术将促进组织浸润和循环中 T 细胞和 B 细胞群体的研究。改进的 TCR 表位预测工具很可能会鉴定出候选的抗原驱动因子。但到目前为止，除 AAV 外的其他类型血管炎中，这些抗原驱动

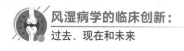

因子尚不清楚。

我们还预测在自身免疫反应性人群中的体细胞突变作为免疫耐受破坏的一种机制，这与某些 RA 患者的情况相似[118]。目前，尚不清楚这种机制在自身免疫性疾病的普遍程度，以及是否能够开发出精确的自身抗原靶向治疗，两种情况都处于可能实现的边缘。

尽管本章未对此进行讨论，但 COVID-19 的大流行无疑将继续影响包括血管炎在内的风湿学的未来。我们预计，对 COVID-19 相关的血管现象进一步研究，特别是小血管病变和血栓形成，将从分子层面上促进我们对人类血管损伤的认识。同样，对儿童多系统炎症综合征（multisystem inflammatory syndrome in children，MIS-C）的研究有可能进一步深入理解川崎病的发病机制[121]，因为儿童多系统炎症综合征是一种 COVID-19 后自身免疫性炎症综合征，与川崎病具有相似的特征[119-120]。确实，在川崎病中观察到的 HLA 关联的变异性可能是由于不同祖先群体间存在不同的感染触发因素和（或）致病抗原的结果。

10.6.2　未来的激素替代疗法与靶向治疗

尽管绝大多数血管炎患者通过现有的治疗方案可以缓解疾病，但许多患者仍需长期接受糖皮质激素和其他免疫抑制治疗。这种持续的治疗需求及其相关的毒副作用使得我们需要寻找更多安全有效的治疗选择。在 COVID-19 时代，这一点变得更加突出，因为免疫抑制不仅可能会影响身体对抗病毒的能力，还可能影响疫苗接种的有效性[122]。未来的治疗方案应该努力实现疗效、快速起效（类似于糖皮质激素所观察到的效果），以及安全性之间的平衡。能够同时满足这 3 个方面需求的治疗方案最终使系统性血管炎的无糖皮质激素治疗成为可能。

目前的研究有望进一步拓展血管炎的治疗选择，尤其是在巨细胞动脉炎领域，研究者们正在探索多种新型的治疗药物。马维利单抗（mavrilimumab）是一种与 GM-CSF 受体结合的抗体，该受体是 Th1 和 Th17 细胞的上游调节因子，已被证实在巨细胞动脉炎中具有致病作用，并直接促进中性粒细胞和单核细胞的生长，目前正在研究将其作为巨细胞动脉炎的辅助治疗的一部分[123]。由于观察到中、大血管中浸润的 T 细胞依赖于 JAK-STAT 信号通路，因此也研究了 JAK 抑制剂在巨细胞动脉炎中的疗效[124]。此外，

目前正在对苏金单抗（secukinumab）和古塞库单抗（guselkumab）进行研究，以确定 IL-17 或 IL-23 抑制剂是否对巨细胞动脉炎有效[125]。在 AAN 中，用药物 IFX-1 对 C5a 的抑制作用进行了深入研究，突显了研究人员对研究补体抑制剂疗效的浓厚兴趣。类似地，持续探索 B 细胞靶向治疗在 AAV 中的作用，可能会有助于我们更好地了解强力的 B 细胞耗竭或 B 细胞靶向治疗的替代策略（如使用贝利尤单抗）是否能改善结局。

随着对新的可用靶点（如上文在本章中所讨论的 STING）理解的不断深入，免疫系统在癌症治疗中应用的扩展[126]，可能会推动我们对血管炎治疗策略的进一步转变。此外，与其他风湿性疾病一样，微生物组学在血管炎的发病机制及作为治疗靶点的作用在未来会受到更多的关注[127-128]。最后，除了需要更有效的药物来针对多种血管炎中常见的炎症过程，还需要能够逆转纤维化的治疗方法。这种治疗方法对大血管炎可能特别有效，因为大血管炎的血管病变通常不是仅靠抗感染治疗就能完全解决的。

10.6.3　未来的影像学

尽管最近取得了一些进展，但对于诊断或监测大血管炎治疗反应的最佳影像学模式并未达成广泛的共识。这是因为，首先，在同一患者中不同成像模式的结果可能存在不一致的表现；其次，某些技术的可用性在某些环境中可能受到限制；再次，持续血管壁异常（如血管壁增厚）的意义尚不清楚；最后，影像学结果的解释上不同的用户（医师、技术人员）和不同的阅片者（放射科医师）之间均存在明显的差异。要改进影像学在血管炎患者诊疗中的应用，我们仍需要付出更多的努力。

未来，我们期待能将先进的成像技术更广泛地应用于诊断和监测大血管炎患者的疾病活动中。当结合通过与用于免疫分型和遗传研究的纵向生物样本库时，大血管炎的放射学临床评估将能够发现更多的生物标志物，以定义和预测疾病的活动、潜伏和缓解情况。推进影像学用于诊断和监测大血管炎疾病活动的关键一步是应用先进的技术、新型 PET 示踪剂和其他策略，这些方法能够帮助区分血管炎和类似疾病（如动脉粥样硬化），以及识别活动性炎症性疾病和以纤维化为主的疾病。特别是与特异性免疫细胞结合的新

型 PET 示踪剂可能为免疫 PET 在风湿病学中的应用铺平道路。大血管成像可以提供更多关于疾病活动的信息，帮助阐明疾病的发病机制，并可能根据成像中观察到的免疫细胞活动以指导靶向治疗选择。

除了成像技术在大血管炎中的应用，我们还展望未来，将出现分辨率更高的先进成像技术和新型 PET 示踪剂，从而能够对累及小血管的血管炎进行成像。这些进展将惠及结节性多动脉炎等中血管炎的诊断和管理，甚至还可能应用于 AVV 等小血管炎，以及肺部和肾脏等毛细血管经常受累的疾病。这些影像学技术的进步不仅有助于促进更及时地诊断和评估疾病活动，还可以作为研究新型疗法的试验终点。

10.6.4　未来的生物标志物 / 预测因子

尽管在新的治疗策略背景下，血管炎患者的诊疗已经取得了重大进展，但通过早期诊断患者、识别疾病活动的生物标志物、开发能预测疾病并发症的方法，我们仍有巨大的机会来进一步改善患者的发病率和死亡率。随着我们对某些类型的血管炎遗传学机制的深入了解，以及商业化基因筛查工具的普及，未来或许能够通过患者遗传易感性来识别高危患者或预测治疗反应[129]。同样地，发现对不同类别血管炎的敏感而特异的生物标志物，可以使诊断检测更加便捷、简单，而非仅依赖于临床医师对罕见疾病的专业水平。这些生物标志物不仅可以在血液中被发现，也可以通过尿液、痰液、鼻腔分泌物等生物样本进行检测，甚至通过先进的分子成像技术进行评估。

除了基因图谱和外周生物标志物在促进早期识别血管炎方面的潜在作用，利用电子健康记录数据来推进诊疗也有巨大的潜力。电子健康记录包含大量的数据，如结构化数据（如诊断代码、实验室测试结果）和非结构化或自由文本数据（如病理记录、临床数据）。过去，电子健康记录数据的复杂性限制了其在临床实践之外的应用，但随着生物信息学方法的进步（如自然语言处理和机器学习），为我们利用电子健康记录数据来提高疾病诊断和预后评估的能力创造了机会[130]。例如，通过利用电子健康记录数据，我们有可能识别出具有 AAN 症状或特征的患者，并提醒临床医师考虑进行进一步的评估。这样的系统可能有助于更早地对患者进行诊断和治疗。同样，机器学习方法也可以用于辅助对成像研究和活检标本中的血管炎早期特征的识别，正如在其他疾病中积极研究的那样[130-132]。

改善血管炎患者预后的关键在于采取措施对个体所面临的主要血管炎相关结局和并发症（包括复发、感染、终末期肾病、心血管疾病和死亡）的风险进行分层。并通过整合现代方法（如机器学习）、生物标志物（如血液、尿液、痰液）和数据源（如电子健康记录、患者报告、横断面成像、活检），从而开发出新颖、适用于临床的方法来评估个体风险，并根据这种风险来调整疾病的管理策略。

虽然根据这些关键结果来评估个体风险的能力令人兴奋，但也让我们感到有些困惑。在考虑 AAV 中采用持续的 B 细胞耗竭疗法或由 ANCA 滴度和 B 细胞再生指导的个体化 B 细胞耗竭疗法时，我们该如何平衡复发与感染的风险？或者在考虑是否对严重 AAN 的患者使用减少激素的新型药物时，我们又该如何权衡感染与终末期肾病的风险？未来，把这些风险整合到基于计算机的模拟模型中，将使临床决策者能够为特定的患者群体制订出个体化的管理策略，从而改善长期临床结局。

10.7　如何实现目标

未来对血管炎研究的最大挑战包括这些疾病的罕见性、基础和转化研究缺乏未经治疗和纵向的大样本，以及临床试验中未能充分反映疾病的异质性。然而，随着近几十年来国际的通力合作，我们对未来的前景充满了希望。例如，如今多个联盟（如 VCRC、欧洲血管炎研究小组、法国血管炎研究小组和日本的全国血管炎研究小组）推动了我们对血管炎的理解。确实，这些联盟的研究成果构成了本章所讨论的许多重大发现的基础。未来，那些前瞻性地收集并建立临床样本生物库（包括保存的组织块、纵向血液样本和其他生物样本等）的合作联盟，将成为确定血管炎的发病机制和最佳治疗方案的关键组成部分。同样，建立公开可用、易于访问且注释清晰的血管炎数据集，如免疫耐受网络（RAVE 试验就是在该网络中进行的），将有助于具有不同专业背景的研究人员对数据进行重新分析，从而更好地理解疾病。这在癌症基因组图谱和英国生物库的巨大成功中得到了很好的体现。

学术联盟得到了患者权益团体（如血管炎基金会）和专业组织（如 ACR）的支持。这些组织

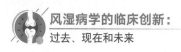

为获取高质量信息提供了便利，并建立了合作关系，以资助研究项目、制定疾病的诊断和管理指南[85, 89, 133]。随着信息的公开化，21世纪的患者比以往任何时候都能更容易地获得医疗专业知识和参与研究试验。这一点得到了为迫需紧急诊疗的严重病症，如巨细胞动脉炎而设立的快速通道门诊的进一步支持[134]。未来，可能直接招募更多在学术中心之外接受治疗的患者参与研究，或与患者权益团体合作。这已经在血管炎患者驱动网络中得以实现[135]。

最后，临床试验是对任何提出的疾病机制进行关键验证的重要手段。然而，在病房或门诊中就诊的许多患者可能由于偶然或直接被排除在临床试验之外导致临床试验数据缺乏充分代表性，而这些患者通常属于更脆弱的人群，如极端的年龄、非欧洲血统、伴有恶性肿瘤或伴有其他严重疾病的患者及孕妇。对于这些患者，虽然病历登记处数据提供了一些见解，但这通常是不够的。例如，对于新诊断的AAN患者，如果他们出现依赖透析的肾衰竭时，是否应该以恢复肾脏功能为目标而采用更积极的免疫抑制治疗？这是否会增加并发症和死亡率的风险？虽然临床试验应该是任何危及生命或器官且标准治疗方案不完善的疾病的"金标准"，但多机构合作的临床试验协议为那些无法参与或不愿意参加临床试验的患者提供了一个折中方案。

近10年来，我们见证了血管炎在研究方面的巨大发展。这些发展不仅改善了患者的治疗，还为未来的研究奠定了基础。这些研究将继续改善患有这类罕见但影响深远的疾病患者的长期结局。我们期待，在未来10年甚至更长的时间里，我们对血管炎的发病机制及管理方面的理解将取得巨大进步。

参考文献

第十一章

骨质疏松症

Mazen Nasrallah and Marcy B. Bolster

胡新茹　齐堃 译，杨明灿　蒋雨彤 校

11.1　简介

什么是骨质疏松症

骨质疏松症是一种常见疾病，其特征包括骨量减少、正常骨结构破坏、骨骼脆性增加、骨骼强度降低和骨折风险增加。世界卫生组织（WHO）将骨质疏松症定义为骨密度比同性别、同种族健康成年人的平均值低 2.5 个标准差（SD），也称为 −2.5 的 T 值。即使在骨密度测量中没有骨质疏松的情况下，曾经发生过脆性骨折也可以被诊断为骨质疏松症。这种疾病在绝经后妇女中最为普遍，然而，随着年龄增长和易导致骨量减少的基础疾病的影响，它也可以影响男性和其他女性。骨质疏松症在导致骨折之前没有临床表现，骨折最常影响椎骨（其中 2/3 是无症状的）。其他骨折也可能发生，最令人担心的是髋部骨折，它与严重疾病状态和死亡率显著相关。

11.2　过去和现在：在过去 10 年里的更新

11.2.1　发病机制

骨质疏松症是一种骨脆性增加的疾病。虽然低骨量是骨质疏松症发展的一个主要因素，但其他几个因素也会导致这种脆性增加，包括骨骼微结构畸变、宏观结构因素，如股骨颈较长、骨量小和皮质骨孔隙率增加等。对大多数人来说，骨量峰值被认为在生命的第 3 个 10 年达到，它受到多种因素的影响，包括遗传、种族 / 民族和环境因素。全基因组关联研究已经识别出许多影响骨矿物质密度的遗传位点，包括 RANK/RANKL 和 Wnt 信号的变异，这是调节骨重塑的两个重要途径。

衰老和与之相关的性激素缺乏是男性和女性骨质疏松症发展的关键因素。研究表明，除了雌激素缺乏，多种骨内控机制与年龄增长有关，导致骨质老化脆弱，包括氧化应激、脂质过氧化、细胞衰老和线粒体功能障碍[1]。对这些机制的进一步研究可能会带来针对内在病理生理机制的新型疗法。

11.2.2　诊断

骨质疏松症最好在发生脆性骨折之前被诊断出来，脆性骨折定义为在没有重大创伤的情况下，从站立高度或更低处跌落而导致的骨折。

一些无创的成像技术已经被开发出来，用于评估骨矿物质密度（BMD），并将患者分为骨质疏松症（T 值 −2.5 或更低）、骨量减少（T 值在 −1.0 和 −2.5 之间），或正常（T 值 −1.0 或更高）。成像技术包括双能 X 射线吸收仪（DXA）、单能 X 射线吸收仪（SXA）、定量 CT、MRI 和宽带超声衰减仪。

尽管在过去的 10 年里，DXA 扫描并不是新技术，但它仍然被视为评估患者骨质疏松症的"金标准"。DXA 扫描成像于 1988 年获得美国 FDA 批准用于骨密度测量，成为最常用的骨密度测量工具。在 DXA 中，两个不同能量的光子束被用来测量骨矿物质含量（BMC）和矿化骨的面积（BA）。测量通常在髋部和腰椎进行，但也可以在其他身体部位进行。然后将 BMC 除以 BA 来计算骨矿物质密度（BMD）。这种技术的优点是成本低、易于获取、使用方便、准确和低辐射。它的缺点包括低估瘦弱者的 BMD（作为一种二维扫描技术，它不能测量骨的深度或前后长度），并且当扫描范围内有骨刺（常见于脊柱退行性疾病）时高估了骨密度[2]。

定量超声（QUS）是另一种用于识别骨质疏松症患者和骨折风险增加的有用技术，它可以计算出超声信号通过骨骼时的衰减或穿越骨骼时的速度。由于成本低，没有电离辐射，与 DXA 有很好的相关性，这在未来可能成为一个有吸引力的选择[3]。

高分辨率外周定量 CT（HRqPCT）是一项令人兴奋的新技术，它可以克服 DXA 的许多局限性，允许评估骨的几何形状，进行真正的 3-D（体积）BMD 测量，并可在极高分辨率下评估微结构。其他基于 CT（如 microCT）或 MR（高分辨率 MR，microMR）的技术也有能力计算 BMD 及评估骨骼微结构[4]。尽管有明显的优势，这种技术目前还没有达到临床应用阶段，但仍然是有价值的研究工具。

11.2.3　治疗

对骨质疏松症发病机制的深入理解，包括相互作用的细胞因子复杂网络，已经催生了一系列新的有效疗法的开发。用于治疗骨质疏松症的疗法包括使用抑制骨吸收的药物、促进骨形成的疗法，以及具有双重作用机制的疗法。

在过去几十年里，骨质疏松症的治疗已经取得了巨大的进展。双膦酸盐是第一类被开发的抗骨质疏松剂，阿仑膦酸钠于 1990 年获得 FDA 批准。在此之前，治疗方法仅限于补充钙/维生素 D、雌激素替代、依替膦酸盐和降钙素。

在过去的 10 年中，已研发出针对各种细胞因子的单克隆抗体等新的治疗方法，下文将对其进行回顾。

11.3 抗骨吸收剂

11.3.1 地舒单抗（Denosumab）

地舒单抗是一种针对核因子 κ-B 配体（RANKL）受体激活剂的全人源单克隆抗体，它与破骨细胞表面的受体 RANK 结合。通过拮抗 RANKL 与 RANK 的结合，地舒单抗抑制了破骨细胞的活化和成熟，而且很可能减少破骨细胞的存活[5]。地舒单抗在 2010 年被 FDA 批准用于治疗骨质疏松性骨折高风险的绝经后妇女，以及对其他疗法不耐受或失败的患者，它是第一个被批准用于治疗骨质疏松症的单克隆抗体疗法，是骨骼健康疗法的一个里程碑[6]。地舒单抗也被批准用于其他适应证，包括骨折风险高的男性[7] 和糖皮质激素诱发的骨质疏松症[8]。

11.3.2 联合雌激素/选择性雌激素受体调节剂

骨质疏松症治疗的一个新策略是雌激素和选择性雌激素受体调节剂（selective estrogen receptormodulator，SERM）的联合治疗。这种方法利用了雌激素和 SERM 对骨骼的不同益处，同时通过发挥另一种药物的非骨骼效应，将其中一种药物的不良影响降到最低。虽然雌激素对骨骼健康的有益作用是肯定的，数据显示它能减少椎体和非椎体骨折，但由于乳腺癌、心血管疾病和痴呆的风险增加，它已不再被视为一线疗法。第三代 SERM 通常可以预防乳腺癌[9]，并且不增加子宫内膜增生的风险[10]，但其对骨骼的影响不大（对椎体骨折有效[11]，但对非椎体骨折无效）。此外，SERM 通常会加剧更年期症状（血管舒缩副作用）。因此，结合雌激素和 SERM 的策略被认为可以改善骨骼的结果，同时将其中一种药物的副作用降到最低。事实上，几项 3 期研究已经验证了这种方法的效用，显示出骨矿物质密度的增加和良好的耐受性，但遗憾的是没有关于预防骨折的报告[12-13]。

11.3.3 合成代谢剂

11.3.3.1 PTH/PTHrP 类似物

2002 年，FDA 批准了首个合成代谢药物和 PTH 类似物特立帕肽，这是骨质疏松症治疗的另一项重大进展。特立帕肽继续在治疗高骨折风险患者的骨质疏松症方面发挥作用，包括多发或严重的椎体骨折患者，并已证明在降低椎体和非椎体骨折风险方面有效[14]。自 2002 年以来，特立帕肽获得了新的适应证，特别是在治疗糖皮质激素引起的骨质疏松症方面。这是基于一项 3 期试验的结果，该试验显示特立帕肽组与阿仑膦酸盐组相比，在增加腰椎、髋部和股骨颈的 BMD 方面，疗效优于双膦酸盐，并且新的放射影像学椎体骨折较少[15]。尽管 PTH 类似物在预防糖皮质激素引起的骨质疏松症方面有一定的疗效，但由于成本和其他有效预防疗法的出现，这些药物并不经常被用作糖皮质激素性骨质疏松症的一线治疗。

阿巴洛肽（Abaloparatide）是一种新的合成代谢剂，于 2017 年获得 FDA 批准。阿巴洛肽是 PTH 相关肽（PTHrP）的合成类似物[16]。与特立帕肽一样，它是通过自动注射笔每天皮下注射一次。与特立帕肽相比，阿巴洛肽的主要优点是方便，因为注射笔不需要冷藏。此外，相关的高钙血症的发生率也较低。一项研究阿巴洛肽与安慰剂相比疗效的 3 期临床试验也将阿巴洛肽与开放标签的特立帕肽进行了比较，结果显示两者在 BMD 的改善和骨折风险降低方面有相似的效果[17]。

虽然阿巴洛肽仍有一个黑框警告，提醒可能罹患骨肉瘤风险增加的患者避免使用，但特立帕肽标签上不再需要这一警告，因此也不再限制终身最多使用 2 年。

11.3.3.2 罗莫珠单抗（Romosozumab）

另一种可用于临床的新药是罗莫珠单抗。罗莫珠单抗是一种靶向硬骨素的单克隆抗体，硬骨素是一种由骨细胞产生的细胞因子，可抑制 Wnt 信号通路，在促进骨形成中起关键作用。罗莫珠单抗通过拮抗硬骨素激活 Wnt 信号通路，从而实现骨形成和骨吸收减少，展示了其独特的双重作用机制[18]。该药在 2019 年被美国 FDA 批准，其依据是符合主要终点的试验结果，显示与安慰剂或阿仑膦酸钠相比，罗莫珠单抗能够减少椎体和非椎体骨折[19-20]。罗莫珠单抗不被视为大多数患者的一线治疗，建议将其用于骨折风险极高且不能耐受其他治疗的患者。罗莫珠单抗每月

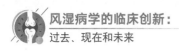

1次，共12次，使用方便，但应由医护人员进行管理。由于心肌梗死、脑卒中和心血管死亡的潜在风险，该药有黑框警告，不应提供给有心血管事件史或风险增加的患者（黑框警告：不用于前12个月有心肌梗死或脑卒中史的患者）[21]。

在过去的10年中，除了已经开发的用于治疗骨质疏松症的新药，联合治疗（促骨形成剂＋抑骨吸收剂）也被作为一种治疗策略进行研究，以解除骨形成与骨吸收的矛盾。这种方法的原理是基于延长"合成代谢窗口"的理念上，即一个假定性的时间段，在此期间使用类似特立帕肽等药物进行合成代谢治疗最为有效（骨形成超过骨吸收），从而增加骨形成[22]。尽管以前对特立帕肽和双膦酸盐的联合治疗的研究没有证明这种方法比单独使用特立帕肽有确切的益处[23]，但最近的DATA研究结果表明，与单独使用任何一种药物相比，地舒单抗和特立帕肽的联合治疗会导致更多的骨形成[24]，对那些骨折风险很高的人来说，这可能是一种有用的策略。

11.3.3.3 雷奈酸锶（Strontium Ranelate）

雷奈酸锶在欧洲被批准用于治疗严重的骨质疏松症。它是由雷尼酸结合两个锶原子形成，显示出双重作用机制（合成代谢和抗吸收）。其作用机制尚未完全清楚，但据推测，至少有一部分是通过调节骨细胞上的钙感应受体发挥作用[25]。

11.3.4 药物研究

虽然过去的10年开发了许多具有新型作用机制的药物，但也有一些药物在开发后被废弃，其中包括奥当卡替（Odanacatib）——一种抗骨吸收药物，它是一种组织蛋白酶K抑制剂抗吸收剂。奥当卡替在长期骨折试验（LOFT）中进行了研究，结果显示骨折风险降低，然而，它与绝经后女性发生脑卒中等心血管事件的风险增加相关。由于这些数据，研究发起人放弃了进一步研发[26]。

11.4 过去10年的研究主题

过去10年的重要研究主题包括对骨骼基础生物学的研究（包括探索调控骨形成和骨吸收的新信号通路，如Wnt通路）、新药物靶点的鉴定，包括使用单克隆技术（如靶向RANK/RANKL通路的狄诺塞麦或罗莫珠单抗）。许多研究评估了通过确定具有双重作用机制的疗法（可能是罗莫珠单抗）与研究联合疗法来优化骨形成和吸收之间平衡的重要性。其他研究领域包括专注于确定最佳治疗的持续时间以获取最大化的治疗效果（抗吸收或合成代谢疗法）、休药期的实施，以及对治疗和休药期持续时间的安全性评估的调查。此外，笔者还投入了大量精力来提高患者和医疗机构对早期骨质疏松症识别、早期开启治疗及减少继发性骨折对社会影响的认识。

11.5 未来

过去几十年来，人们对骨质疏松症的病理生理学有了更深入的认识，诊断技术得到了改进，出现了新型治疗方法，并且治疗方案也得到了优化。尽管取得了这些进展，但仍需更多的努力来改善预后。不幸的是，骨质疏松症仍然非常普遍[27]，通常直到发生骨折才被诊断出来[28]，并与显著的发病率和死亡率相关[29]，治疗中存在性别和种族差异[30]，还与高昂的医疗保健费用有关[31]。

然而，未来充满了希望。我们期待着个性化医疗技术的重大进展，这将使骨质疏松症风险的量化和预防骨质疏松症发展的策略成为可能。未来还将通过骨密度仪器工具或骨微结构评估等手段，提供更先进的骨健康措施，实现对骨质疏松症更早、更准确的诊断，并利用血清生物标志物进行诊断和预后价值的评估。预期会出现具有新型作用机制的新疗法，包括抗骨吸收、合成代谢和双重作用等。干细胞和基于基因的治疗方法也有望出现。继发性骨质疏松症可能会出现重要的变化，对其管理的改善将降低骨折的风险。

11.6 预防医学

11.6.1 临床前期诊断

更好地了解与骨质疏松症发展相关的风险因素使我们能够评估患者发生骨折的风险。常用的FRAX工具是个性化医疗的一个范例，它利用多变量模型来预测主要骨质疏松性骨折和髋部骨折的10年概率[32]。虽然该工具提高了预测骨质减少患者骨折风险的能力，但其局限性与年龄、身高、体重、性别等"传统"变量的使用相关，而且FRAX工具并未捕获到所有可能的风险因素，包括跌倒风险或发生率、脊柱

BMD 和遗传易感性等。

除了用于预测骨折风险的更传统的风险因素，未来可能会通过整合其他变量来扩展此类工具，例如获取基因组、蛋白质组和代谢组数据的多组学分析。事实上，多组学数据正被用于进一步破译骨质疏松症的发病机制。但据我们所知，这些方法还没有被纳入骨折评估中 [33]。

我们希望此类"组学"数据可以成为患者临床资料的一部分，而不仅作为专门针对测量骨质疏松症的数据。对此类技术而言，最重要的是能够在不包含 BMD 值的情况下进行操作。这些工具可用于初级保健机构，以识别那些超出传统测量标准的骨质疏松症高风险患者，从而在骨量减少或骨质疏松症发生之前采取适当的预防策略。然后，初级保健提供者可以用骨密度测量法对被确定为高风险的患者进行前瞻性筛选，以确保能够早期实施预防策略。

11.6.2　一级预防

只有当我们能够制定出可用于增加骨质形成或减缓骨质流失的初级预防策略时，才能在骨量丢失和骨骼完整性发生改变之前就能识别出骨质疏松症的高危患者。理想情况下，这种策略可以根据特定患者的风险状况进行调整。例如，如果一个青少年患者被确定为由于遗传倾向而无法达到足够的峰值骨量风险时，那么就应该预先采用预防策略来提高骨量。

一级预防策略

（1）风险因素修正

骨质疏松症发展的风险因素包括可改变和不可改变的特征。在一般预防策略中，应加强对可改变风险因素 [如吸烟、营养缺乏、低体重指数（BMI）、减少负重活动、饮酒、长期使用糖皮质激素及影响骨健康的慢性疾病（如糖尿病、RA）] 进行初步识别和纠正。此外，还需要针对被确定为高风险人群的患者采取更具体的有效方法来预防骨质疏松的发展。

（2）减缓骨丢失或增加骨量的主要策略

目前，对骨质疏松症患者的管理策略包括对临床诊断为骨质疏松症或骨质减少且骨折风险升高的患者使用油吸收剂或合成代谢剂。这些药物可以应用于没有骨质疏松症或诊断为低骨密度的高风险人群，这与预防长期应用糖皮质激素的患者发生骨质疏松的做法相似（一级预防）。

目前，骨质疏松症的诊断赖于使用成像技术来量化骨矿物质含量和骨面积。DXA 成像是诊断骨质减少和骨质疏松症最常用的工具，用于诊断因年龄或其他风险因素（如长期使用糖皮质激素、性腺功能减退症）而具有较高骨质流失风险的患者。

事实证明，早期诊断和干预可延缓疾病进展并改善预后 [34]。不幸的是，早期识别高骨折风险的患者受到目前诊断工具的限制。例如，很大一部分低速骨折发生在不符合基于 BMD 测量的骨质疏松症标准的患者中。因此，迫切需要能够更准确地识别风险患者和更早地诊断骨质疏松症的工具。除了上文讨论的基于多变量工具的风险量化，新型灵敏诊断技术还可以帮助识别可能不符合基于 BMD 这一定义的骨质疏松症患者。例如，DXA 工具的一个重要局限性是它不能评估骨质微结构，而骨质微结构在骨质疏松症患者中通常会受到破坏 [2]。如前所述，有几种技术可以准确和无创地评估骨骼微体系结构（高分辨率外周定量 CT、高分辨率 MR、microMR），并且随着这些技术变得更加经济实惠和便捷，我们希望它们能补充或取代 DXA 的使用，能对骨骼健康进行更准确的评估。

血清生物标志物

测量骨代谢标志物（bone turnover markers，BTMs）的临床应用仅限于某些特定情况，例如监测对骨质疏松症治疗的反应。目前，在筛查测试中选择患者或诊断骨质疏松症方面，使用 BTMs 并无实质作用。

几项研究（EPIDOS[35]，OFELY[36]）表明 BTMs 可以识别骨折风险较高的患者。尽管如此，除了在特定情况下监测对骨质疏松症治疗的反应或依从性，BTMs 或其他血清生物标志物并未在临床上使用。我们期待在未来 10 年内，更多针对新型标志物的研究可能会确定单个标志物或标志物组，以诊断骨质疏松症患者或确定有骨质疏松症风险的患者，以便更早地进行 DXA 测试。

虽然 BTMs 的测量可能在评估抗吸收或合成代谢疗法的治疗效果或依从性方面发挥作用，但在双膦酸盐停药期，监测 BTMs 以确定抗吸收作用的持续时间（从而可能延长或缩短休药期）的作用仍不清楚 [37]。我们期望更多地研究将探索这个问题并确定 BTMs 在

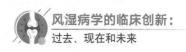

临床实践中的合理使用，包括监测药物停药期。

11.8 治疗

由于我们对骨质疏松症的理解取得了突破性的进展，致使 FDA 批准了几种作用机制新颖的治疗药物。我们预计未来也将充满希望，因为将会开发出许多具有更好疗效或新作用机制的药物。

如前所述，目前 FDA 批准的治疗方法包括主要起抗骨吸收作用的药物（双膦酸盐、地舒单抗、SERM、雌激素 / 孕激素），或主要起促骨形成的药物（特立帕肽、阿帕罗肽），或同时具有这两种作用机制的药物（罗莫珠单抗）。

尽管这些药物改善了骨质疏松症患者的治疗，但它们的疗效受到骨吸收和骨形成之间固有耦合的阻碍。例如，通过促进剂增加骨形成很快会导致骨吸收增加，从而限制了其疗效。这促使人们对开发新的治疗策略（联合治疗、序贯治疗）及能使骨形成与骨吸收分离的新型疗法产生了浓厚的兴趣。

11.8.1 新型抗骨吸收药物

正在对几类具有新机制的药物进行临床前期或非常早期研究（表 11.1）。

（1）氯离子通道 7（CLC-7）抑制剂：氯离子通道[7]已被证明对破骨细胞腔隙的酸化至关重要。阻断 CLC-7 会损害腔隙酸化并干扰骨吸收的过程[38]。

（2）V-ATPase 抑制剂：液泡（V-）ATPase 质子泵在破骨细胞的质膜上表达，并在调节破骨细胞的细胞外酸化中发挥复杂的作用。这些通道的拮抗作用可能有望成为抗再吸收剂，但需要进一步研究[39]。

（3）αvβ3 整合素拮抗剂：αvβ3 整合素是破骨细胞分化的关键调节剂。整合素的药理学阻断已被证明会影响体内和体外的分化[40]。

（4）酪氨酸激酶抑制剂：Src 是一种非受体酪氨酸激酶，由破骨细胞表达，并在调节破骨细胞褶皱边缘的形成中发挥作用。各种酪氨酸激酶抑制剂已在临床前期模型中被评估用于治疗骨质疏松症，包括达沙替尼（一种多靶点酪氨酸激酶抑制剂）[41] 和 RON 激酶抑制剂[42]。

（5）硝酸盐：一氧化氮在骨重塑中起关键作用，影响破骨细胞和成骨细胞的功能。硝酸甘油、单硝酸异山梨酯或二硝酸异山梨酯等有机硝酸盐可用作 NO

供体。人体研究表明，对骨转换和骨密度的影响显示出令人鼓舞的结果[43]。需要对骨折终点进行临床试验。

（6）BRD4 抑制剂：含溴结构域蛋白 4（BRD4）抑制剂已在临床前模型中显示可抑制 RANKL 诱导的破骨细胞生成[44]。

11.8.2 新型合成代谢药物

（1）Dickkopf-1 拮抗剂（Dkk-1）：与硬化蛋白类似，Dkk-1 是 Wnt 信号的负调节因子。Dkk-1 拮抗剂已在临床前模型和 1 期临床试验中进行了研究[45]。

（2）硬化蛋白抑制剂：几种硬化蛋白抑制剂目前处于高级开发阶段（BPS804；Blosozumab）。

（3）硬化蛋白 /Dkk-1 双重抑制剂：在动物模型中使用双特异性抗体对硬化蛋白和 Dkk-1 的双重抑制显示出对骨形成的协同效应[46]。

（4）Sema4D 抑制剂：Sema4D 由破骨细胞表达，通过与成骨细胞表面的 Plexin-B1 相互作用抑制成骨细胞分化 / 骨形成。Sema4D 抑制可能是一种很有前途的新型合成代谢疗法[47]。

（5）GSK-3b 抑制剂：在没有 Wnt 配体的情况下，GSK-3b 磷酸化靶向它的 β- 连环蛋白进行降解，从而使 Wnt/β- 连环蛋白信号通路失活[48]。抑制 GSK-3b，从而增加 β- 连环蛋白水平，GSK-3b 抑制剂已被临床前模型显示可增加骨形成[49]。

（6）细胞外基质磷酸糖蛋白（MEPE）抑制剂 /MEPE 片段：MEPE 表达主要存在于成骨细胞中并负向调节骨形成。已经在体外和体内研究了 MEPE 的合成肽片段，认为其具有良好的合成代谢作用[50]。

（7）钙敏感受体拮抗剂：钙敏感受体（CaSR）在调节钙稳态和通过调节 PTH 分泌间接调节骨骼稳态方面发挥着关键作用。CaSR 抑制剂称为钙化剂，可短暂增加 PTH 分泌，并对骨骼具有促进合成代谢作用。几种 CaSR 抑制剂已经在临床试验中进行了研究，但与目前的治疗方法相比，未能证明其具有更高的疗效。这一领域的未来发展可能会产生更有希望的结果[51]。

（8）大麻素激动剂：大麻素受体配体在提高峰值骨量和预防与年龄相关的骨质疏松症方面可能具有治疗价值[52]。

（9）PTH/PTHrP 类似物：虽然 PTH/PTHrP 类似物在增加骨密度方面有明显的疗效，但需要每天进行

表 11.1 新型治疗

类型	类别	作用机制
抗再吸收药物	CLC-7 抑制剂	阻断 CLC-7 会损害腔隙酸化，并干扰骨吸收
	V-ATPase 抑制剂	液泡（V-）ATPase 质子泵在破骨细胞的质膜上表达，并在调节破骨细胞的细胞外酸化中发挥复杂的作用
	αvβ3 整合素拮抗剂	αvβ3 整合素影响破骨细胞在体内和体外的分化
	酪氨酸激酶抑制剂	Src 是一种非受体酪氨酸激酶，由破骨细胞表达，并在调节破骨细胞褶皱边缘的形成中发挥作用
	硝酸盐	一氧化氮在骨重塑中起关键作用，影响破骨细胞和成骨细胞的功能
	BRD4 抑制剂	含溴结构域蛋白 4（BRD4）抑制剂可抑制 RANKL 诱导的破骨细胞生成
合成代谢药物	Dickkopf-1 拮抗剂（Dkk-1）	Dkk-1 是 Wnt 信号的负调节因子。Dkk-1 的拮抗作用使骨形成增加
	硬化蛋白/Dkk-1 双重抑制剂	硬化蛋白和 Dkk-1 双重抑制对骨形成有协同作用
	Sema4D 抑制剂	Sema4D 由破骨细胞表达，抑制成骨细胞分化/骨形成
	GSK-3b 抑制剂	增强 Wnt/B-catenin 通路活性，促进骨形成
	细胞外基质磷酸糖蛋白（MEPE）抑制剂/MEPE 片段	MEPE 主要在成骨细胞中表达，并负责调控骨形成；抑制剂具有合成代谢作用
	钙敏感受体拮抗剂	钙敏感受体（CaSR）调节钙稳态和通过调节 PTH 分泌间接调节骨骼稳态
	大麻素激动剂	大麻素受体配体可能对骨峰增强有治疗价值
新型管理方式	PTH/PTHrP 类似物	1）以更长间隔的给药 2）新型途径：口服、透皮、吸入 3）新颖的类似物
抗再吸收/合成代谢	Sema3A 诱导	Sema3A 由成骨细胞表达，增加骨形成 Sema3A 诱导抑制 RANKL 诱导的破骨细胞分化
	成纤维细胞活化蛋白抑制剂	成纤维细胞活化蛋白抑制剂已被确定为成骨抑制剂。成纤维细胞活化蛋白抑制剂的药理学抑制作用显示可增加骨形成并抑制骨吸收
新疗法	干细胞疗法	间充质干细胞可以分化成成骨细胞或成骨软骨细胞
	基因治疗	沉默抑制骨形成的基因（如 Schnurri-3）

皮下注射，因此很不方便，而且其疗效受到骨吸收和形成的自然耦合作用的限制。各种策略，如延长 PTH/PTHrP 类似物的给药间隔、替代给药途径或改善疗效的新药，都已被研究或正在研究中。

1）以更长的间隔给予 PTH：日本进行了两项 3 期研究，以评估每周注射低剂量或高剂量替西帕肽的疗效，结果显示可减少椎骨骨折[53-54]。根据这些研究，日本和韩国批准每周皮下注射特立帕肽。除了更方便地给药，每周一次的给药似乎可以通过刺激骨形成而不是骨吸收来延长合成代谢窗口。尽管如此，每周（或非每日）皮下注射特立帕肽与每天给药特立帕肽的疗效和安全性的直接比较尚缺乏，我们希望未来的研究能够对此进行评估。

2）替代给药途径：包括特立帕肽在内的每日注射性骨质疏松症药物的依从性很低，估计有 67% 的

患者在 12 个月后停止治疗[55]。除了更方便的给药频率，正在开发不需要每日注射的 PTH 替代给药途径，如经鼻[56]、口服[57]、透皮[58]或吸入[59]等，但尚未在后期临床试验中得到测试。我们预计这些替代性给药途径将在未来几年的临床研究中得到评估，并有可能取得良好的效果。

3）新颖的类似物：目前，只有特立帕肽和阿巴洛肽这两种药物被批准作为 PTH/PTHrP 类似物用于治疗骨质疏松症。未来，可能会开发出疗效更好、剂量或给药途径更方便的新型类似物。

11.8.3 新型抗再吸收/合成代谢药物

（1）Sema3A 诱导：Sema3A 由成骨细胞表达，减少骨吸收，并增加骨形成。Sema3A 的诱导可抑制 RANKL 诱导的破骨细胞分化，并增加成骨细胞的

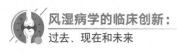

Wnt 信号传导[60]。

（2）成纤维细胞活化蛋白抑制剂：成纤维细胞活化蛋白抑制剂已被确定为成骨抑制剂。在骨质疏松症小鼠模型中，成纤维细胞活化蛋白抑制剂的药理学抑制作用显示可增加骨形成并抑制骨吸收，使其成为具有双重作用机制，且有前途的新靶点药物[61]。

11.8.4 新疗法 / 新机制

（1）干细胞疗法：干细胞和再生疗法在许多慢性疾病中变得越来越重要。在骨质疏松症中，人们越来越关注间充质干细胞在增强骨修复和再生方面的应用。间充质干细胞是一种基质干细胞，可以从多种来源获取并分化成成骨细胞或成骨软骨细胞。这种疗法在骨修复中的机制尚未完全阐明，然而，它至少部分地通过间质干细胞在局部分泌生长因子的旁分泌效应而发挥作用[62]。

（2）基因治疗：对调节骨形成和吸收的各种基因的鉴定，以及基于基因治疗方法的进步，为骨质疏松症的基因治疗提供了可能性。例如，最近的一项体内研究显示，使用腺相关病毒（adeno-associated virus，AAV）介导的基因疗法有望抑制 Schnurri-3（SHN3）的表达，SHN3 是最近发现的强效骨形成抑制剂[63]，通过这种疗法可以逆转骨小梁丢失并增强股骨强度。今后，随着更多靶点的确定和基因治疗技术的不断发展，未来 10 年可能会出现基于这些技术和相类似的新型疗法。

11.8.5 新策略

联合疗法：我们期待未来会有临床试验数据来研究其他联合疗法或序贯疗法。例如，目前正在进行一项临床试验，以评估特立帕肽和西那卡塞（NCT03994172）联合用药的疗效。其他试验正在进行，以观察地舒单抗治疗后序贯使用唑来膦酸治疗的效果，该研究预计将于 2022 年完成招募（NCT03868033）。除了这些试验，我们预计还将启动其他研究来探索联合疗法或序贯疗法。

11.9　个性化医疗

随着未来抗骨质疏松药物库的扩展，根据患者的个体需求量身制订的治疗方案将变得更加重要。

目前，治疗的选择在很大程度上取决于患者的并发症（如 CKD、心血管危险因素）、骨质疏松症的严重程度（由 T 评分、既往骨折情况确定）和骨质疏松症治疗史。随着个性化医疗的发展，我们希望能够出现一种决策支持算法以帮助选择合适的治疗方案。事实上，最近的一项研究探索了使用基于机器学习的决策支持模型来预测骨质疏松症治疗后 BMD 变化的效果，从而为个体患者"推荐"最佳治疗方案[64]。

11.10　结论

骨质疏松症的患病率和成本随着全球人口的老龄化而持续增加。骨质疏松症是一种无声的疾病，直到发生骨折才会显示出来，而这些骨折带来了极高的发病率、死亡率和相关的医疗费用。根据一项研究显示，2005—2025 年，每年的骨折率和费用将增加 50%[65]。虽然我们对骨质疏松症的认识在过去几十年里有所进步，并由此产生了新的治疗药物，但除了开发更好的疗法，还有许多挑战有待解决。其中一些挑战包括需要更早的筛查，更好的骨折风险评估工具，通过早期的风险因素识别和干预（包括减少跌倒的风险）对骨质流失进行初级预防，以及对有骨质疏松症风险的患者进行早期治疗。即使加强了对骨质疏松症的治疗，治疗的依从性仍然是一个很大的问题，50% ~ 70% 的患者在治疗的第一年就停止了治疗[66]。患者的依从性是多因素的，与用药的便利性、给药的频率、副作用和对不良事件的恐惧有关。患者教育对于提供以患者为中心的优质护理仍然是必要的，而且必须与诊断和治疗的改进和进步同时进行。鉴于我们对骨质疏松症及其风险因素、生物学和治疗学的理解在过去几十年里有了很大的进步，尽管挑战诸多，但我们对未来充满信心。我们乐观地期待在骨质疏松症的预防、诊断和治疗方面将会取得更多、更大的突破。

参考文献

第十二章

癌症免疫疗法中的免疫相关不良事件

Pankti D. Reid and Anne R. Bass

何琦　孙雨若 译，郭奇虹　李婷 校

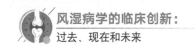
12.1 简介

免疫相关不良事件（immune-related adverse event，irAE）是一种由癌症免疫治疗后非靶向毒性引起的新型自身免疫性疾病。免疫检查点抑制剂（immune checkpoint inhibitor，ICI）为癌症免疫疗法之一，因此，我们在讨论免疫相关不良事件时，特别关注免疫检查点抑制剂免疫治疗后引起的毒副作用。免疫检查点抑制剂明显改善了肿瘤的治疗应答和生存率，但免疫相关不良事件对其安全使用构成了重大威胁[1-3]。从机制上来看，免疫检查点抑制剂是通过阻断免疫系统的内在下调因子，如 CTLA-4 或程序性细胞死亡受体蛋白 1（programmed cell death protein 1，PD-1）及其配体（PD-L1），来增加抗肿瘤活性的抗体药物

（图 12.1）。当免疫检查点抑制剂刺激免疫系统时，可以通过这种方式诱导一种新的自身免疫性疾病，或使已原有的或处于亚临床状态的自身免疫性疾病进展。

目前批准的免疫检查点抑制剂以 CTLA-4 和 PD-1 及配体 PD-L1 之间的相互作用为靶点。2011 年，在 Hodi 博士团队的开创性论文证实，伊匹木单抗的生存获益优于标准疗法后，CTLA-4 抑制剂首次被批准用于治疗转移性黑色素瘤[1, 4]。2014 年，在 KEYNOTE-001 和 CheckMate-037 两项关键临床试验后，抗 PD-L1 抗体首次获批治疗不能切除的转移性黑色素瘤（NCT01295827、NCT01721746）。此后，免疫检查点抑制剂已获批用于治疗多种肿瘤，包括但不限于非小细胞肺癌、肾细胞癌和头颈部鳞状细胞癌[5]。一项横断面研究推测，2018 年 44% 在美国确

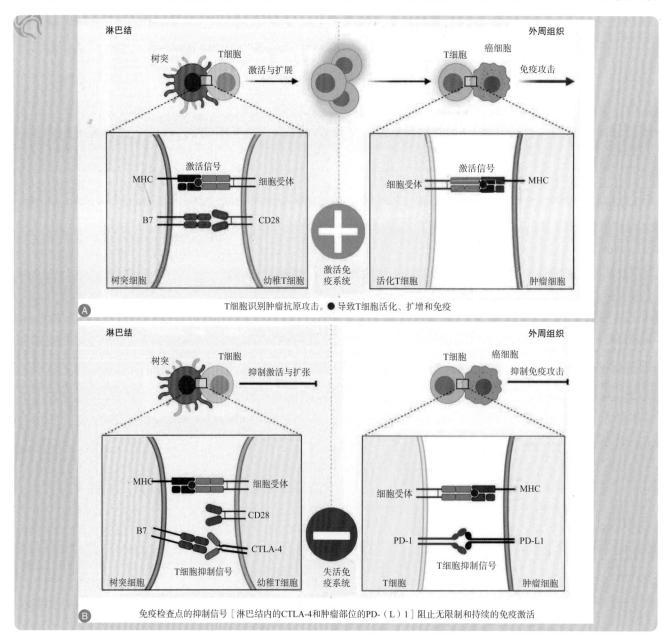

免疫检查点的抑制信号［淋巴结内的CTLA-4和肿瘤部位的PD-（L）1］阻止无限制和持续的免疫激活

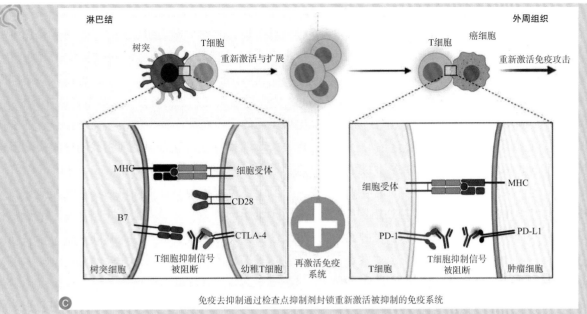

A.肿瘤抗原由抗原提呈细胞（如树突细胞）上的 MHC 呈递给初始 T 细胞的受体。T 细胞上的 CD28 与抗原提呈细胞上的 B7 之间的相互作用是效应 T 细胞生成和扩增所必需的第二个信号。初始 T 细胞在淋巴结内活化扩增后，被激活的 T 细胞进入肿瘤部位，双信号激活导致免疫攻击；B. 当 T 细胞被持续激活，如慢性疾病或癌症，它们自然会失去对抗原做出反应的能力（T 细胞衰竭）。免疫系统的这种内在下调是由免疫检查点介导的，如淋巴结处的 CTLA-4 和肿瘤部位的 PD-1 及其 PD-L1；C. 免疫检查点抑制剂是一种单克隆抗体，通过阻断这些抑制性检查点来恢复受损的免疫系统。免疫检查点抑制剂在癌症治疗中显示出巨大的前景，但可能导致脱靶药物毒性，称为免疫相关不良事件。

图 12.1 免疫检查点抑制剂的作用机制

诊为癌症的患者有免疫检查点抑制剂治疗的适应证。通过临床试验和回顾性研究确定了各种不良事件，其中涉及免疫作用机制者称为免疫相关不良事件[6]。弥漫性皮疹、致命性结肠炎和罕见的内分泌疾病（如垂体炎），是首批 CTLA-4 抗体引起的免疫相关不良事件[1, 7-9]。随着 PD-1/PD-L1 抑制剂上市，不同的免疫相关不良事件浮出水面，出现了更多的肺炎和甲状腺炎病例[3, 10-14]。然而，直到 2017 年 Cappelli 等进行了系统文献回顾，才引起人们对风湿病相关免疫相关不良事件的关注[15-16]。

免疫相关不良事件因为与原发性风湿性疾病（炎症性关节炎、干燥综合征、肌炎、血管炎）具有共同的临床表现，被认为是一种风湿免疫性疾病。风湿性免疫相关不良事件的真实发病率尚未清楚，这可能有以下几个原因：① CTLA-4 抑制剂比 PD-L1 抑制剂问世更早，前者与风湿性和肌肉骨骼免疫相关不良事件的关联较少，随着抗 PD-L1 使用的增加，风湿性免疫相关不良事件的发生可能比 Cappelli 团队在 2017 年报告的更加常见[17]；②由于没有公认的、标准化的风湿症状编码方法，关节炎的发病率和患病率可能在"关节痛"或"关节病"的报告中被忽略；③抗 CTLA-4 单克隆抗体的早期临床试验并不常将关节疼痛等肌肉骨骼症状纳入不良事件列表中，目前，随着免疫检查点抑制剂的适应证和使用增加，出现肌肉骨骼症状的患者转诊率增加，风湿科医师在他们的工作中也遇到越来越多的风湿性不良事件。

一般来说，由于风湿病专家擅长诊断和治疗各种自身免疫疾病，因此，我们可能最有资质和能力来评估和管理任何类型的免疫相关不良事件。此外，我们在治疗系统性自身免疫性疾病方面拥有卓越的专业能力，能够与相关专业医师紧密合作，并根据过去的研究和丰富的临床经验，及时选择出最合适的免疫调节剂。在当前形势下，我们迫切需要提升识别这些不良事件的能力，从而实现对疾病进行有效和高效的管理。

诊断

免疫相关不良事件的临床表现多种多样，可累及多个器官，其发病时间、持续时间和严重程度各不相同。通常，免疫相关不良事件越严重，发病时间就越早，致命的免疫相关不良事件在免疫检查点抑制剂启动后会立即出现[18-20]。CTLA-4 抑制剂治疗中的免疫相关不良事件发生率高达 90%，PD-1/PD-L1 治疗则为 70%[21]。按照不良事件通用术语标准（common terminology criteria for adverse events，CTCAE）严重程度分级，接受免疫检查点抑制剂联合治疗（抗 CTLA-4[+] 抗 PD-1）的患者高级别免疫相关不良事件（3 ~ 5 级）的发生率超过 50%，而抗 CTLA-4 单药治疗为 25%，抗 PD-1/PD-L1 则为 10% ~ 20%[22-23]。免疫相关不良事件可能根据检查点靶向和原发肿瘤的部位而有所不同：一项 2017 年发表的系统综述发现，CTLA-4 抗体导致结肠炎、垂体炎和皮疹的发生率更高，而接受 PD-1 抗体治疗的患者更有可能出现肺炎、甲状腺功能减退或肌痛和关节痛。这篇综述还发现，肺炎与非小细胞肺癌的关系较为密切，而结肠炎则与黑色素瘤的关联度更高[10]。

总体而言，尽管皮肤毒性被认为是最常见的全级别免疫相关不良事件，但结肠炎则是免疫检查点抑制剂引起的最常见、级别最高（CTCAE 3 级及以上）

的免疫相关不良事件，而免疫检查点抑制剂诱发的心肌炎具有最高的死亡率（40%）[21, 24]。通常，患者可出现多器官受累[25]。这既可以同时发生（如肌炎合并心肌炎和延髓型重症肌无力等），也可以在不同时间（免疫检查点抑制剂治疗期间，甚至在治疗停止后）出现不同的免疫相关不良事件，如免疫检查点抑制剂相关关节炎和免疫检查点抑制剂相关内分泌疾病就是这种情况[26-30]。

风湿性免疫相关不良事件包括炎症性关节炎、风湿性多肌痛、肌炎、干燥综合征、血管炎、结节病和嗜酸性筋膜炎等。免疫检查点抑制剂的肌肉骨骼毒性还包括关节痛和肌痛，其发生率分别为 10% ~ 43% 和 2% ~ 20%，以及最近还报告了免疫检查点抑制剂治疗后 OA 恶化的情况，即免疫检查点抑制剂相关活化 OA[15, 31-37]。图 12.2 列出了各种免疫相关不良事件，其中右列突出显示风湿性免疫相关不良事件，并描述出其特定的临床特征[15, 38-41]。

免疫检查点抑制剂相关关节炎是最常见的风湿性免疫相关不良事件，据一篇系统回顾报告，其发病率为 1% ~ 7%，并且这类疾病可能在免疫检查点抑制

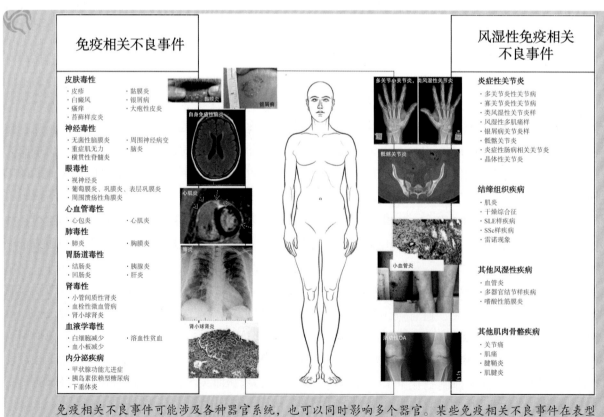

免疫相关不良事件可能涉及各种器官系统，也可以同时影响多个器官。某些免疫相关不良事件在表型上类似于原发性风湿病，被非正式地称为"风湿性免疫相关不良事件"，本图的右栏分别描述了这些疾病。

图 12.2　免疫相关不良事件谱

剂治疗启动后出现（大约 1/3 的病例在开始治疗后两年，甚至在免疫检查点抑制剂治疗停止后出现）[15, 30]。免疫检查点抑制剂相关关节炎本身具有多种表现，类似于 RA、风湿性多肌痛、血清阴性脊柱关节病，甚至银屑病关节炎[35]。2020 年，在对免疫检查点抑制剂相关关节炎病例系列和病例报告的系统回顾中，研究者发现 65% 的病例中关节炎发病模式与 RA 相似，21% 具有风湿性多肌痛样表型，后者约 1/5 的患者伴小关节受累及典型的肩带和骨盆带僵硬。13% 的病例出现银屑病或脊柱关节病样表现，伴有不对称的大关节炎症。仅有 9% 的免疫检查点抑制剂相关关节炎病例出现类风湿因子和（或）抗环瓜氨酸肽抗体阳性，与先前文献报告相符[35, 42-44]。

免疫检查点抑制剂相关肌炎可与心肌炎和重症肌无力一起表现为独特的三联征[45-46]。免疫检查点抑制剂相关肌炎的死亡率约为 21%，在合并免疫检查点抑制剂相关心肌炎的 16% 的病例中，免疫检查点抑制剂联合治疗的死亡率可能超过 50%[45, 47]。略高于 15% 的患者表现为重症肌无力 – 延髓性麻痹性无力，并发现重症肌无力相关的血清学阳性[44-45]。

曾有免疫检查点抑制剂相关干燥综合征的报告[15, 31, 48]，与原发性干燥综合征不同，前者血清自身抗体往往为阴性，突然起病，不累及眼睛，轻症病例可能对类固醇有反应[48]。其他罕见的风湿性相关不良事件包括免疫检查点抑制剂相关血管炎、硬皮病、嗜酸性筋膜炎和狼疮[15, 31-33, 42]。

12.2 免疫相关不良事件的预测因素和发病机制

关于免疫相关不良事件的预测因子、预后和病理生理学的研究仍处于初级阶段[7, 34, 36, 49-51]。在图 12.3 中，我们将能够预测免疫相关不良事件与药物（免疫检查点抑制剂）发生的危险因素按照特定的类别进行了归纳整理。

12.2.1　与药物和疾病的关系

如前所述，免疫相关不良事件与药物（免疫检查点抑制剂）及疾病（肿瘤类型）之间存在明显的关系。免疫检查点抑制剂靶点和种类对应不同的免疫相关不良事件表型和严重程度。抗 CTLA-4 影响原始淋巴组织中的幼稚 T 细胞，并通过抗原提呈细胞抑制其激活。

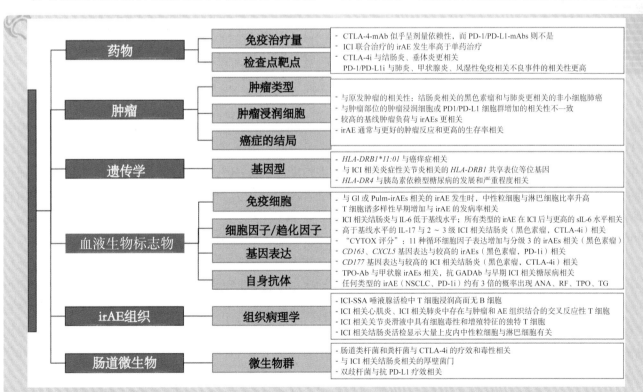

irAE，免疫相关不良事件；ICI，免疫检查点抑制剂；ANA，抗核抗体。不同的免疫相关不良事件与不同检查点类型和数量的抑制及原发肿瘤的不同特征有关。对潜在危险因素的研究已经提出了某些基因关联、血液生物标志物，以及免疫相关不良事件组织学和肠道菌群。本章进一步解释和引用了这张图中概述的研究重点。

图 12.3　免疫相关不良事件发展的相关因素

CTLA-4 也在调节性 T 细胞上结构性表达，而调节性 T 细胞是抗 CTLA-4 治疗的重要靶点。表达 PD-1 的 T 细胞可被外周组织中表达其配体 PD-L1 的靶细胞（包括肿瘤细胞）抑制。使用抗 CTLA-4 治疗的患者免疫检查点抑制剂相关结肠炎和免疫检查点抑制剂相关垂体炎的发生率较高，而使用 PD-1/PD-L1 拮抗剂治疗与免疫检查点抑制剂相关肺炎、免疫检查点抑制剂相关甲状腺炎和风湿性免疫相关不良事件的相关性更大 [10, 37, 39]。关于免疫检查点抑制剂的严重程度，有充足的证据表明，与单一治疗相比，CTLA-4 和 PD-1/PD-L1 联合应用会导致更多和更严重的免疫相关不良事件 [17, 20, 41]。目前未证实免疫相关不良事件的发生率与免疫检查点抑制剂的剂量相关：虽然与 CTLA-4 抗体伊匹木单抗 0.3 mg/kg 或 3 mg/kg 剂量相比，在 10 mg/kg 的剂量下发生高级别免疫相关不良事件的数量更多 [52-53]，但 PD-1 阻断剂的剂量为 10 mg/kg 与 0.3 mg/kg 时的免疫相关不良事件的发生率没有差异 [54-56]。与癌症有关的另外两个免疫相关不良事件的相关因素包括：①原发肿瘤部位，结肠炎在晚期黑色素瘤中更常见，而转移性肺癌则更容易导致肺炎 [10]；②癌症的结局，免疫相关不良事件的发生率与更好的生存率呈正相关 [57-59]。

12.2.2 遗传学

遗传分析揭示了免疫相关不良事件与各种基因型生物标志物之间的某些关系。与健康对照组相比，免疫检查点抑制剂相关关节炎患者更有可能至少携带一个 *HLA-DRB1* 共享表位等位基因，相反，原发性 RA 患者出现共享表位等位基因的可能性较低 [60]。多项研究已经证实了各种易感的 HLA 基因型（主要是 *HLA-DR4*）与免疫检查点抑制剂相关糖尿病的发展和严重程度之间的关系 [61-63]。

12.2.3 血液和血清生物标志物

该领域的大量转化研究已经探讨了免疫相关不良事件与血液生物标志物及组织学中发现的细胞库之间的潜在关系。对血液和血清的研究发现了免疫相关不良事件与循环细胞、自身抗体存在、外周血细胞因子和趋化因子之间的相关性。发病时，外周血中性粒细胞与淋巴细胞的比值和外周血嗜酸性粒细胞增多与免疫检查点抑制剂毒性相关，后者与皮肤免疫相关不良事件密切相关 [64]。此外，对黑色素瘤和免疫检查点

抑制剂相关结肠炎患者进行外周血基因表达谱分析，显示高水平 CD177 和 CEACAM1（两种中性粒细胞激活标志物水平）[65]。关于免疫相关不良事件和自身抗体之间的关系，一项评估与免疫相关不良事件有关的自身抗体的系统回顾综述发现，其与免疫检查点抑制剂相关内分泌疾病、影响皮肤和肌肉组织的免疫相关不良事件（如肌炎、心肌炎、重症肌无力等）的关系最大 [44]。一项接受 PD-1 抑制剂治疗的非小细胞肺癌患者回顾性研究显示，"任何既存的抗体"（抗体组包括类风湿因子、抗核抗体、抗甲状腺球蛋白和抗甲状腺过氧化物酶自身抗体）与免疫相关不良事件和无进展生存期显著相关 [66]。同样地，免疫检查点抑制剂治疗前已存在的抗 GNAL 和抗 ITM2B 抗体与免疫检查点抑制剂相关垂体炎、抗 CD74 阳性与免疫检查点抑制剂相关肺炎之间均呈现显著的相关性 [67]。基于蛋白质组微阵列分析的假说确定了任何严重类型的免疫相关不良事件与不同免疫检查点抑制剂治疗前特定基线血清抗体谱特征存在联系，而这些抗体对某些免疫途径有影响（如 TNF-α 信号或 Toll 样受体信号通路）[68]。

与许多具有明显血清学特征抗体介导的原发性风湿病不同，风湿性免疫相关不良事件往往血清是阴性的，正如免疫检查点抑制剂相关关节炎与免疫检查点抑制剂相关干燥综合征的病例一样 [15-16, 31, 39, 44, 48]。一项关于免疫检查点抑制剂相关关节炎的综述发现，类风湿因子和（或）抗环瓜氨酸肽抗体的阳性率仅为 11% [35]。免疫检查点抑制剂相关干燥综合征患者的血清学阳性率也较低（抗 Ro/La 和类风湿因子的阳性率分别为 30% 和 13%），而原发性干燥综合征患者的则分别为 76% 和 50% [69]。自身抗体和免疫检查点抑制剂相关肌炎之间的关系一直很复杂，因为免疫检查点抑制剂相关肌炎可以与免疫检查点抑制剂相关肌无力、心肌炎同步发生。在一项系统文献综述中，仅免疫检查点抑制剂相关肌炎就有 57% 的抗核抗体阳性，61% 的抗组蛋白抗体和 31% 的肌炎特异性抗体阳性，其中肌炎特异性抗体谱包括以下内容：抗 Jo-1、PL-7、PL-12、KS、Mi-2、p155/p140、EJ、Ku、OJ、PM/Scl、SRP、Smith/RNP（ENA）、Ro52/Ro60、SAE、NXP-2、MDA5、TIF1y [44]。可怕的是免疫检查点抑制剂相关肌炎 / 心肌炎 / 重症肌无力三联征与 33% 的抗核抗体阳性率（3 项研究中的 1 项）、25%（1/4）的肌炎特异性抗体阳性率、71%（5/7）

的抗乙酰胆碱受体阳性率和33%（1/3）的抗横纹肌自身抗体阳性率有关[26，44]。然而，迄今为止，还没有大规模的前瞻性研究来证实这些血清学异常。最后，研究血液中细胞因子和趋化因子（包括IL-6和IL-17）可能有助于未来开发免疫相关不良事件的靶向疗法[55，70]。研究表明，免疫相关不良事件的高发生率与IL-6低于基线水平，但随着免疫检查点抑制剂治疗后血清IL-6水平升高之间存在相关性[71-72]。Tarhini团队发现高级别免疫检查点抑制剂相关腹泻/结肠炎与血清中IL-17的水平升高存在相关性[73]。一项重要的研究，利用多重细胞因子/趋化因子分析法评估了98例接受免疫检查点抑制剂治疗的黑色素瘤患者的血清，结果显示严重的免疫相关不良事件与11种细胞因子（G-CSF、GM-CSF、Fractalkine、FGF-2、IFN-α$_2$、IL-12p70、IL-1a、IL-1B、IL-1RA、IL-2和IL-13）的表达增加存在密切相关[74]。这些细胞因子被整合到预测毒性的评分系统中（CYTOX评分），然后在一个独立的队列中进行了验证[74]。

12.2.4　组织病理学

关于组织病理学和组织原位白细胞的研究也阐明了先天性与适应性免疫、细胞与体液免疫在免疫相关不良事件的发病机制中的重要性。就与免疫检查点抑制剂相关干燥综合征的病例一样，唾液腺活体组织检查结果显示T细胞浸润而无B细胞，从而将该免疫相关不良事件与原发性干燥综合征区分开来，后者在唾液腺组织学中常以B细胞为主[48]。此外，在免疫检查点抑制剂相关心肌炎（Johnson et al.，2016）和免疫检查点抑制剂相关肺炎（Berner et al.，2019）的病例中，我们发现了与肿瘤和免疫相关不良事件受累组织结合的交叉反应性T细胞。在对免疫检查点抑制剂相关关节炎患者与血清阳性RA或脊柱关节病患者滑液进行免疫分型的比较时，我们发现与其他类型关节炎相比，免疫检查点抑制剂相关关节炎中有高水平的独特T细胞亚型，这些亚型具有细胞毒性和增殖性的特征[75]。相比之下，免疫检查点抑制剂相关结肠炎的活检显示出不同亚型的肠道炎症，多数病例的组织病理学显示出大量的上皮嗜中性粒细胞，而少数则为上皮内淋巴细胞[76-79]。

12.2.5　肠道菌群

也有不少的研究专注于探讨肠道微生物群与免疫相关不良事件的关系。最近，一项对肠道微生物群进

行分析的研究显示，接受免疫检查点抑制剂治疗后出现毒性的患者的肠道类杆菌数量有所增加[80]。多项研究表明，使用抗生素改变肠道微生物环境对癌症结局会产生有害影响，但此观点与免疫相关不良事件发生的关系尚未研究[81-82]。

12.3　治疗

由于缺乏可靠的分类标准、适当的不良事件分级和明确的生物标志物指导靶向治疗，免疫相关不良事件的管理面临挑战。因为没有对靶向免疫抑制剂进行符合发病机制方面的前瞻性研究，目前的指南主要依赖大剂量糖皮质激素的非特异性免疫抑制治疗[83-88]。

治疗策略主要取决于免疫相关不良事件的类型和严重程度。不同的癌症协会已经制定了治疗指南，包括癌症免疫治疗协会、美国国家综合癌症网络、美国临床肿瘤学会和欧洲肿瘤内科学会[83，85-87]。免疫相关不良事件的严重程度按照CTCAE评分标准进行了分级：1级为无症状或轻度症状，2级为中度症状，3级为严重或有医学意义的症状，4级为危及生命的免疫相关不良事件，5级相当于因不良事件死亡。通常，1级免疫相关不良事件可以通过局部治疗来处理（轻度皮炎局部给予类固醇治疗），甚至不需要干预，也无须停药；2级免疫相关不良事件需要考虑暂停免疫检查点抑制剂治疗；3级或更高级别的免疫相关不良事件则应暂停或终止治疗。如果病情较重需要进行药物干预，则后续的治疗选择包括大剂量激素，伴或不伴用激素助减剂（免疫抑制剂）。

12.3.1　全身糖皮质激素

通常糖皮质激素可有效缓解大多数免疫相关不良事件，但高级别事件往往需要更大剂量［1～2 mg/（kg·d）］的糖皮质激素，并且随着激素的减量，疾病症状可能复发，导致更长时间的全身性激素治疗[89-91]。除了糖皮质激素可导致已知的危害，如机会性感染和不良代谢改变，人们同样担心在这一特定的患者群体中，使用糖皮质激素进行全身性免疫抑制治疗后，人体抗肿瘤免疫力可能会丧失[92-93]。在感染率方面，免疫检查点抑制剂治疗后再接受糖皮质激素治疗发生严重感染的概率是未接受者的7倍以上[94]。一项回顾性研究发现，与短疗程的糖皮质激素联合英

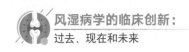
夫利西单抗治疗相比，长期的全身糖皮质激素（＞30天）治疗免疫检查点抑制剂相关结肠炎病例的感染率更高 [93]。

除了感染风险，人们还担心在癌症免疫治疗中使用全身性糖皮质激素会对免疫检查点抑制剂的疗效和抗肿瘤免疫反应产生有害影响。早期每天使用泼尼松的剂量 ≥ 10 mg，且持续时间 ≥ 10 天，与较短的无进展生存期和总生存期相关 [82, 95-96]。其他回顾性研究也显示糖皮质激素的使用与癌症预后不良之间存在关联。然而，亚组分析表明，这些相关性只与糖皮质激素用于姑息治疗或者转移瘤有关，而使用糖皮质激素治疗免疫相关不良事件与总生存期或无进展生存期缩短无关 [97-99]。另外，一项评估糖皮质激素治疗免疫检查点抑制剂相关脑垂体炎的队列研究发现，高剂量者与癌症存活率降低的差异有统计学意义。这些回顾性研究最终表明，我们对激素的全身免疫抑制与癌症结局之间的关系所知甚少。为了更好地阐明在应用免疫检查点抑制剂后使用激素与癌症的严重程度和免疫相关不良事件的发生率之间的关系，有必要开展可靠的前瞻性研究，后者（免疫相关不良事件的发生率）可能是一个显著的混杂因素，因为已知其与较高的免疫检查点抑制剂缓解率相关。

12.3.2 激素助减剂

激素助减疗法主要基于病例报告、病例系列、回顾性研究，以及专家从机制上对治疗方法的合理推测，以最类似免疫相关不良事件表型的原发性自身免疫疾病的治疗方法作为指导 [70, 85, 87-88]。迄今为止，还没有可靠的前瞻性临床试验证据来支持一种免疫调节剂优于另一种。器官受累对激素助减剂的选择和用药时机有很大影响。免疫检查点抑制剂相关心肌炎可与免疫检查点抑制剂相关肌炎同步发生，可能出现暴发性或致命性的病情进展。治疗指南建议，如果在 24 ~ 48 h 无充分应答，则开始使用免疫抑制治疗 [85, 87]。根据指南，激素助减剂包括抗胸腺细胞球蛋白、利妥昔单抗、霉酚酸酯和 IVIG，并越来越多地应用以阿巴西普或钙调磷酸酶抑制剂为主的 T 细胞特异性免疫抑制剂 [100]。指南还基于表型类似的原发性皮肤病的疗效，建议皮肤免疫相关不良事件使用某些生物制剂：阿普米司特用于银屑病，利妥昔单抗治疗类似寻常型天疱疮或大疱性类天疱疮的免疫检查点抑制剂相关大疱性疾病，英夫利西单抗用于苔藓样皮疹，奥马珠单抗治疗荨麻疹或瘙痒 [87]。关于免疫检查点抑制剂相关结肠炎，激素助减疗法的指南循证依据最多 [85, 87]。指南建议尽早使用激素助减剂，以免全身性糖皮质激素引起感染相关毒性，如果糖皮质激素在 48 h 内无改善，考虑使用 TNF-α 抑制剂（英夫利西单抗），或者肠道特异性免疫抑制剂（维多珠单抗）[85, 87, 93]。对于抗激素的免疫检查点抑制剂相关肺炎，指南建议考虑使用霉酚酸酯、托珠单抗、IVIG，甚至英夫利西单抗，但这些疗法仍然缺乏随机、前瞻性临床试验的支持 [87, 91]。

风湿性免疫相关不良事件值得重视，因为它们可能在免疫检查点抑制剂治疗停止后仍给患者带来持续的负担（如免疫检查点抑制剂相关关节炎），或者可能与更严重的免疫相关不良事件同步发生（如免疫检查点抑制剂相关肌炎伴免疫检查点抑制剂相关心肌炎）[30, 45]。对于免疫检查点抑制剂相关关节炎，可考虑的糖皮质激素替代药物包括但不限于这些 DMARDs：羟氯喹、柳氮磺吡啶、甲氨蝶呤、来氟米特、托珠单抗、TNF-α 抑制剂，并根据严重程度考虑利妥昔单抗 [34, 85, 87]。针对免疫检查点抑制剂相关肌炎的激素助减疗法包括使用静脉注射丙种球蛋白（尤其是同步发生重症肌无力或心肌炎的患者），伴或不伴霉酚酸酯、硫唑嘌呤、他克莫司或利妥昔单抗等免疫抑制剂 [26, 46]。免疫抑制剂的选择最终应取决于患者病情的严重程度、并发症及是否正在进行可能限制某些免疫抑制剂使用的免疫检查点抑制剂临床试验。实际上，临床试验经常限制各种免疫抑制剂和全身性糖皮质激素（等效泼尼松 ≤ 10 mg/d）的使用，以防止削弱抗肿瘤免疫力 [1, 3, 9, 13-14, 19]。

12.4 未来发展方向

12.4.1 诊断

未来几年的研究将致力于识别可靠的免疫相关不良事件的表型和实验室生物标志物，以用于疾病的诊断和预后评估。预测高危患者的生物标志物将有助于指导经验性治疗，以预防免疫相关不良事件，并使免疫检查点抑制剂得以安全、持久地使用。世界各地多中心正在进行回顾性和前瞻性临床研究，以评估免疫相关不良事件的潜在生物标志物（表 12.1）。

表 12.1　免疫相关不良事件的潜在生物标志物

临床编码	研究名称	主要纳入参数（所有成年人研究）	研究设计	干预	主要终点（建议的时间范围）	首次发布时间	注册人数（预计）
NCT04115410	PD-1 免疫检查点抑制剂和免疫相关不良事件：一项队列研究	肺癌（国际疾病分类 -10：C33 ~ C34）患者从化疗改为使用 PD-1 抑制剂和继续接受标准化疗	观察性、回顾性、队列研究		毒性测量：免疫相关不良事件的危害比（2017 年 8 月至 2018 年 12 月）	2019 年 10 月 4 日	4724
NCT04375228	利妥昔单抗或托珠单抗治疗免疫检查点抑制引起的类固醇依赖性免疫相关不良事件的开放标签 2 期多中心研究	组织学确诊的晚期（转移性或不可切除）实体瘤患者，继发于免疫检查点抑制剂治疗时发生免疫相关不良事件	干预性 2 期、开放标签、非随机	药物：利妥昔单抗、托珠单抗	应用利妥昔单抗后停止类固醇治疗的百分比（长达 8 周）；应用托珠单抗后停止类固醇治疗的百分比（长达 12 周）	2020 年 5 月 5 日	30
NCT04268368	接受 PD-1 和 PD-L1 抑制剂的癌症患者的免疫相关不良事件的发生率、临床管理和分子因素：一项前瞻性、观察性研究（免疫检查点抑制剂相关 DISCOVER）	转诊至意大利安科纳大学附属医院肿瘤学和血液学门诊并新开具 PD-1/PD-L1 处方的患者	观察性、前瞻性队列研究		免疫相关不良事件的发生率、风险因素和预后（24 个月）；免疫相关不良事件的发生率、风险因素和预后（24 个月）	2020 年 2 月 13 日	200
NCT04552704	CD24Fc 治疗免疫相关不良事件		介入、1/2 期、随机临床试验、双盲	静脉注射 CD24Fc+ 疗法；静脉注射 CD24Fc 与静脉注射安慰剂	≥ 3 级（1 期，第 60 天）新发不良事件的发生率；恢复率（第 2 阶段，第 42 天）；从 2 级或 3 级免疫相关不良事件（第 2 阶段）恢复的时间（长达 1 年）	2020 年 9 月 17 日	78
NCT03984318	免疫刺激药物治疗患者免疫相关不良事件的预测标志物（PREMIS）	液体（血液）或实体恶性肿瘤患者，接受免疫检查点抑制剂治疗	诊断，生物样本库研究，开放标签研究	启动免疫检查点抑制剂前、第 6 周和免疫相关不良事件 ≥ 2 级时采血	毒性测量：免疫相关不良事件的发生率（长达 5 年）	2019 年 6 月 13 日	1000
NCT04283539	确定癌症免疫疗法，减轻免疫相关不良事件的途径	诊断为实体瘤的成年患者：接受免疫检查点抑制剂治疗并出现免疫相关皮肤不良事件的患者 vs. 接受免疫检查点抑制剂治疗但未出现免疫相关皮肤不良事件的患者	生物样本库研究，观察性、前瞻性队列研究		免疫生物标志物（30 天）；细胞因子和趋化因子	2020 年 2 月 25 日	238

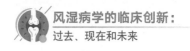
续表

临床编码	研究名称	主要纳入参数（所有成年人研究）	研究设计	干预	主要终点（建议的时间范围）	首次发布时间	注册人数（预计）
NCT04734704	定义皮肤微生物组在白癜风及接受抗PD-1治疗的晚期黑色素瘤患者免疫相关不良事件中的作用	白癜风患者；接受抗PD-1治疗的转移性黑色素瘤，无皮肤免疫相关不良事件；接受抗PD-1治疗的转移性黑色素瘤发生白癜风病变；停用免疫检查点抑制剂的抗PD-1白癜风转移性黑色素瘤患者	生物样本库研究，非随机、前瞻性、单中心、开放标签研究		在免疫检查点抑制剂免疫治疗下，通过白癜风测序确定晚期黑色素瘤患者的皮肤微生物群（时间范围：第1天）	2021年2月2日	175
NCT04169503	癌症患者发生免疫相关不良事件后，免疫检查点抑制剂再挑战：使用WHO药物警戒数据库的观察性和回顾性研究	接受免疫检查点抑制剂治疗，并经历免疫相关不良事件的患者	观察性、横断面研究		毒性测量：第二次免疫相关不良事件的发生率（2个月）	2019年11月20日	17562
NCT03989323	一个关于接受抗癌免疫治疗的患者的临床和生物学前瞻性数据库，并跟踪他们的免疫相关不良事件（IMMUCARE-BASE）	首次开始使用免疫检查点抑制剂，并入组了"IMMUCARE-BASE"临床数据库的成年癌症患者	观察性、前瞻性研究		毒性测量：免疫相关不良事件的发生率（10年）	2019年6月18日	2000
NCT04840355	基于GEP模式识别的信迪利单抗（PD-1抑制剂）诱导的免疫相关不良事件多维预防临床研究	组织学或细胞学确诊的受试者准备接受信迪利单抗治疗	观察性、前瞻性队列研究		免疫相关不良事件（时间范围：24个月）信迪利单抗注射诱导的免疫相关不良事件的严重程度	2021年4月12日	100
NCT04571398	ApricityRx™数字疗法在肿瘤免疫治疗患者中管理免疫相关不良事件的研究	确诊癌症诊断和处方检查点抑制剂治疗的受试者	观察性、前瞻性队列研究	Apricity-Rx移动应用程序	评估数字治疗移动应用进程，以捕获患者生成的健康数据并将其传输到护理团队，并访问有关免疫肿瘤学和免疫相关不良事件的教育内容	2020年11月1日	100

续表

临床编码	研究名称	主要纳入参数（所有成年人研究）	研究设计	干预	主要终点（建议的时间范围）	首次发布时间	注册人数（预计）
NCT04807127	一种单细胞方法，用于鉴定免疫检查点抑制剂的肺毒性生物标志物	正在接受癌症治疗并出现治疗诱导性肺炎的患者接受支气管镜检查并行支气管肺泡灌洗	观察性、前瞻性队列研究	药物：免疫检查点抑制；靶向治疗；放射法：放射治疗	免疫细胞比例，由 scRNA-seq 确定，存在于 ICI/RT/TKI 诱导的肺炎支气管肺泡灌洗液中；支气管肺泡灌洗液中差异表达基因，由 scRNA-seq 确定，鉴别 ICI/RT/TKI 诱导的肺炎；免疫细胞比例，由 scRNA-seq 确定，存在于 ICI/RT/TKI 诱导的肺炎外周血单核细胞中；PBMC 中差异表达基因，由 scRNA-seq 确定，鉴别 ICI/RT/TKI 诱导的肺炎	2021年5月19日	60
NCT03868046	通过一系列自身抗体预测抗 CTLA-4 和抗 PD-1/PD-L1 药物诱导的免疫相关不良事件：多中心、前瞻性、观察性队列研究（AUTENTIC）	所有被诊断患有适合接受免疫检查点抑制剂治疗的癌症患者将被视为符合条件，将在西班牙5所大学医院的肿瘤门诊中确定并连续纳入潜在的候选人	观察性、前瞻性队列研究	药物：免疫检查点抑制剂治疗；诊断测试：血液检查	免疫相关不良事件的发生率（免疫检查点抑制剂开始后48周）	2019年3月8日	221
NCT04242095	创建国家生物储存库，以研究免疫相关不良事件	接受过一种或多种肿瘤免疫治疗并经历一种或多种严重不良事件的患者	观察性、前瞻性队列研究	程序：生物标本采集；其他：医学图表审查；药物：粪便微生物群移植	创建国家生物储存库，包括生物样本和临床数据收集以供将来使用（最长1年）	2020年1月27日	240
NCT04163289	使用粪便微生物群移植预防接受联合免疫治疗的肾细胞癌患者发生免疫相关不良事件	组织学确诊为晚期（不适合根治性手术或放疗）或转移性（AJCC Ⅳ期）肾细胞癌、中或低风险肾细胞癌，从任何先前治疗相关的毒性中恢复到基线或 CTCAE v4.0 ≤ 1 级，除非 AE 在临床上无显著意义	单组分配的介入性开放标签临床试验		接受伊匹木单抗/纳武利尤单抗治疗期间发生的免疫相关性结肠炎（28个月）	2019年11月14日	20

141

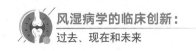

续表

临床编码	研究名称	主要纳入参数（所有成年人研究）	研究设计	干预	主要终点（建议的时间范围）	首次发布时间	注册人数（预计）
NCT04555603 已完成的研究	阿昔替尼治疗优化及检查点抑制剂选定免疫相关不良事件管理的回顾性分析	在学术和社区中心的任何时候确诊晚期肾细胞癌［Ⅲ期、Ⅳ期（M_0）或Ⅳ期（M_1）］，并在晚期肾细胞癌诊断后的第一个方案中接受合格的含免疫肿瘤学的组合（纳武利尤单抗和伊匹木单抗、阿昔替尼和帕博利珠单抗、阿昔替尼和阿维鲁单抗），或阿昔替尼单药治疗	观察性、回顾性队列研究	药物：阿昔替尼、阿维鲁单抗、碘解磷定	描述免疫相关不良事件的类型及与阿昔替尼相关的不良事件（治疗期间）；确定有剂量调整记录的患者百分比（在治疗期间）；描述同时使用大剂量皮质类固醇患者的百分比（治疗期间）；描述在指定时间点（开始治疗期间的6个月、12个月、18个月、24个月）存活的患者百分比；评估治疗期间的最佳总体缓解(部分缓解、完全缓解、进展性疾病或稳定疾病，治疗期间）；估计治疗停药时间（治疗期间）；估计无进展生存期（治疗期间）	2020年9月18日（2020年12月30日完成）	1
NCT04768504	托法替尼治疗难治性免疫相关性结肠炎的开放标签研究（TRICK）	在结肠炎症状发生6个月内，作为癌症治疗方案的一部分，接受免疫检查点抑制剂（CTLA-4、PD-1、PD-L1）治疗，根据CTCAE v5.0标准，目前诊断为免疫相关性结肠炎，呈现2级腹泻；患者应使用糖皮质激素（至少1 mg/kg等量泼尼松且至少72 h）和至少一剂生物制剂（TNF-α抑制剂或抗集成素）失败；根据CTCAE v5.0，持续≥2级腹泻；血液、肝脏和肾功能符合预先设定的研究标准	单组、开放标签的2期临床试验	药物：托法替布10 mg口服，每天2次，服用30天	腹泻临床缓解（30天）	2021年2月24日	10

临床编码	研究名称	主要纳入参数（所有成年人研究）	研究设计	干预	主要终点（建议的时间范围）	首次发布时间	注册人数（预计）
NCT03409016	鉴定接受免疫检查点抑制剂治疗的癌症患者免疫相关毒性的生物标志物：一个试点项目	任何原发部位的转移性实体瘤，淋巴瘤除外；预期寿命超过6个月；开始新的伊匹木单抗、纳武利尤单抗、帕博利珠单抗或阿替利珠单抗作为单药或联合治疗方案，或根据标准疗法，或通过制药公司授予的同情用药计划（仅限免疫检查点抑制剂组），或开始标准细胞毒性化疗的新方案（仅限对照组），仅在科罗拉多大学癌症中心的门诊诊所入组	观察性、横断面、病例对照研究		识别可预测免疫检查点抑制剂介导并与免疫毒性相关的生物标志物（30个月）	2018年1月24日	69
NCT04960059	概念：免疫疗法中细胞因子的家庭采样	接受检查点抑制剂治疗作为肾细胞癌、转移性黑色素瘤或非小细胞肺癌一线治疗（联合化疗治疗非小细胞肺癌）的患者	观察性、回顾性队列研究	无	患者遵守协议定义的DBS时间点（12个月）；接受多细胞因子ELISA治疗的患者中通过质量保证检查的家庭DBS样本数量（12个月）	2021年7月13日	30
NCT03948724	评估治疗性患者教育对肿瘤学免疫检查点抑制剂毒性影响的随机对照试验（EDHITO）	患有黑色素瘤、非小细胞支气管癌、肾细胞癌、上呼吸道癌的患者要用免疫检查点抑制剂治疗	平行分配的介入性、随机、开放标签的临床试验	行为疗法：治疗性教育计划；行为疗法：常规信息传递	比较两组开始免疫检查点抑制剂治疗后25周内，至少有一种≥3级免疫相关不良事件毒性的患者数量（时间范围：36个月）	2019年5月14日	411
NCT03447483 已完成的研究	队列研究：对接受免疫治疗的患者进行毒性处理建模（MOTIVATE）	实体瘤患者，无论器官如何；无论处于何种治疗线，开始首个免疫检查点抑制剂治疗周期；隶属于法国社会保障体系	单组分配的介入性开放标签临床试验	开始通过免疫检查点抑制剂治疗的患者	根据不良事件常见毒性标准分类评估的毒性发生率v4.03（12个月）	2018年2月27日（2020年6月18日完成）	150

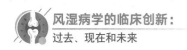

续表

临床编码	研究名称	主要纳入参数（所有成年人研究）	研究设计	干预	主要终点（建议的时间范围）	首次发布时间	注册人数（预计）
NCT04656119	基于代谢基因组学的免疫检查点抑制剂疗效和不良反应相关生物标志物的发现	组织学证实恶性肿瘤无免疫治疗的相对禁忌证，符合免疫治疗标准；首次接受免疫检查点抑制剂或已接受免疫检查点抑制剂但未发生免疫相关不良事件；根据免疫治疗药物试验中使用的反应标准指南；至少有一个可测量的病变	观察性、前瞻性、病例对照研究		免疫相关不良事件的发生率（2020年11月至2025年11月）	2020年12月7日	100
NCT04476563	免疫检查点抑制剂诱导的肝损伤研究（CHILI）	CHILI组：接受免疫检查点抑制剂（CTLA-4、PD-1或PD-L1抑制剂）单药或联合治疗（不接受化疗）的成年患者，并发生继发于检查点抑制剂的急性肝损伤；对照组：接受检查点抑制剂单药或联合治疗的恶性黑色素瘤、肾细胞癌、非小细胞肺癌或任何其他癌症患者	观察性、前瞻性、病例对照研究	诊断测试：获取生物样本	免疫检查点抑制剂诱导的肝损伤和其他免疫介导的不良事件的发生率（3年）；鉴定与CHILI诊断相关的新型生物标志物（3年）	2020年7月20日	160
NCT04656873	LCCC 1937：免疫学肿瘤数据库和生物登记库：识别癌症免疫治疗时代的自身免疫性疾病的机制	北卡罗来纳大学教堂山分校开始免疫检查点抑制剂单药治疗或联合治疗的成年癌症患者	观察性、前瞻性队列研究（患者登记处）	进程：生物标本采集；其他：病历回顾；问卷/调查	CTCAE v5.0 评估的免疫检查点抑制剂治疗相关不良事件的受试者人数（免疫检查点抑制剂治疗结束后最多2年）	2020年12月7日	200
NCT03917537	对接受纳武利尤单抗治疗的铂类耐药头颈部鳞状细胞癌患者的癌症组织进行全基因组分析，以精确预测应答者：一项观察性生物标志物研究	使用纳武利尤单抗治疗的头颈部鳞状细胞癌患者	观察性、前瞻性队列研究	遗传：头颈部鳞状细胞癌患者曾使用纳武利尤单抗	纳武利尤单抗反应预测率的次要终点：纳武利尤单抗的不良反应（类型和分级，2~4个月）	2019年4月17日	80

注：AJCC，美国癌症联合委员会；RT，放疗；TKI，酪氨酸激酶抑制剂。

12.4.2 临床相关性

技术创新和智能设备的广泛应用将促进对免疫相关不良事件症状的识别。智能设备可以使用 PROM 来改善研究，并能够更有效地指导免疫相关不良事件症状的识别（NCT04513678）。通过多机构合作，将更多的患者纳入免疫相关不良事件登记系统，这将有助于应用更先进的统计学方法（如多变量聚类分析和机器学习技术）鉴别临床表型，并更好地理解不同免疫相关不良事件在病理生理学中潜在的自身免疫机制。对多系统免疫相关不良事件的研究将有助于深入了解同步和非同步出现的毒性。我们将能够解释某些潜在的低级别免疫相关不良事件是否可以预测未来更高级别免疫相关不良事件的出现。

12.4.3　实验室生物标志物

未来免疫相关不良事件的实验室评估将包括诊断和预后生物标志物的识别。预先进行基因分型将为药物基因组学和免疫检查点抑制剂毒性与疗效风险的研究提供指导。免疫检查点抑制剂启动前的基因分型可以作为用药前风险分层的决定因素。前瞻性研究将能够确定特定促炎性细胞因子基因和（或）自身抗体的存在是否可以预测免疫相关不良事件的发展，并将开发出有助于区分免疫相关不良事件与感染或恶性肿瘤的生物标志物。实验室研究将能够区分对激素有反应的免疫相关不良事件和靶向性免疫抑制剂更敏感的患者亚群。

12.4.4　诊断编码

未来诊断和分类方法的进步将有助于通过国际疾病分类（international classification of diseases，ICD）编码产生特定的命名法。这一诊断术语的归属将使更好的临床治疗和更有效的研究成为可能。

12.4.5　未来的免疫检查点抑制剂相关关节炎专项研究

多家机构的共同努力将使我们能够对大型患者队列进行研究，以对免疫检查点抑制剂相关关节炎患者进行亚组分型，揭示免疫遗传风险因素，并深入了解其独特的发病机制。免疫检查点抑制剂相关关节炎有时在停止使用免疫检查点抑制剂后仍持续存在，未来的研究将使我们能够预测哪些免疫检查点抑制剂相关关节炎会持续存在。未来科学的进步将确定临床可检测的实验室标志物（如类风湿因子、抗环瓜氨酸肽、HLA-B27等）在免疫检查点抑制剂相关关节炎的发病率、分类、严重程度或预后方面是否有价值。

12.4.6　未来的免疫检查点抑制剂相关肌炎专项研究

数据驱动的前瞻性研究将阐明免疫检查点抑制剂相关肌炎的潜在机制，有统计学意义的数据将有助于易并发危及生命的免疫检查点抑制剂相关心肌炎或重症肌无力患者进行风险分层。对临床特征、下游细胞因子和自身抗体反应与组织部位免疫细胞群的关系进行前瞻性分析，将有助于改进诊断方法。应用机器学习技术和多元回归模型对大数据进行分析，可以预测患者是否适合在接受全身大剂量激素治疗的同时开始靶向治疗。

12.4.7　治疗方法

这一研究领域的治疗进展将需要：①针对免疫相关不良事件本身新治疗方案的研发；②可减少免疫相关不良事件发生的更有效的癌症免疫疗法；③用于免疫相关不良事件治疗或预防的微生物组调控；④更重要的是多机构合作，以针对一些罕见的免疫相关不良事件（如免疫检查点抑制剂相关关节炎）开展更大规模的临床研究和更可靠的临床试验。在未来的几十年中，ClinicalTrials.gov上列出的正在进行的临床试验列表一定会出现令人难以置信的增长（表12.1）。

12.4.8　免疫相关不良事件的治疗进展

由于目前免疫相关不良事件的标准疗法通常依赖于大剂量的糖皮质激素，因此，未来治疗免疫相关不良事件将取决于能否开发出更有效的节约激素疗法。新的治疗方案必将依赖于我们对免疫相关不良事件免疫病理学的深入了解。

对某些细胞因子特征的阐明将推动针对细胞因子途径的治疗方法的研究，如IL-6、TNF-α、IL-1β或IL-17（NCT04375228）。最佳疗法是那些有可能减轻自身免疫和对抗肿瘤本身的疗法。利妥昔单抗和B细胞靶向生物制剂已成功用于风湿性疾病和恶性肿瘤的治疗，因此可能是用于免疫相关不良事件治疗的潜在安全疗法（NCT04375228）。CD24Fc是一种靶向固有免疫系统的重组融合蛋白，清除CD24Fc也显示出对肿瘤细胞的吞噬作用增强，目前正在研究将其用于免疫相关不良事件的治疗中（NCT04552704）[101]。在患有黑色素瘤和免疫检查点抑制剂相关结肠炎的小鼠的临床前期模型中发现IL-1β上调，随后抑制IL-1β可减少肠道炎症，且未减弱抗肿瘤疗效[80]。更好地阐明VEG-F（血管内皮生长因子）和干扰素信号的作用，将研发出能够缓解这些炎症途径的疗法。这些靶向疗法中的任何一种都可以继续使用或再次启动免疫检查点抑制剂，例如，维多珠单抗（一种肠道

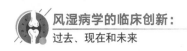

特异性生物制剂）可以重新启动免疫检查点抑制剂，因为其器官特异性作用可能避免免疫检查点抑制剂疗效的潜在失效。

预测对免疫相关不良事件治疗的反应也很重要。这将指导免疫抑制治疗的持续时间，并减少由免疫抑制剂本身引起的潜在毒性，包括降低抗肿瘤免疫力下降的可能性。预先进行的免疫检查点抑制剂基因分型可以使治疗更加个性化，并预测对免疫相关不良事件治疗的反应。最终，持续的转化研究将成为创新性早期临床试验的种子，这将为后期临床试验研究和开发出不同的免疫相关不良事件的有效治疗途径提供依据。

12.4.9　通过加强肿瘤免疫疗法预防免疫相关不良事件的研究进展

除了 CTLA-4 和 PD-1/PD-L1，许多其他抑制性免疫受体（如 CD40、LAG）正被用于肿瘤免疫治疗的研究，这可能比目前的治疗更有效、毒性更小 [5, 102-103]。此外，未来的研究将包括靶向检查点路径的不同方法（例如，作用于糖基化、脂质修饰或泛素化），这可能会削弱免疫相关不良事件的进展并优化肿瘤免疫的疗效 [104-106]。近年来，免疫应答的关键调节剂——西罗莫司的机制靶点（mTOR）已被证明有能力消除抗 PD-1 抗体的毒性和疗效之间的联系，并有可能成为一种很有前景的肿瘤免疫治疗药物 [107-108]。

既能与 T 细胞抗原，又能与肿瘤细胞结合的双特异性抗体有可能减少脱靶效应 [109-110]。双价抗体（抗体的两个区域结合相同的表位）可增加亲和力，允许使用更低的药物浓度，以减少免疫相关不良事件的发生 [110]。这些方法还可能减少联合免疫检查点抑制剂的需求，从而降低发生免疫相关不良事件的可能性 [110]。

早期试验正在探索免疫检查点抑制剂联合靶向免疫抑制生物治疗的益处 [111-112]。在一项 1b 期临床试验中，我们研究了免疫检查点抑制剂与两种不同的 TNF-α 抗体之一（英夫利西单抗或赛妥珠单抗）同时使用的情况，结果显示免疫检查点抑制剂 +TNF-α 抑制剂组合的安全性，并且在 13 例有评估价值的患者中有 10 例获得了癌症的客观反应 [111]。未来几年，我们将开展更多免疫检查点抑制剂联合风湿性生物制剂

的临床试验，以评估其安全性和有效性。

12.4.10　调控微生物以治疗或预防免疫相关不良事件的展望

在免疫检查点抑制剂治疗启动前影响局部微生物群可能会优化肿瘤微环境，从而提高免疫检查点抑制剂的有效性，并降低免疫相关不良事件的发生率 [80, 113-114]。肠道微生物组多样性的增加与免疫检查点抑制剂治疗后更好的肿瘤预后相关，因此，整体上改变人类微生物群落的组成也可能是免疫相关不良事件治疗的一个考虑因素 [114]。粪便微生物群移植可以直接改变微生物组的多样性，可能是未来治疗中一个有吸引力的靶点（NCT04038619、NCT04130763、NCT03353402、NCT03341143）。同样，抗生素或益生菌将提供直接针对某些细菌调控的选项，并作为免疫相关不良事件的潜在治疗方法，如果不作为主要治疗方法，也可以作为辅助治疗 [115]。

12.5　结论

免疫相关不良事件的研究领域仍处于起步阶段，我们通过确定某些早期主题以指导进一步研究。首先，免疫相关不良事件与肿瘤的生存率之间似乎有共同之处。这就引发了一个问题：免疫相关不良事件的发展和癌症的存活是否具有相同或至少相似的机制？另外，对免疫相关不良事件的机制研究可以为治疗提供信息，例如，通过更好地了解组织驻留记忆 T 细胞，特别是表达大量抑制性免疫检查点，我们或许能够更好地预测免疫相关不良事件的风险及了解事件机制方面潜在的病理生理学。使用质谱细胞术和单细胞 RNA 测序等高维检测方法比较肿瘤微环境和靶组织中细胞的研究可能有助于识别不会削弱抗肿瘤反应的治疗靶点。随着我们对免疫相关不良事件发展的了解不断加深，我们将可以充分利用这些知识，制订出更好的策略来解决这些问题。

总体而言，对免疫相关不良事件的了解为风湿病学领域的科学进步带来了巨大的希望。在某种程度上，风湿性免疫相关不良事件可作为原发性风湿病的医源性"人类模型"，可能有助于阐明导致临床自身免疫性疾病发展的过程。此外，识别更多的检查点将为风湿性疾病提供未来潜在的治疗靶点，如检查点 CTLA-4 和 CTLA-4-Fc 融合蛋白（阿巴西普）。某些

罕见的免疫相关不良事件表型，如 SLE 和 SSc 等，不仅可以帮助我们深入了解免疫相关不良事件的病理生理学，而且能够为此类新型风湿病提供更深入的理解。其中最大的挑战之一绝对是需要多学科协作来推进免疫相关不良事件的研究。大多数风湿病本质上属于系统性疾病，因此，风湿科医师在治疗和管理方面的专业知识能够肩负更多的责任来诊断、评估和管理这些新型的自身免疫性疾病患者。

参考文献

第十三章

风湿病中常用的补充和替代医疗

Sara Baig and Dana D. DiRenzo

刘东 何琦译，李婷 梁瑶校

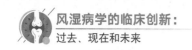
13.1　简介

补充和替代医疗（complementary and alternative medicine，CAM）是很多风湿病患者治疗方案中的一个重要组成部分[1]。CAM 的主要模式包括替代医疗体系［传统中医、阿耶维达疗法（印度传统医术）、顺势疗法、自然疗法、针灸］、生物疗法（整合疗法、民间医学、草药和补充剂）、饮食疗法、维生素疗法、肌体理疗（捏脊疗法、按摩）和身心反馈（生物反馈、瑜伽、太极、气功、正念冥想、祈祷疗法、灵气疗法）[2]。风湿病患者使用 CAM 的决定因素各不相同。疼痛、功能状态差、严重症状负担、避免传统 / 处方药的副作用被认为是使用 CAM 的最常见原因[3]。也有研究表明，当患者使用自定义 CAM 模式时，会感觉到更好掌控自己的治疗计划[4]。

美国的初级保健诊所在 2012 年进行了一项大型调查——全国健康访谈调查（national health interview survey，NHIS）[5]。调查结果显示，超过一半的关节炎患者在使用 CAM。对于关节炎的成年患者中，天然产品、手法疗法及由医师或从业者提供的 CAM（如瑜伽）是最受欢迎的治疗方式。对于 SLE 患者，使用草药补品和身心实践是最常见的 CAM 疗法[6]。在一项针对血管炎患者的小型调查中[7]，高达 81% 的参与者报告使用过 CAM，包括祷告、锻炼和按摩疗法。

本章旨在为风湿病患者提供常用 CAM 的证据概述。我们发现美国国家补充和综合健康中心（NCCIH）是一个对于医务人员和患者都非常优质的资源，可以提供额外的证据支持（网址为 www.nccih.nih.gov/）。

13.2　替代医疗体系

13.2.1　针灸

针灸是一种传统的中医治疗方法，主要通过在人体穴位处用针刺激皮肤和皮下组织来发挥作用[8]。针的应用有几种变化，包括使用电、激光、热或超声波等辅助手段。

尽管缺乏针灸对治疗 RA 有效的证据，但它通常被认为是一种对慢性病患者是安全的治疗方法。在仅有的一项评估 RA 针灸治疗效果的系统综述中，针灸干预组和对照组在疾病活动度或疼痛方面没有差异[9]。在几项将针灸与非甾体类抗炎药或甲氨蝶呤作

为对照组的临床试验中，各组在疗效方面也没有显著差异。

目前，有少量针灸治疗其他风湿性疾病的临床试验。针灸治疗狼疮的研究较少，但结果令人鼓舞。在一项比较针灸与常规治疗的小型可行性试验中，近一半的患者在 10 次治疗后疼痛得到了显著改善[10]。有一些有趣的试验评估了针灸治疗硬皮病胃肠动力障碍及干燥综合征的唾液分泌不足的效果。在两项独立的临床试验中，穴位按压和电针疗法初步改善了硬皮病患者的胃肠道症状和运动功能，但受试者人数很少[11]。同样，在一项纳入了 10 项随机对照试验的综述中，比较了针灸与假针灸或常规治疗对干燥综合征患者唾液流率的影响，但结果尚无定论，而且证据质量较差[12]。然而，尽管关于针灸在风湿性疾病方面有效的证据很少，但针灸疗法被证明是治疗肌肉骨骼和 OA 疼痛的有效方法[13]。

13.2.2　阿耶维达疗法

阿耶维达疗法是一种古老的天然医学体系，已有 5000 年的历史，在印度广泛使用[14]。阿耶维达疗法包括草药和补充剂的综合使用、饮食和生活方式、精油和强化排毒程序。根据阿耶维达疗法的实践，每个人都由 5 种基本元素组成，包括空间、空气、土、水和火[15]。

虽然评估阿耶维达疗法治疗风湿性疾病的临床试验证据有限，但 2011 年进行了一项有意义的 RA 双盲随机对照试验（N=42），将经典阿耶维达疗法与甲氨蝶呤片两种治疗方式的组合进行了比较[16]。虽然没有发现阿耶维达疗法组和甲氨蝶呤组之间统计学上的显著差异，但 3 个治疗组的 ACR20 反应评分和 DAS28-CRP 评分都有所改善。甲氨蝶呤在 RA 患者中仅在改善 ACR70 评分方面优于阿耶维达疗法。2012 年，进行了另一项单盲随机对照试验，比较了阿耶维达疗法多种草药混合物与羟氯喹治疗 RA 的疗效，两组之间患者的疼痛、残疾和疾病活动评分方面没有差异[17]。研究者同样得出结论，阿耶维达疗法补充剂不劣于羟氯喹。

在考虑使用阿耶维达疗法药物时，需要注意一些重要的安全事项。制剂中通常含有微量铅、汞和砷，可能超过每日可接受的剂量[15]。2008 年，NCCIH 进行的一项研究发现，20% 的阿耶维达疗法产品含有可

检测到的铅、汞和（或）砷。遗憾的是，在印度，长期使用阿耶维达疗法药物已被证明会导致铅中毒，并且是导致腹痛的常见原因[18]。

除此之外，目前还缺乏评估阿耶维达疗法治疗其他风湿性疾病疗效的随机对照试验。治疗的个别部分，如使用姜黄、瑜伽和冥想，将在别处讨论。

13.2.2.1　肌体理疗

13.2.2.1.1　按摩

按摩是一种对身体的物理操作，旨在缓解肌肉紧张、增加血液循环和刺激副交感神经系统[19]。按摩疗法有多种类型，也是一种治疗与风湿性疾病和纤维肌痛相关的轻度到重度疼痛的常用方法。按摩除有镇痛作用外，还可以通过减少交感神经激活来帮助缓解压力和焦虑[20]。

按摩疗法已在关节炎（RA、OA）及纤维肌痛中得到广泛研究。在一项纳入了6项关节炎随机对照试验的系统综述中，尽管证据质量较低，但按摩疗法在减轻疼痛方面优于被动治疗组和主动治疗组[20]。按摩疗法在纤维肌痛的治疗中也很有效，可能被一些保险公司纳入报销。一项评估按摩对纤维肌痛治疗作用的系统综述，纳入了10项随机对照试验，发现相较于安慰剂，按摩在减轻疼痛方面效果显著，且有部分减轻焦虑和抑郁的效果[21]。临床试验中最常用的按摩疗法是肌筋膜松解。

有证据表明按摩对硬皮病患者有效。传统的泰式按摩结合拉伸和热敷可以改善活动能力[22]。在传统的泰式按摩中，从业者使用包括手/拇指、前臂和脚在内的所有身体部位，通过被称为"经络"的能量通路将能量传遍全身[23]。包括软组织按摩在内的强化手部物理治疗项目，3周的疗程显示，硬皮病患者的疼痛和残疾得到改善[24]。有趣的是，以改善淋巴功能为目的的手动淋巴引流术，即从躯干到四肢远端的轻微按摩，对早期硬皮病的手部水肿已经显示出一定的改善[25]。

然而，对于强直性脊柱炎和RA患者，按摩疗法在罕见情况下会引起脊髓损伤并导致瘫痪[19, 26]。基于OA和RA的支持性数据，这种疗法总体上是安全的。

13.2.2.1.2　浴疗法

浴疗法（温泉疗法）是使用热矿泉浴进行放松的疗法，可以配合泥浆的使用。这种流行的疗法相关研究主要是针对RA，但证据质量较低。2015年，进行了一项Cochrane系统综述，包括9项纳入579例参与者的研究[27]。总体而言，没有足够的证据表明浴疗比常规治疗或其他形式的泥浆和放松疗法更有效。研究者还对一项纳入了纤维肌痛患者的临床试验进行了荟萃分析[28]。研究者的结论是，虽然这些研究质量较低，但有中等到强有力的证据表明浴疗可以减轻疼痛并改善健康相关生活质量。

13.2.2.1.3　捏脊疗法

捏脊疗法源于19世纪晚期，是一种通过推拿脊椎来改善疼痛和活动能力的技术[29]。捏脊疗法的技术和方法千差万别[30]。近几十年来，捏脊疗法在美国的使用越来越多，特别是在45～64岁患有各种疼痛综合征的患者中[31]。然而，关于风湿性疾病患者使用捏脊疗法的高质量证据很少。

对于RA和红斑狼疮患者，使用捏脊疗法时有一些注意事项。世界卫生组织警告，由于可能存在寰枢椎不稳定，所以应避免在活动性RA部位或颈椎部位进行脊椎按摩[32]。此外，有少数红斑狼疮患者患有颈内动脉夹层症状的报告，因此需要注意[33]。一项评估捏脊疗法对纤维肌痛疗效的系统评价发现，没有令人信服的数据支持其为合适的治疗方法。

13.2.2.2　身心反馈

13.2.2.2.1　瑜伽

瑜伽是一种古老的锻炼方式，起源于5000多年前的印度。它将体育锻炼与放松技巧相结合。瑜伽的基本要素包括在各种姿势和动作下的呼吸、放松、冥想及身体意识[34]。瑜伽对许多慢性疾病都有益处，包括RA、OA、纤维肌痛和下腰痛，特别是在疼痛和身体功能方面[34]。

瑜伽在RA中得到了广泛的研究。2015年，一项对久坐不动的RA患者进行的随机对照研究发现，与候补名单对照组相比，瑜伽练习者在运动能力、灵活性和健康相关生活质量（health-related quality of life，HRQL）方面有显著改善，后者包括身体功能、疼痛、活力和心理健康[35]。重要的是，在试验过程中没有出现任何关节症状恶化的不良事件。一项类似的针对早期RA的随机对照试验发现，与单独的标准药物治疗相比，瑜伽作为标准疗法的补充，可以在12周内改善RA患者DAS28疾病活动评分[36]。某些形式的瑜伽练习可能比其他形式更适合关节炎患者。

被建议采用的瑜伽包括阿努萨拉瑜伽和悉瓦南达瑜伽，以及艾扬格瑜伽等。这些形式的瑜伽具有明确的解剖学基础，且动作轻柔[34]。

尽管研究较少，但也有少量的证据表明瑜伽可能对其他风湿性疾病有益。一项小型试点研究对6例特发性炎症性疾病患者进行了为期8周的瑜伽课程，结果显示患者HRQL和手动肌肉测试分数（manual muscle testing scores，MMT）有所改善[37]。瑜伽也被用于狼疮患者的研究中，主要通过定性评估。瑜伽被认为是一种可行且可接受的改善疼痛和功能的非药物治疗方式，尤其是根据参与者的体力水平进行运动量的调整后[38]。

一项评估纤维肌痛患者冥想运动疗法的系统评价发现，该运动短期内可以显著提高HRQL[39]。

13.2.2.2.2 太极

太极起源于13世纪的中国，主要以放松技巧而闻名。然而，太极还是一种宗教仪式、自卫方法和锻炼形式[40]。研究表明，太极在各种慢性疾病中显示出明显的益处，包括减轻压力、增强核心力量、提高灵活性、改善仪态和敏捷性[41-42]。

太极对于纤维肌痛和其他疼痛综合征（如慢性腰背痛）的患者，是一项能够改善疼痛和功能的有效策略[43-44]。太极对RA和膝关节OA患者也有帮助。2018年的一项综述发现，尽管证据质量较差，但RA患者的活动能力和身体表现有所改善[45]。一项2019年关于太极拳治疗RA的Cochrane系统评价发现了类似的结果，但由于缺乏高质量数据，对临床结局的影响存在不确定性[46]；最近的一项系统评价和荟萃分析纳入了16项随机对照试验，证明太极能够改善膝OA患者的疼痛、身体功能、动态平衡和心理健康[47]。

目前，有关太极对其他风湿性疾病的疗效几乎没有研究数据。然而，鉴于太极能够改善疼痛和身体功能，我们仍需要高质量的临床试验进一步证实。

13.2.2.2.3 正念冥想

正念冥想是一种专注于当下意识和不加评判地体验世界的冥想形式[48]。正念可以以个体或小组形式练习。一些常见的正念计划包括正念减压疗法（mindfulness-based stress reduction，MBSR）、正念认知疗法（mindfulness-based cognitive therapy，MBCT）、活力训练计划（vitality training program，VTP）、内部家庭系统（internal family systems，IFS）及正念感知和接纳疗法（mindful awareness and

acceptance therapy，MAAT）。还有几种不同的网站/移动正念应用程序，包括Calm™、Headspace™和Insight Timer™等。由于正念能够改善健康相关的生活质量，因此逐渐被心理健康界和医学界所接受[49]。

对于患有RA的患者，最近的两项系统综述发现，正念干预有助于改善心理健康和疼痛[50-51]。这两篇综述都分析了面对面的、基于小组的正念模式。关于正念干预对RA疾病活动影响的数据有限。一项针对RA或银屑病关节炎患者的26周随机试验发现，当进行类似的身心练习（基于正念的减压、放松反应康复计划、开放与平静计划）时，有助于提升幸福感[52]。

对患有狼疮的人来说，正念还没有得到充分的研究。然而，初步研究表明正念干预可改善狼疮患者的心理健康，但不会对狼疮疾病活动产生影响[53-54]。此外，研究者对干燥综合征患者进行了一项试点研究[55]。正念使干燥综合征患者心理健康和感知压力有所改善，但干燥综合征的疾病活动度未得到评估。正念在其他风湿病中尚未得到明确研究，但肌炎协会和血管炎基金会认为，正念是一种潜在的、有益的减压形式。

13.2.2.3 以生物学为基础的疗法

13.2.2.3.1 Omega-3脂肪酸

这是一类主要来源于海洋的多不饱和脂肪酸[56]。Omega-3脂肪酸也作为膳食补充剂而被出售。在20世纪90年代，有动物研究表明，这些脂肪酸与调节促炎介质的能力直接相关[57-58]。人体临床试验表明，补充这些脂肪酸能够降低甘油三酯、降压和减轻炎症。这在冠心病、肥胖相关疾病和风湿病中十分重要[59]。

2017年的一篇综述评估了通过鱼油补充剂提供Omega-3脂肪酸在RA、SLE、狼疮肾炎和OA患者中的作用的临床试验[60]。研究纳入了从1980年到2016年的20项双盲、安慰剂对照试验，研究了这种补充剂在RA中的作用。许多研究表明，增加膳食中Omega-3脂肪酸的摄入量至少会改善两项临床指标。最常见的改善结果是压痛关节数的减少。最近的一项研究显示，77%的接受Omega-3脂肪酸治疗的患者关节压痛改善了70%。有趣的是，几项研究发现非甾体类抗炎药的使用也减少了，例如，一项研究显示，增加膳食中Omega-3脂肪酸摄入组的镇痛药物减少比例为72%，而对照组为8.33%。在这些研究中没有任何不良事件的报告。因此，对Omega-3脂肪酸的研究表明，它对RA患者的疼痛改善有适当的帮助，且未发现不良影响。服用抗凝药物的患者应该与他们的主治医师讨论 Omega-3 脂肪酸的使用事宜。

上述这篇综述还评价了补充鱼油对 SLE 的疗效[60]。他们发现，7 项研究中有 5 项表明，补充鱼油可以改善疾病活动。在这些研究中，只有一项关注狼疮肾炎，并报告了补充鱼油对疾病活动没有显著改善；另一项研究评估了补充鱼油对肾外狼疮和狼疮肾炎患者的疗效，报告了多项血清和血浆标志物有显著改善。这些试验显示了鱼油摄入在短期内对 SLE 患者有一定的益处。然而，目前针对狼疮的研究还不足以充分评估 Omega-3 脂肪酸对狼疮患者的疗效。

目前对活动性 OA 患者使用鱼油补充剂的研究有限。因此，其临床疗效尚不清楚。

13.2.2.3.2　γ- 亚麻酸

γ- 亚麻酸是一种存在于包括琉璃苣、黑加仑籽和月见草在内的植物种子油中的必需脂肪酸。它在人体内被代谢为二同源 – 亚麻酸，后者为前列腺素 E_1 的直接前体，具有潜在的自身炎症和免疫调节性能[61]。

在 20 世纪 90 年代，针对 γ- 亚麻酸对 RA 患者的疗效进行了各种研究。其中几项研究评估了黑加仑籽油对 RA 的疗效，发现在压痛关节计数和晨僵方面有显著差异[62-63]。其余的研究结果未显示显著的改善趋势。两项研究专门评估了琉璃苣籽油对 RA 的疗效，两者都显示出在关节压痛评分和关节肿胀计数方面有一些统计学上的显著差异[64-65]。两项月见草油的研究表明，晨僵在统计学上显著减少了（以分钟计算）[66-67]。在第二项研究中，结果表明月见草油有利于减轻疼痛和减少非甾体类抗炎药的使用，但没有改善疾病的效果。

虽然风湿性疾病中关于 γ- 亚麻酸的数据很少，但显示出对 RA 症状（如晨僵、关节压痛和肿胀关节计数）可能有轻微的改善作用。然而，数据有限，研究样本较少。γ- 亚麻酸副作用较小，即使轻微的副作用也极少出现，但长期补充 γ- 亚麻酸的副作用尚不清楚。

13.2.2.3.3　益生菌

益生菌是用来平衡肠道微生物群的活性微生物。尽管其作用机制尚未完全阐明，但目前认为它们主要通过优先促进益生菌的生长、争夺营养物质、产生抑制性化合物、上调肠道黏蛋白基因表达及刺激免疫系统，从而防止致病菌的定植，进而起到有益作用[68]。使用益生菌后，关节炎动物模型的临床表现有所改善（通过对足部变化和测量脚踝厚度得到的临床关节炎评分），促炎性细胞因子减少，调节性细胞因子增加[69-70]。

一项 2017 年的系统评价和荟萃分析评估了益生菌对 RA 患者的治疗效果[71]，其共纳入 6 项研究，结果显示益生菌组和安慰剂组在疾病活动度评分方面没有差异。其他评估结果，如健康评估问卷、肿胀关节计数和 C- 反应蛋白也没有差异。其中 4 项研究评估了 IL-6 水平，并指出与安慰剂相比，益生菌组的水平显著降低。

目前的数据显示[72]，益生菌对改善 RA 的症状没有疗效。然而，在健康的人群中，益生菌是安全的补充剂。严重的并发症罕见，但包括心内膜炎、肝脓肿、脓毒症和真菌病等。这些事件一般发生在使用静脉导管的老年人和免疫功能低下的个体中。

13.2.2.3.4　雷公藤

雷公藤，又称雷神藤，过去在中国被发现。在传统中医中，它被用于消除肿胀和炎症[73]。这种草药已被证明具有免疫抑制和抗炎的特性。然而，如果提取配制不当，这种草药可能会产生剧毒。

一份 2011 年更新的 Cochrane 系统评价进行了对 RA 的草药疗法（包括雷公藤）的系统综述[74]。三项研究将雷公藤与安慰剂进行了比较，一项与磺胺吡啶进行了比较。这些研究表明，药物组出现了某些指标的改善，如压痛关节数、肿胀关节数、ACR20 应答和 ACR50 应答都有统计学意义的改善。然而，由于研究干预措施、比较和结果的差异，这些研究的数据无法整合。已报告的雷公藤相关的严重不良反应包括发热和再生障碍性贫血。

一项 2018 年系统评价重点研究了雷公藤治疗 RA 患者的有效性和安全性[75]。雷公藤制剂比常规西药和中药或安慰剂治疗更有效，其中常规西药包括来氟米特、甲氨蝶呤或非甾体类抗炎药。另一项 2018 年的随机、非盲、对照研究通过两年的随访评估了雷公藤和甲氨蝶呤治疗对活动性 RA 放射学进展的影响[76]。76 例参与者被随机分配到 3 个组，分别是雷公藤、甲氨蝶呤或两者的联合组。这项研究结果显示，雷公藤单药治疗在控制 RA 的疾病活动性方面并不劣于甲氨蝶呤单药。此外，两组间的影像学进展也无统计学差异。雷公藤组最常见的不良事件是恶心和肝功能异常，其他副作用包括骨密度降低（长期使用）、不孕症、月经周期改变、皮疹、腹泻、头痛和脱发。尽管临床试验已经证明了雷公藤对 RA 的临床益处，但考虑到潜在副作用的频率和严重程度，对大多数患者来说，风险大于益处。

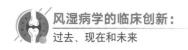

13.2.2.3.5 姜黄（姜黄属植物）

姜黄在阿耶维达疗法中被用于治疗炎症性疾病。实验室研究的初步结果表明，姜黄素是在姜黄中发现的一种化学物质，可能具有抗炎作用[77]。然而，尽管姜黄用于治疗炎症性疾病的历史悠久，但目前还没有足够的证据支持使用姜黄补充剂治疗风湿性疾病。

13.2.2.3.6 关于膳食补充剂的特别注意事项

FDA 已经发出警告，有几种市场上销售的关节炎和疼痛膳食补充剂被发现含有处方药物[78]，这可能有副作用或与其他处方药物产生相互影响。个人在服用任何补充剂或草药时，务必与自己的主治医师讨论其与处方药物的联合使用情况。

13.2.2.3.7 特殊饮食

地中海饮食是一种以大量食用橄榄油和食用鱼类为特色的饮食习惯，已经得到了相当广泛的研究，并被认为具有抗炎作用[79]。该饮食中的其他成分包括水果、蔬菜、谷物、豆类、红酒和较少的红肉。地中海饮食中的抗炎成分似乎源于饮食中含有的大量的 Omega-3 脂肪酸。Omega-3 脂肪酸可以减少花生四烯酸的产生，而花生四烯酸是具有促炎性的下游代谢产物。

一项大型系统性回顾分析了地中海饮食对 RA 的疾病结局的影响，并发现在改善疼痛和身体功能方面有益[80]。然而，目前并没有发现其有助于 RA 疾病活动度的改善，故还需要进行更严格的研究。虽然不如 RA 文献的证据充分，但也有证据支持狼疮患者坚持地中海饮食[81]。一项最近的横断面研究发现，与不坚持地中海饮食的人相比，坚持地中海饮食的人心血管疾病风险因素更少，狼疮疾病活动性更低，狼疮损伤也更少[82]。

一项最近的单中心横断面研究表明，地中海饮食可能与降低原发性干燥综合征的发生风险有关。在地中海饮食成分中，原发性干燥综合征发生风险与每周摄入鱼的分量关联最强[83]。

然而，地中海饮食在其他风湿病中还没有得到充分研究。

13.3 补充和替代医疗在风湿病领域的未来

CAM 在风湿病患者中使用广泛。然而，还需要更多高质量的研究来验证。我们推测，随着传统医学界对 CAM 作用的逐渐认识和肯定，CAM 在未来几年的使用将会进一步增加。我们在文献和日常诊疗中发现，患者热衷于对全身的补充替代疗法。

我们确实也注意到一些使用 CAM 的问题，包括其成本和医师的认识。使用 CAM 对风湿病患者有巨大的经济影响，这也代表着一个价值数十亿美元的产业链[84]。许多 CAM 并没有纳入医疗保险。我们希望，随着时间的推移，医保目录将包括非药物类、辅助 CAM 疗法，以便于为风湿病患者制订出综合医疗计划。最后，我们希望在未来几年内，随着医护人员的意识和教育程度的提高，医患之间关于使用 CAM 的沟通将更加顺畅。目前，只有大约 1/3 的风湿病患者向他们的医师提供了使用 CAM 的情况[85]。这可能有许多原因，包括医疗工作者对 CAM 的怀疑态度和知识的缺乏，以及在就诊期间时间不足[86]。然而，随着综合性全身治疗计划的重要性日渐凸显，特别是从心理健康和减轻压力的角度来看，我们希望更多的风湿病学家会考虑为他们的患者使用 CAM 疗法。

最后，我们预期在风湿病患者中使用 CAM 的临床试验的质量和范围将继续得到改善。许多发表 CAM 研究的顶级期刊现在都需要严格的研究方法、阳性对照组，并且经过伦理委员会（IRB）的审批和临床试验注册。最终，这将能够更全面地评估 CAM 疗法，尤其是草药和补充剂，从而教育患者更审慎地使用这种治疗方法。事实上，正是这个问题促使 ACR 发布了一份关于 CAM 使用的立场声明。ACR 支持对所有可以改善风湿病患者预后的治疗方法进行严格的科学评估，并支持国家补充与整合健康中心（NCCIH）。最重要的是，ACR 鼓励医护人员了解更常见的 CAMs 疗法。这将有助于风湿病专家为患者提供更好的治疗，并促进营造一个开诚布公的对话氛围，以讨论 CAM 的使用问题。

参考文献

第十四章

COVID-19 和儿童多系统炎症综合征

Jordan E. Roberts and Mary Beth Son

许灵莹　熊甚译，梁瑶　郭奇虹校

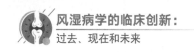

14.1 简介

2020 年初出现了一种新型呼吸道病毒暴发的疫情。这种病毒后来被称为 SARS-CoV-2，即 COVID-19。当时，人们对这种新病毒的传播规模和致命性所知甚少。在 2020 年 1 月和 2 月期间，世界多个地区逐渐开始认识到其导致全球大流行的风险日益增长。随着疫情蔓延到西欧，最初控制疫情的希望破灭，人们的担忧也随之增加。此后不久，美国西雅图和纽约市成为该疾病的首批暴发点。

COVID-19 大流行给风湿病患者带来了一系列新的问题。患者和风湿病专家都担心那些使用免疫抑制剂和患有涉及免疫失调和免疫抑制的疾病（如 SLE）的患者会面临更严重的疾病风险。疫苗的研发为结束这场流行病提供了新的希望，但也给风湿病患者带来了更多的困惑，包括疫苗加重病情的可能性和对接受免疫抑制治疗者的有效性。

最初，儿童似乎不太容易受到 COVID-19 的严重影响。尽管在大流行的前几个月，全球死亡人数迅速攀升，但全球报告的儿童住院和死亡案例相对较少。然而，令人惊讶的是，在英国和意大利北部 COVID-19 疫情高峰期几周后，报告了一种类似川崎病和中毒性休克综合征的综合征。这最终被确认为是与 SARS-CoV-2 相关，并称为儿童多系统炎症综合征。

在本章中，我们将回顾 2021 年秋儿童多系统炎症综合征的出现，探讨 COVID-19 大流行期间对风湿病患者的特殊思考，以及这些领域的研究和临床创新对风湿病学未来的影响。

14.2 儿童多系统炎症综合征

作为 COVID-19 大流行期间出现的一种新型疾病，儿童多系统炎症综合征给临床医师带来了独有的诊疗挑战。这种新型综合征的第一份报告来自英国伦敦，并报告了 8 例患有严重系统性炎症和休克的儿童病例。这些病例与中毒性休克综合征相类似（Riphagen）。所有的病例都紧接在伦敦地区的第一波 COVID-19 之后，最终发现每个儿童都有曾经感染过 SARS-CoV-2 的证据。这表明儿童多系统炎症综合征与这种新病毒有流行病学上的联系。此后不久，意大利北部（也是 COVID-19 病例的早期发病中心）报告称川崎病的病例比 5 年前增加了 30 倍（Verdoni）。同样，人们也怀疑儿童多系统炎症综合征与 SARS-CoV-2 有关，因为大部分儿童都有先前感染的血清学证据。

这些早期的病例系列在全球范围内引起了警觉。世界卫生组织、英国皇家儿科学院和美国疾病控制中心（Centers for Disease Control，CDC）都发布了病例定义，以警示临床医师并鼓励病例报告。这些病例定义见表 14.1。

随着文献报告的病例不断增多，特别是来自美

表 14.1   儿童多系统炎症综合征病例的定义

	英国皇家儿科协会	美国疾病控制中心	世界卫生组织
发热	持续发热超过 38.5 ℃	发热超过 38.0 ℃，持续至少 24 h，或主观发热感觉持续至少 24 h	发热超过 3 天
SARS-CoV-2 感染或暴露的证据	SARS-CoV-2 PCR 检测呈阳性或阴性	目前或最近通过 RT-PCR、血清学或抗原检测证实 SARS-CoV-2 感染，或在发病前 4 周内接触过 COVID-19 感染者	感染 COVID-19 的证据（RT-PCR、抗原检测或血清学阳性），或可能接触过 COVID-19 感染者
临床特征	炎症表现（中性粒细胞增多、C-反应蛋白升高、淋巴细胞减少）和单器官或多器官功能障碍（休克、心脏、呼吸系统、肾脏、胃肠道或神经紊乱）或其他特征	炎症的实验室证据和多系统（>2个）器官受累（心脏、肾脏、呼吸系统、血液系统、胃肠道、皮肤或神经系统）	炎症指标升高和以下任意两项：皮疹/黏膜表现、低血压或休克、心功能不全的特征、心包炎、瓣膜炎或冠状动脉异常、凝血功能紊乱
鉴别诊断	排除其他微生物感染	没有其他合理的诊断	没有其他明显的微生物引起的炎症
治疗级别	无特殊	需住院治疗	无特殊

来源：经许可转载（Roberts Curr 观点）儿童多系统炎症综合征的诊断和临床特征。

国东北部的病例，几个关键的临床特征被确认，包括发热（所有分类标准都要求）、类似川崎病的皮肤黏膜症状、胃肠道症状和心脏并发症（包括心肌炎和冠状动脉瘤，Feldstein NEJM，Dufort，Lee）。早期的系列报告多数是病情严重的儿童。在伦敦的病例中，有一半以上的儿童需要机械通气（Riphagen）。

随着儿童多系统炎症综合征被广泛认识，尽管 CDC 的标准要求住院诊断为儿童多系统炎症综合征，但是研究人员在后来的报告中纳入了更多轻度和中度的儿童（Lee，CDC）。表 14.2 总结了儿童多系统炎症综合征队列中器官系统的受累率（Feldstein JAMA，Dufort，Whittaker，Godfred-Cato）。

表 14.2　部分病例系列中儿童多系统炎症综合征的临床表现

	Feldstein	Dufort	Godfred-Cato
	《新英格兰医学杂志》(%)	《新英格兰医学杂志》(%)	《发病率和死亡率周报》(%)
胃肠道表现	92	80	91
心脏表现	80	53*	87
肺部表现	70	40	63
皮肤黏膜表现	74	77	71
骨关节肌肉表现	23	20	NR
神经表现	6	30	38
血液学表现	76	NR	74
肾脏表现	8	10	18

* 心血管受累仅符合心肌炎的标准。NR= 未报告。

儿童多系统炎症综合征的心血管特征包括心肌炎和冠状动脉瘤，是一些最可怕的并发症。尽管早期的报告中纳入了巨大动脉瘤，以及儿童多系统炎症综合征患儿动脉瘤的发生率高于典型的川崎病患者（Riphagen，Verdoni），但巨大的动脉瘤和那些持续到儿童多系统炎症综合征急性期后的动脉瘤似乎罕见，多数中心报告了大部分儿童的动脉扩张和动脉瘤在急性期后完全恢复（Alsaied，Feldstein JAMA，Farooqi）。大型系列研究报告冠状动脉动脉瘤发生率约为 10%（Feldstein NEJM，Dufort）。早期的系列研究还报告了儿童多系统炎症综合征患儿中有非常高的心肌炎发生率，包括需要体外膜肺氧合（extracorporeal membrane oxygenation，ECMO）的严重心血管衰竭表现，以及某些死亡病例（Toubiana，Belhadjer，Riphagen，Verdoni）。也许是由于随着儿童多系统炎症综合征逐渐被人们认识，并得到了早期识别和治疗，或是纳入了更多的儿童，后来的报告显示心肌炎的结局更加令人鼓舞。尽管这仍然是最危险的表现之一，但大多数儿童在住院期间恢复了功能（Valvadere，Alsaied）。心律失常（包括严重的房室传导阻滞）都有报告。尽管至少有一个患儿

需要 ECMO 支持，但在大多数病例中，这些症状随着急性疾病的缓解而完全消失（Dionne，Valvadere，El-Assaad）。儿童多系统炎症综合征的心脏长期预后仍然是一个需要积极研究的课题。尽管到目前为止，大多数心肌功能下降的患儿似乎都完全恢复心脏功能。心肌炎的其他不良后果，如心肌纤维化，需要不断研究以确定发病率和长期后遗症。目前，对长期随访的建议包括在发病急性期后的几周内进行连续的超声心动图检查，以监测冠状动脉瘤的后期发展，以及在一年内进行心脏病筛查（Henderson，Alsaied，Sperotto）。

胃肠道特征（包括严重的腹痛和较少见的呕吐和腹泻）见于大多数儿童多系统炎症综合征的患儿。胃肠道可能是最常见的受累器官（Feldstein NEJM，Whittaker，Dufort）。临床医师必须意识到主要的胃肠道特征可能与其他外科急腹症相似，如阑尾炎或睾丸扭转（Sahn，Miller，Jackson）。腹部影像学可能显示明显的淋巴结肿大，让人联想到肠系膜淋巴结炎、肠壁增厚，或类似于阑尾炎的脂肪堆积（Sahn，Miller）。

许多儿童多系统炎症综合征患儿表现出类似川

崎病的黏膜皮肤特征，包括皮疹和结膜炎，这种表现似乎与年龄有关，年幼的儿童更有可能具有这些特征（Dufort，Roberts）。重要的是，川崎病诊断标准的满足与否并不能预测疾病的严重程度或心血管并发症（Dufort）。因此，临床医师不能仅仅依靠川崎病的诊断标准来判断儿童多系统炎症综合征患儿或确定是否需要进行超声心动图检查。这是因为所有儿童多系统炎症综合征患儿在诊断时都应进行超声心动图检查，并根据临床过程确定是否需要进行重复影像检查。也有报告指出皮疹具有多种表现形式，包括非特异性斑丘疹、水痘样丘疹、多形性红斑和荨麻疹等（Andina，Naka）。

其他受累的器官系统包括神经系统、肾脏和肺部（LaRovere，Chen，Deep）。肺部受累可能难以与急性 COVID-19 区分开来（Reiff），但在大多数系列中似乎不太常见（Riphagen，Verdoni，Toubiana，Dufort，Whittaker，Feldstein NEJM）。然而，一项关于儿童多系统炎症综合征病例的大型报告中报告了肺部症状发生率较高。值得注意的是，该系列中病例有更多的儿童 SARS-CoV-2 PCR 检测中呈阳性。这可能表明该系列包括了最近的 COVID-19 感染或急性 COVID-19 和儿童多系统炎症综合征特征重叠的儿童（Feldstein JAMA）。需要额外呼吸支持也可能是由于心血管受累或液体复苏和毛细血管渗漏（如其他危重疾病）所致。这使得儿童多系统炎症综合征的直接肺部受累难以辨别。

儿童多系统炎症综合征的异常实验室检查结果包括炎症标志物升高（大多数诊断标准要求）、D- 二聚体升高、中性粒细胞与淋巴细胞比率升高、相对或绝对血小板减少。在心脏受累者中很常见心肌酶的异常，包括肌钙蛋白 T 和钠尿肽的升高（Dufort，Whittaker，Feldstein NEJM）。铁蛋白通常升高，但不像巨噬细胞活化综合征那样明显（Lee）。肝转氨酶异常可能在其他实验室指标开始恢复正常后才出现。尽管降钙素已被报告为细菌感染的标志物，并且在病毒引起的危重患者中也能观察到，但降钙素升高似乎也是儿童多系统炎症综合征的一个特征。因此，在这种情况下，它不应被作为细菌感染的标志物（Memar，Gautman，Roberts，Kelly）。

及时、准确诊断儿童多系统炎症综合征最具挑战性的方面之一是它与其他儿童发热性疾病相似，如病毒和细菌感染。临床医师必须意识到其他呼吸

道病毒和严重细菌感染的可能性。因为败血症、淋巴结炎、尿路感染和肠炎都有类似的表现（Campbell，Dworsky，Repper，Toledano，Alamarat）。一些研究试图将儿童多系统炎症综合征与急性 COVID-19 和其他相似的感染性病例相区别（Reiff，Carlin，Kelly）。通常情况下，急性 COVID-19 患儿更易出现肺部受累，包括需要呼吸支持，并且更可能检测到 SARS-CoV-2 PCR 阳性，而系统性炎症和心脏受累则不太常见（Reiff）。尽管一些研究表明，儿童多系统炎症综合征患儿的 C- 反应蛋白高于非 SARS-CoV-2 感染和其他原因引起发热的患者（Carlin，Kelly），但这个结论未被具有同样急性程度对照组的大规模队列研究所证实（Roberts）。儿童多系统炎症综合征的临床和实验室特征包括胃肠道症状（特别是腹痛）、淋巴细胞减少症、血小板减少症和高铁蛋白血症（Carlin，Kelly，Roberts）。SARS-CoV-2 的先进实验室检测也被用于诊断儿童多系统炎症综合征。在可进行检测的条件下，高循环阈值可以将儿童多系统炎症综合征与急性 COVID 区分开来。高滴度 SARS-CoV-2 IgG 抗体水平可以将儿童多系统炎症综合征与急性 COVID 和其他发热性疾病区分开来（Diorio，Rostad）。

14.2.1 儿童多系统炎症综合征发病率的流行病学和差异

儿童多系统炎症综合征的发病高峰出现在 SARS-CoV-2 感染社区发病率最高峰的 2～5 周后（Belay）。大约 60% 的病例发生在男性（平均年龄为 8～9 岁），比川崎病的好发年龄大（Feldstein JAMA，CDC）。尽管有报告称儿童多系统炎症综合征患儿肥胖和哮喘的发病率高于一般人群，但大多数病例平素体健（Feldstein NEJM，Dufort）。虽然现在全世界都有病例报告（Mamishi，Jain，Choe，Webb，Antunez-Montes），但在亚洲其他国家报告的病例很少。最初大多数的儿童多系统炎症综合征病例主要出现在西欧和美国东北部，这可能反映了疫情大暴发期间第一波的发病情况。尽管当时对病例的检测受到检测能力的限制，而且人们对 2020 年年初病毒已经在美国部分地区广泛传播的疫情缺乏认识，但是 COVID-19 在这些地区的社区流行率比人们所认识到的要高得多。即使考虑到部分国家地区的漏报和检测问题，纽约市地区未被确认的 COVID-19 感染率也可能高很多倍。这

表明美国东北部的儿童多系统炎症综合征疫情与早期的 COVID-19 感染影响成正比（Wu，Li，Du）。

在美国和西欧已经观察到了 COVID-19 和儿童多系统炎症综合征的种族和民族差异，黑种人和西班牙裔儿童的儿童多系统炎症综合征发病率更高。到目前为止，在美国报告的儿童多系统炎症综合征病例中，61% 发生在黑种人和西班牙裔儿童上，这表明急性 COVID-19 对黑种人和西班牙裔社区产生了不成比例的影响。关于儿童多系统炎症综合征的发病率是否超出了较高的 SARS-CoV-2 感染率，起初还不清楚。根据向 CDC 报告的 SARS-CoV-2 感染情况，一项比较儿童多系统炎症综合征发病率和预期发病率的分析认为，西班牙裔儿童的发病率与该群体中观察到的较高的急性 COVID-19 发病率成正比，而黑种人儿童的发病率高于预期（Stierman）。然而，由于黑种人群体获得 SARS-CoV-2 检测的机会偏低，美国黑种人的病例数量虽然高于其他种族和民族群体，仍可能被大大低估了（Gaffney，Lieberman），特别是在疫情的早期。在巴黎，非洲裔加勒比海儿童受影响的比例高于 COVID-19 之前的川崎病队列（Pouletty）。在爱尔兰和英国的儿童多系统炎症综合征病例队列中，截至 2020 年 4 月，只有白种人儿童的比例偏低，而黑种人和南亚儿童的比例都高于预期（Flood）。值得注意的是，该系列中 77% 的儿童的父母都是劳工。在美国的队列研究中，社会健康决定因素的重要性在 SARS-CoV-2 感染风险中得到了证实，黑种人和西班牙裔儿童及家庭收入中位数较低的儿童感染率较高。这表明拥挤的住房、父母使用公共交通工具及父母的职业状况增加了儿童感染风险（Goyal）。

14.2.2　儿童多系统炎症综合征的治疗

儿童多系统炎症综合征的治疗最初是基于已知的中毒性休克综合征和川崎病的治疗方法，大多数儿童采用 IVIG 疗法，因为其在预防冠状动脉受累方面已被证实有效（Newburger），可单独使用或与糖皮质激素联合使用。对于那些对 IVIG 治疗无反应的患者，治疗方法各不相同，一些医疗机构会重复给予第二剂 IVIG 注射（如难治性川崎病），另一些则改用糖皮质激素或其他免疫调节剂。尽管目前还缺乏这些药物比其他靶向免疫调节剂更有优势的证据，但已经使用了一些靶向生物制剂，如阿那白滞素、托珠单抗

和英夫利西单抗，而且不同的医疗机构在治疗方法上存在差异（Elias，Cole）。越来越多的证据表明，至少对有严重症状的患者推荐在早期使用糖皮质激素联合 IVIG，而不是单独使用 IVIG。一项回顾性研究利用倾向评分调整来比较单独使用 IVIG 与糖皮质激素联合 IVIG 的治疗效果，发现早期辅助使用糖皮质激素的患者更有可能退热，更少出现心室功能障碍或需要重症监护病房护理（Ouldali）。另一项观察性研究发现接受糖皮质激素治疗的患者心脏恢复得更快（Belhadjer）。最近，在一个大型的美国儿童多系统炎症综合征患儿队列中进行的一项分析比较了单独使用 IVIG 与糖皮质激素联合 IVIG 治疗的效果。结果显示，在倾向加权分析中，接受初始联合治疗患儿发生新的或持续的心室功能障碍风险较低（Son）。相比之下，一个使用类似方法的大型国际队列却没有发现单独使用 IVIG 与 IVIG 联合糖皮质激素治疗的患者在心脏预后上有明显差异（McArdle）。然而，对符合世界卫生组织儿童多系统炎症综合征标准的亚组的进一步分析表明，单用糖皮质激素与单用 IVIG 相比，在降低死亡率和减少呼吸支持需求方面具有一定的优势（McArdle）。

最新 ACR 关于儿童多系统炎症综合征治疗的指南推荐使用 2 g/kg 的 IVIG，并辅以低到中等剂量糖皮质激素［1 ~ 2 mg/（kg·d）］作为住院患者的一线治疗（表 14.3）。对于难治性病例，推荐使用大剂量糖皮质激素、阿那白滞素或英夫利西单抗（Henderson，ACR）。英国（PIMS-TS 国家共识管理研究小组）诊断和治疗儿童多系统炎症综合征的指南建议使用 IVIG 2 g/kg 作为一线治疗。然而，对于那些具有川崎病特征并符合已知高危标准［年龄在 12 个月以下和（或）基线上有冠状动脉异常］的患者，建议早期使用糖皮质激素进行辅助治疗（Harwood）。对于那些对 IVIG 初始治疗无效的患者，也推荐使用糖皮质激素（Harwood）。

在儿童多系统炎症综合征患儿中，经常通过 D-二聚体升高来判断高凝状态，但这种实验室异常与临床血栓形成风险的相关性尚不清楚。因为在高炎症综合征中也有报告称 D-二聚体可作为全身性炎症的标志物，但并不伴血栓风险（Borowiec，Minoia）。大多数中心根据心功能障碍和冠状动脉情况进行抗凝（如果适用），这有些类似于川崎病的管理（Henderson）。然而，鉴于在成年人中观察到的血

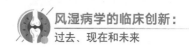

表 14.3　治疗指南 *

	ACR（美国）	儿童多系统炎症综合征国家共识管理研究小组（英国）	
发表日期	2020 年 6 月发表，2020 年 11 月和 2021 年 10 月修订	2020 年 9 月	
适用人群	儿童多系统炎症综合征患儿	川崎病样表型的儿童多系统炎症综合征患儿	非特异性表型的儿童多系统炎症综合征患儿 *
静脉注射用丙种球蛋白	按理想体重计算，用量为 2 g/kg（最大剂量为 100 mg）： （1）儿童多系统炎症综合征住院患者的一线治疗 （2）不推荐使用第二剂的静脉注射用丙种球蛋白	按理想体重计算，用量为 2 g/kg： （1）所有具有川崎病样表型的儿童多系统炎症综合征患者、所有接受治疗的非特异性表型的儿童多系统炎症综合征患者的一线治疗 （2）对于第一剂无反应的儿童，可以考虑使用第二剂	
糖皮质激素类药物	静脉注射甲泼尼龙琥珀酸钠 1 ~ 2 mg/（kg·d）： （1）住院患者一线使用静脉注射用丙种球蛋白静脉注射甲泼尼龙琥珀酸钠 10 ~ 30 mg/（kg·d）； （2）用于难治性疾病的强化治疗激素 2 ~ 3 周逐渐减量以防止反弹	静脉注射甲泼尼龙琥珀酸钠 10 ~ 30 mg/（kg·d）： （1）如果年龄 < 12 个月或存在冠状动脉异常情况，一线使用静脉注射用丙种球蛋白 （2）作为其他儿童的二线治疗	静脉注射甲泼尼龙琥珀酸钠 10 ~ 30 mg/（kg·d）：二线治疗
额外的免疫调节	（1）如果对静脉注射用丙种球蛋白和激素反应不佳，则使用大剂量阿那白滞素［> 4 mg/（kg·d）静脉注射或皮下注射］ （2）英夫利西单抗［5 ~ 10 mg/（kg·d），静脉注射 1 次］可以考虑作为阿那白滞素的一种替代治疗	如果对静脉注射用丙种球蛋白和激素无反应，则使用英夫利西单抗	（1）如果对静脉注射用丙种球蛋白和激素无反应，则使用三线治疗 （2）未达成共识；托珠单抗、阿那白滞素、英夫利西单抗等效
抗凝治疗	（1）对所有没有明显出血风险的儿童多系统炎症综合征患者，使用小剂量 ASA（抗血小板 - 他汀 - 降压）治疗方案，直到血小板计数正常并确认冠状动脉正常为止 （2）如果是冠状动脉 Z 值 ≥ 10 的淀粉样脑血管病患者，或既往有血栓形成史，或 EF < 35%，则需抗凝治疗	（1）如果年龄 > 12 岁，应穿弹力袜 （2）所有患者使用小剂量 ASA 治疗方案至少 6 周 （3）当地处理血栓形成事件的方案 （4）如患淀粉样脑血管病，咨询血液科医师关于长期抗血小板和抗凝治疗方案 （5）当地治疗川崎病 ASA 方案	
抗微生物治疗	未作说明	（1）如果 SARS-CoV-2 阳性（RT-PCR 或抗原），考虑对所有患者使用瑞德西韦； （2）对所有患者进行静脉注射抗生素；应重点关注临床表现和培养结果，并据此适时停用抗生素； （3）如果符合中毒性休克综合征的标准，除广谱抗生素外，还应加用克林霉素	

* 经许可转载（Roberts Curr 观点）。

栓性并发症的严重性及罕见但严重的血栓性事件的报告（包括儿童的致命性脑卒中），一些中心建议根据高凝状态的实验室标志物进行预防（LaRovere，Minen，Beslow，Feldstein）。尽管国际血栓与止血协会发布了治疗指南，建议对 D- 二聚体大于正常上限 5 倍的患者普遍使用低分子量肝素进行预防，但在撰写本文时，尚未达成真正的共识（Goldenberg，Faganel Kotnik，Henderson）。一项针对儿童多系统炎症综合征、COVID-19 和无症状 SARS CoV-2 感染的患儿的大型多中心回顾性研究表明，儿童多系统炎症综合征患者的血栓栓塞事件发生率最高，分别为 6.5%、2.1% 和 0.7%（Whitworth）。这项研究还确定了儿童多系统炎症综合征患者血栓形成的危险因素，包括年龄大于 12 岁、恶性肿瘤和存在中心静脉导管，这些因素现已与其他已知危险因素一起纳入儿童多系统炎症综合征的 ACR 临床指南中。COVID-19 儿童抗凝－血栓预防试验是一项单臂试验，旨在评估预防性依诺肝素在急性 COVID-19 或儿童多系统炎症综合征住院儿童中的安全性和有效性，并于 2021 年初完成招募，但结果尚未公布（https://clinicaltrials.gov/ct2/show/study/NCT04354155）。这些研究结果可能有助于未来通过实验室参数为评估抗凝的风险和益处提供更好的指导。

14.2.3　发病机制的理论

尽管儿童多系统炎症综合征被认为是感染 SARS-CoV-2 后数周内免疫系统过度激活引起的综合征，但儿童多系统炎症综合征的病理生理学机制在很大程度上仍鲜为人知。关于这种高炎症反应是如何出现的，研究人员已经提出了几种理论，而且正在进行相关调查研究。由于儿童多系统炎症综合征与川崎病相似，一些研究人员和临床医师认为儿童多系统炎症综合征是川崎病休克综合征的一个变种，因此在儿童多系统炎症综合征中考虑了川崎病的几种病理生理机制。许多研究小组认为 IL-1 的升高在其中起着核心作用（Zhu，McMurray）。一种"超级抗原"理论也曾被报告过。这个理论认为 SARS-CoV-2 的尖峰蛋白包括一个超抗原样基序，可以广泛地激活 T 细胞受体 TCR，导致过度炎症（Noval Rivas，Porritt，Kouo）。还有研究者报告了类似于川崎病中发现的异常自然杀伤细胞或 T 细胞反应（Beckmann）。最近，Sacco 和同事比较了急性 COVID-19 和儿童多系统炎症综合征患儿的细胞因子表达，发现儿童多系统炎症综合征的特点是 Ⅱ 型 IFN 和 NF-κB 依赖性反应，刺突蛋白水平升高，Th2 反应受到抑制，以及 B 细胞库的差异。*HLA-A*02*、*HLA-B*35*、*HLA-C*04* 等位基因被认为是可能的遗传易感因素（Sacco）。很可能有几个上述机制在发挥作用，且先天性和后天性免疫系统的相互作用促成了进行性高炎症状态（Chau）。

14.3　急性 COVID-19 和风湿性疾病患者的注意事项

14.3.1　从急性 COVID 和儿童多系统炎症综合征的免疫系统研究中吸取的教训

长期以来，免疫系统在感染中发挥着遏制和加剧感染的双重作用，一直是研究的热点领域。对 SARS-CoV-2 和 COVID-19 的研究，为严重感染的发病机制（Bastard，Zhang），以及与 COVID-19 相关的高炎症风险（Henderson，Cron）提供了一些重要的见解。例如，COVID 人类遗传学工作小组对与重症流感相关的易感基因进行了测序，结果发现重症 COVID 感染队列中有 3.5% 在 Ⅰ 型干扰素的诱导和扩增途径上存在基因突变。研究者还在大约 10% 的严重 COVID 感染患者中发现了针对 Ⅰ 型干扰素的自身抗体。儿童多系统炎症综合征在某些患者中也可能具有遗传学上的基础（Chou）。这些工作使人们对严重病毒感染的发病机制及对高炎症状态的易感性有了深入了解，这反过来也可能为治疗途径提供线索。

14.3.2　儿童严重急性 COVID-19

虽然许多关于 COVID-19 对儿科影响的工作都是针对儿童多系统炎症综合征的，但儿童也不常出现严重甚至是致命的急性 COVID-19。在 2020 年 3 月至 12 月中旬，估计有 654 例儿童和年轻成年人因急性 SARS-CoV-2 感染而死亡（Leidman）。许多受到严重影响的儿童都有潜在普遍（Feldstein JAMA）严重的神经系统并发症，包括脑病和致命的脑卒中，在儿童症，包括肥胖、呼吸系统和神经系统疾病。有一个系列病例报告显示，86% 的死亡患者中至少有一种基础疾病（McCormick）。儿童严重急性 COVID-19 的表现与儿童多系统炎症综合征和其他发热性疾病相似，但更典型的特征是并非由心血管系统引起严重的呼吸道症状（Feldstein JAMA）。胃肠道特征也可能比成年人 COVID-19 病例更突出，但不像儿童多系统炎症综合征那样普遍（Feldstein JAMA）。严重的神经系统并发症，包括脑病和致命的脑卒中，在儿童急性 COVID-19 中也有报告（LaRovere）。

14.3.3　风湿病患者发生严重 COVID-19 的风险

随着 COVID-19 发展为一个全球性大流行病，许多人担心那些有基础风湿病和使用免疫抑制剂的人可能会面临更大的严重疾病和更高的死亡风险。已经进行了几项大型的观察性研究，以评估那些接受免疫抑制剂治疗的患者发生严重 COVID-19 和死亡的额外风险，并确定哪些风湿病患者更容易发生严重急性 COVID-19。迄今为止，大多数研究结果都是令人欣慰的。尽管长期使用类固醇被认为是更严重疾病的预测因素（Gianfrancesco），但不同风湿病患者群体的 COVID-19 发生率和疾病严重程度相似。后来的研究发现，高疾病活动度、糖皮质激素剂量和特定的免疫抑制剂，特别是利妥昔单抗，以及 Janus 激酶抑制剂（JAK 抑制剂），是 COVID-19 患者死亡的危险因素（Strangfeld，Schulze-Koops，Sparks）。重要的是，这些研究不能评估多药联用的情况，因此不能全面评估 DMARDs/ 大剂量糖皮质激素联合治疗导致严重疾病的风险。尽管如此，对血管炎、狼疮等患者群体，仍需要保持警惕。由于与 COVID-19 相关的影响，权衡来自 DMARDs 和靶向生物免疫调节剂的免疫抑制风险和依赖更高剂量或更长持续时间的糖皮质激素治疗的风险，变得比以往任何时候都更为重要。

14.3.4 免疫调节剂在急性 COVID-19 中的应用

尽管正在评估糖皮质激素、DMARDs 和生物免疫调节剂给风湿病患者带来额外风险的研究中，人们也认识到这些药物对调节一些急性 COVID-19 感染患者过度活跃的免疫反应具有潜在的益处。在疫情暴发的最初几个月中，临床实践结果存在很大差异。关于治疗成功和失败的传闻不绝于耳，尽管缺乏有力的证据，但预印本服务器的迅速普及使人们对羟氯喹等药物的使用给予了极大的关注（kim）。在一项 RECOVERY 试验中，证实地塞米松治疗患有 COVID-19 的成年住院患者具有生存获益，这增加了治疗中度至重度 COVID-19 患者（没有明确细胞因子风暴）使用糖皮质激素的信心。最近的一项随访试验测试了每日剂量为 12 mg 的增加剂量与原始试验中每日剂量为 6 mg 的剂量相比，显示出生存获益的增加，尽管未达到统计学意义（COVID STEROID 2）。感染性不良事件相似，这表明较高剂量的类固醇在治疗严重的 COVID-19 中可能有一定的作用。

靶向免疫调节剂在急性 COVID-19 的治疗中也发挥了重要作用。尽管后来的研究纳入了更多的轻症患者，而且已经证明阿那白滞素（抗 IL-1）对患有更严重系统性炎症的患者具有更大的益处，但大剂量阿那白滞素在最近的试验中未能再现之前所期望的结果（Pontali，Kyriazopoulou，CORIMUNO ANA-1）。卡

那单抗，一种 IL-1β 单克隆抗体，也未能显示出生存获益（Carricchio）。托珠单抗，一种抗 IL-6 的单克隆抗体，也已被广泛使用，随机研究显示对住院的成年患者有益（Rosas，REMAP- CAP，Strohbehn）。最近，JAK 抑制剂在研究显示受益后得到了更广泛地使用。托法替布降低了住院成年人呼吸衰竭或死亡的风险，而巴瑞替尼虽未达到主要疾病进展终点，但与死亡率降低有关（Guimarães，Marconi）。一项评估巴瑞替尼联合瑞德西韦的研究发现，与单独使用瑞德西韦相比，联合治疗有益处，特别是对于那些接受高流量氧气或无创通气的患者（Kalil）。

在严重急性 COVID-19 中使用免疫调节剂无疑拯救了无数患者的生命，并为在其他可能导致免疫过度激活的病毒性疾病和感染中使用靶向免疫抑制提供了重要的经验。然而，对这些药物需求的急剧增加导致了供应短缺。首先是羟氯喹出现供不应求的情况，其次是托珠单抗（Mendel，Dejaco）。

14.3.5 COVID-19 疫苗与风湿性疾病

虽然有几种高效安全的 COVID-19 疫苗获得批准，为 2020 年冬季的病例高峰提供了新的希望，但这些进展也为风湿病患者带来了新的问题。BNT162B2 mRNA（Pfizer-BioNTech）和 mRNA-1273（Moderna）疫苗对 SARS-CoV-2 有很好的保护作用，但也比其他大多数疫苗有更高的免疫反应性，这引起了人们的忧虑。mRNA 疫苗产生的强大免疫反应可能使自身免疫性和自身炎症性疾病患者面临潜在疾病复发的风险。幸运的是，迄今为止的数据是令人欣慰的，一项大型研究显示，在接受 COVID-19 疫苗后，只有不到 1% 的自身免疫性疾病患者出现了需要就医的症状（Connolly）。

疫苗对那些正在使用免疫抑制剂者的疗效也是一个问题。多项研究表明，接受糖皮质激素和 DMARDs 治疗的成年人风湿病患者的疫苗反应较低，尤其是在联合治疗和利妥昔单抗等 B 细胞消耗疗法的患者中（Mahil，Furer，Geisen）。2021 年 8 月，辉瑞公司和 Moderna 公司的第三剂 mRNA 疫苗被批准用于免疫失调的患者，包括使用免疫抑制剂的自身免疫疾病患者（FDA）。目前，ACR 建议所有使用糖皮质激素、生物制剂或非抗疟药 DMARDs 的风湿

病患者使用第三剂 mRNA 疫苗。

14.4 COVID-19 和儿童多系统炎症综合征的未来

14.4.1 儿童多系统炎症综合征的前景

除了为所有成年人提供加强剂量，美国 FDA 宣布了辉瑞公司为 5 ~ 11 岁儿童接种疫苗的紧急使用授权。在美国，12 ~ 17 岁的青少年已经可以接种疫苗了。关于第二次 mRNA 疫苗注射后出现心肌炎的报告，特别是在年轻男性中，引起了人们的关注（Gargano，Montgomery，Dionne），一些国家已经为青少年选择了单剂量方案（英国），或者建议不要在男孩和年轻男性中使用 mRNA-1273 疫苗（挪威、瑞典、丹麦、芬兰和加拿大的安大略省）。目前还不清楚这些担忧会在多大程度上降低儿童和青少年的疫苗接种率，而儿童疫苗的供应是否足以减少或消除儿童多系统炎症综合征还有待观察。截至 2021 年 12 月，美国疾病控制中心建议在所有已被批准的年龄组中使用完整的初级 mRNA 疫苗（两剂）来预防 SARS-CoV-2。随着麻疹疫苗的推广，灾难性感染后神经系统疾病——亚急性硬化性全脑炎基本上已被消除（Campbell H）。然而，麻疹疫苗接种运动非常成功，在大多数发达国家达到了足以实现群体免疫的接种水平。以目前 COVID-19 疫苗的接种水平来看，在大多数发达国家想要实现群体免疫似乎还不太可能，而且供应和物流方面的挑战限制了疫苗在发展中国家的分发使用。

一些研究表明，美国的疫苗接种率存在巨大差异，黑种人和西班牙裔及社会经济地位较低的人不太可能获得疫苗接种，尽管他们感染 COVID-19 和出现严重后果的风险更高（Njoku，Barry）。旨在提高社会最弱势群体的疫苗接种点密度的疫苗接种计划已经取得了一些成功（Bruckhaus，Maul，Thakore），尽管 CDC 的最新数据显示，社会最弱势群体的疫苗接种率仍然较低（CDC COVID Data Tracker，访问日期：2021 年 12 月 6 日）。令人鼓舞的是，黑种人和西班牙裔的疫苗接种率有所提高（CDC），而且还有证据表明，西班牙裔和白种人成年人之间的疫苗接种差距已基本缩小（Ndugga）。全球疫苗分配显示出更大的不平等，COVAX 疫苗分配计划远远落后于既定

的标准（Usher）。这些不平等现象让人担忧，因为 COVID-19 感染及儿童多系统炎症综合征可能仍然是全球贫困人口和发达国家边缘化社区的持续威胁。在全球范围内公平地分配疫苗，美国针对获得医疗服务的结构性障碍的分配策略，以及继续努力提高那些可以接种疫苗但拒绝接种的人群对疫苗的接受程度，对于减少未来的儿童多系统炎症综合征病例至关重要。

14.4.2 风湿病学研究中的成功、机遇和挑战

尽管治疗大量新发和不可预测的患者将面临巨大的挑战，但风湿病学家们对急性 COVID-19 和儿童多系统炎症综合征的理解却取得了突飞猛进的发展。这些成功不仅代表了个人对创新的贡献，也代表了我们这个领域的协作精神。在儿童多系统炎症综合征出现后不久，及时的出版物和非正式的交流网络，如电子邮件列表服务，对提高临床医师对儿童多系统炎症综合征的认识至关重要。这无疑有助于疾病的及时识别和治疗。风湿病学家参与管理急性 COVID-19 重症患者的免疫调节，为改善预后提供了必要知识，并更广泛地提高了医学界对高炎症反应重要性的认识。

新的和现有的合作关系都被迅速利用起来，以改善医疗服务。现有的国际川崎病注册中心召开会议，分享关于儿童多系统炎症综合征的早期研究，支持其成员单位进行儿童多系统炎症综合征治疗的研究，并提供了对免疫调节剂使用的早期经验（Elias）。COVID-19 全球风湿病学联盟（GRA）在疫情大暴发的最初几个月就成立，旨在从多个中心有效地收集与 COVID-19 对风湿病患者影响相关的信息（Liew）。这个全球合作组织在很短的时间内收集、分析和传播了大量的数据，并发表了多篇关于风湿病患者感染 COVID-19 结局的重要见解。

与此同时，COVID-19 疫情也暴露了美国卫生保健系统中长期存在的许多不平等现象，这些问题尚未在研究或临床诊疗中得到充分解决。非白种人种族和族裔的人更有可能因 COVID-19 而住院、进入 ICU 或死亡（Acosta）。在 2020 年春季纽约市的 COVID-19 患者中，来自社会贫困指数最高社区的患者死亡率是来自社会富裕社区患者的 2 倍（Zhang）。与以白种人为主的社区相比，黑种人和西班牙裔社区的 ICU 床位供应量要低得多，而且不同医院之间的 COVID-19 死亡率差异很大（Douglas，Block）。

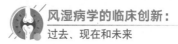

虽然 COVID-19 和儿童多系统炎症综合征都是新型的疾病，但其对贫困和少数族裔社区的严重影响让人联想起其他传染病及其后遗症。确实，尽管这些群体之间并没有共同的祖先，但他们的 H1N1 流感病例总数更多，病情更严重，这引起人们推测，受影响较大的种族和民族群体中是否存在遗传易感性（Dee，Navaranjan）？然而，社会风险因素，包括贫困、高密度住房、父母为关键岗位工作者和使用公共交通，似乎更能解释这些差异（Quinn）。除了贫穷的影响，结构性和人际种族主义可能通过居住和交通模式直接增加 SARS-CoV-2 的传播风险（Chang，White），并影响获得医疗的机会、及时性和质量（Mackey）。因此，对于理解儿童多系统炎症综合征和严重急性 COVID-19 可能的因果关系机制及严格评估可能的干预措施，考虑健康的社会决定因素是至关重要的，例如，虽然有假设认为肥胖通过促进炎症状态而导致 COVID-19 和儿童多系统炎症综合征的严重结果，但在儿童多系统炎症综合征患儿中观察到的较高的肥胖和哮喘发病率也可能反映了贫困对这些疾病和 SARS-CoV-2 暴露的混合影响。

因此，有目的地参与传染病流行病学和健康差异方法学的跨学科研究工作，对于适当地描述风险和确定可行的路径以减轻这些疾病的影响是至关重要的。虽然阐明与严重后果相关的基因多态性可以提供有价值的机制信息，并解释为什么某些特定个体会受到更严重的影响，但罕见的遗传变异不太可能解释群体之间发病率的差异，这更可能归因于环境和社会风险因素（Rose）。因此，过于强调遗传对发病率差异的影响有可能错失全面推进健康公平的机会。虽然整合不同专业和方法的观点会存在挑战，但这些工作可能更好地阐明许多风湿病中的复杂病因和不良结局风险。这些疾病的差异长期以来被视为不可避免的。

最后，我们将在一个日益全球化的未来中前进。这给我们带来了挑战——地方性疫情可以迅速蔓延到全球，新的 SARS-CoV-2 变种发展或新型呼吸道病毒的出现将继续对全球产生负面影响。然而，我们现在也拥有前所未有的技术能力，可以与世界各地的同行进行即时沟通。通过 COVID-19 大流行期间建立起来的无数伙伴关系，有可能促进风湿病学界持续进行国内和国际合作，从而推动研究和临床诊疗的发展。

参考文献